„Alles ist erlaubt"

Ernährungsatlas für Dialysepatienten

Tipps zur richtigen Auswahl

nephron

Hans-Herbert Echterhoff
Sabine Echterhoff

Autoren: Dr. med. Hans-Herbert Echterhoff,
Dipl. oec. troph. Sabine Echterhoff
Fotografien: Mathias Schöning
Gestaltung: Jochen Dickel
Lithographie: MH Printmedien & Datenverarbeitung
Druck: Industrie + Werbedruck, Herford
Lektorat: Dr. Eberhard Firnhaber

Gedruckt auf chlorfrei gebleichtem Papier.

Unter Mitarbeit von Sabine Schulz, Claudia Teuchert-Pankatz und Regine Gulitz.

Ravensberger Straße 10 H
33602 Bielefeld
Telefon: 0521/9669972
Fax: 0521/9669971
e-mail: info@nephron-verlag.de
Internet: www.nephron-verlag.de

8. überarbeitete Auflage 2013

ISBN 3-935457-18-9

Gewidmet Herrn Dr. med. F.W. Bremer, meinem langjährigen Chef, zum 65. Geburtstag. Ihm gilt mein ganz besonderer Dank.

Menschlich wie fachlich ist er immer Vorbild, Partner und Förderer gewesen.

Unter seiner Leitung hat die Medizinische Klinik der Krankenanstalten Gilead/Bethel in Bielefeld eine beispielhafte, stets aktuelle Entwicklung genommen.

Die am Patienten orientierte Medizin ist – trotz zunehmender Technisierung in der Medizin – von Dr. Bremer stets praktiziert und gefördert worden.

Hans-Herbert Echterhoff

von Professor Dr. Dr. h. c. E. Ritz, Leiter der Sektion Nephrologie, Klinikum der Universität Heidelberg.

Bei Niereninsuffizienz kann durch die Hämodialysebehandlung und Peritonealdialyse die ausgefallene Funktion der Niere zu einem erstaunlich großen Anteil ausgeglichen werden, allerdings nicht vollständig.
Die Niere spielt eine bedeutsame Rolle in der Ausscheidung von Salzen wie Kalium, Phosphat und Natrium. Einige der Komplikationen der Dialysebehandlung lassen sich durch sinnvolle Beschränkung der diätetischen Zufuhr dieser Ionen vermindern.
Andererseits stellt die Dialysebehandlung eine Herausforderung an den Organismus dar, die mit einer Steigerung des Bedarfs an Energie und Eiweiß (und somit der Notwendigkeit höherer Energie- und Eiweißzufuhr) verbunden ist.
Ungenügende Bereitstellung von Energie und Eiweiß führt beim Dialysepatienten noch leichter als beim Nicht-Dialysepatienten zu Mangelernährungszuständen.

Eine erfolgreiche Krankheitsbewältigung ist dem chronisch kranken Patienten nur möglich, wenn er ausreichend informiert ist. Dies gilt für zahlreiche Belange der Dialysebehandlung, speziell jedoch für die Belange der Ernährung.

Es ist das Ziel des vorliegenden Leitfadens, dem Dialysepatienten das notwendige Rüstzeug an diätetischem Wissen an die Hand zu geben, um diätetischen Empfehlungen folgen zu können. Der vorzüglichen, didaktisch geschickt abgefertigten Zusammenstellung wünschen wir in diesem Sinne viel Erfolg.

von „**Alles ist erlaubt**".

Seit dem Erscheinen der 1. Auflage des Ernährungsatlasses für Dialysepatienten sind nunmehr fünf Jahre vergangen. Unsere Hoffnung und unser Wunsch, Patienten und ihren Angehörigen eine praktikable Hilfe bei der Auswahl der täglichen Nahrung mit dem Ernährungsatlas zu geben, haben ihre Erfüllung durch die positive Resonanz und Nachfrage erhalten.

Die Anregungen der Patienten sowie der in der Betreuung tätigen Pflegekräfte, Diätassistentinnen und Ärtzte haben wir dankend angenommen und, soweit umsetzbar, in der aktualisierten um 106 Lebensmittel erweiterten 4. Auflage mit berücksichtigt.

Das Angebot von jetzt 316 fotografierten Lebensmitteln mit Analysen und Tipps ermöglicht, bis auf ein paar „exotische" Ausnahmen, die vollständige Analyse der täglich aufgenommenen Nahrungsmittel und Getränke sowie die Möglichkeit der Auswahl echter Alternativen.

Wir haben bewußt auch „ungesunde" Lebensmittel und Getränke neu hinzugenommen. Ein durch die Erkrankung in seiner Lebensqualität stark eingeschränkter Patient wird es zu schätzen wissen, wenn er in der Auswahl seiner Nahrung weiterhin lieb gewordene Gewohnheiten pflegen kann, trotzdem aber dem medizinisch geforderten notwendigen Verzicht durch die leichte Auswahl echter Alternativen gerecht werden kann.

Besonders möchten wir den Diplom-Oecotrophologinnen Frau A. Meermann und Frau M. Sander für den unermüdlichen und konstruktiven Einsatz bei der Überarbeitung und Erstellung der erweiterten 4. Auflage danken.

Die Autoren

von **„Alles ist erlaubt“**.

Auch seit Erscheinen der 4. und 5. Auflage hat der Ernährungsatlas für Dialysepatienten sich in der Praxis weiter bewährt. Die bleibende Nachfrage macht nunmehr eine neue Auflage erforderlich.

Auch die 5. und 6. Auflage basiert auf den im Wesentlichen unveränderten bisherigen Texten, Angaben und Abbildungen.
Als Ergänzung zu den in diesem Ernährungsatlas gegebenem diätetischen Wissen und diätetischen Empfehlungen ist jetzt eine praktikable Ergänzung im Taschenbuchformat zum Ernährungsatlas vom nephron-Verlag neu aufgelegt worden. (s. übernächste Seite)

Unter dem Titel **„Phosphat – kein Problem!“** vermitteln die Ernährungsinfos noch mehr Verständnis für die Zusammenhänge von Ernährung, Phosphatgehalt und die notwendige Einnahme von Phosphatbindern.
Durch Addieren von „Phosphatpunkten“ je nach Gehalt an Phosphat in den aufgenommenen Nahrungsmitteln wird Ihnen eine problemlose Anpassung der Phosphatbinderdosis ermöglicht.
Wir hoffen, das sowohl der **„Ernährungsatlas für Dialysepatienten“** als auch das Handbuch **„Phosphat – kein Problem!“** dazu beitragen, Ihnen und ihren Therapeuten die Umsetzung der Therapie und das Erreichen Ihrer Ziele zu ermöglichen.

Hans-Herbert Echterhoff

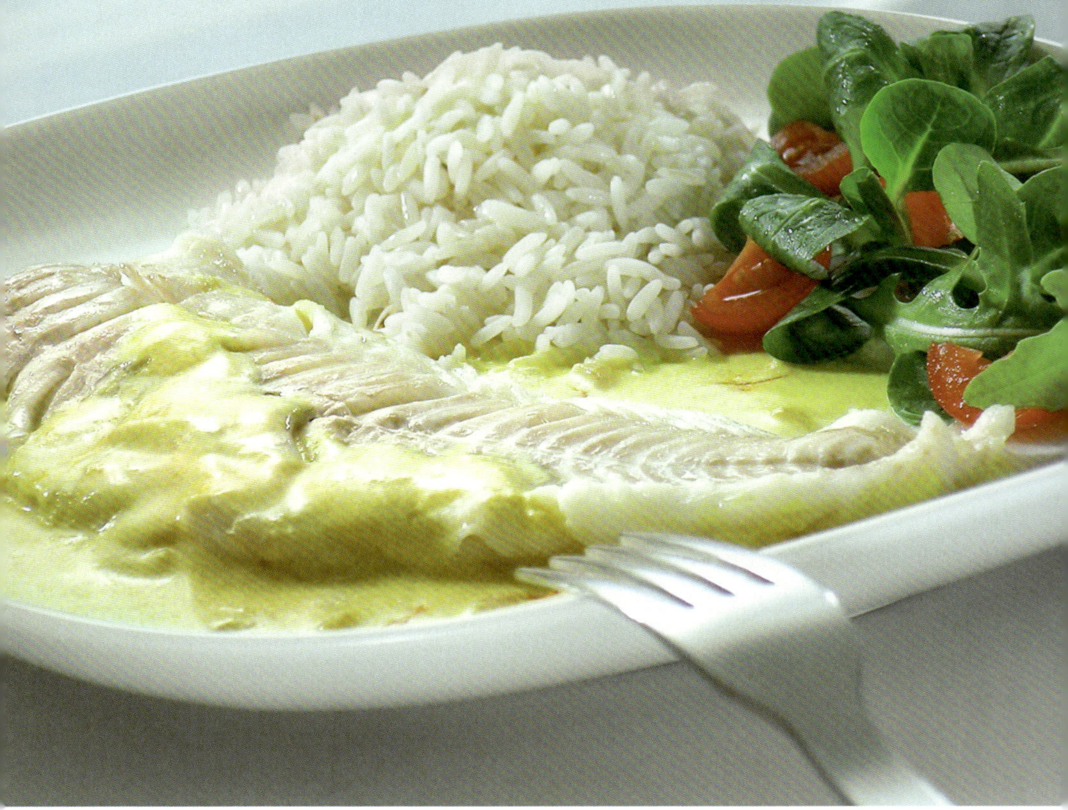

Phosphat – kein Problem!

Mit folgender Vorgehensweise können Sie Ihr Phosphatproblem meistern:

1. Informieren

Den portionsgerechten Lebensmittelabbildungen sind je nach Gehalt an Phosphat sog. Phosphatpunkte zugeordnet. (1 Kreis = 1 Phosphatpunkt = 50 mg Phosphat)

2. Erfassen

Die aufgenommene Phosphatmenge, angegeben in Phosphatpunkten, können Sie in übersichtliche Protokollseiten eintragen. Der Phosphatgehalt ganzer Mahlzeiten bzw. des gesamten Tages wird durch Addition der Phosphatpunkte ermittelt.

3. Phosphatbinderdosis anpassen

Die zur Phosphatbindung notwendige, vom Arzt festgelegte Phosphatbinderdosis ist damit problemlos an die mit der Nahrung aufgenommene Phosphatmenge anzupassen.

Beispiel Phosphatbinder-Dosis:
1 Tbl. Ca-Acetat bindet 2 Phosphatpunkte oder:

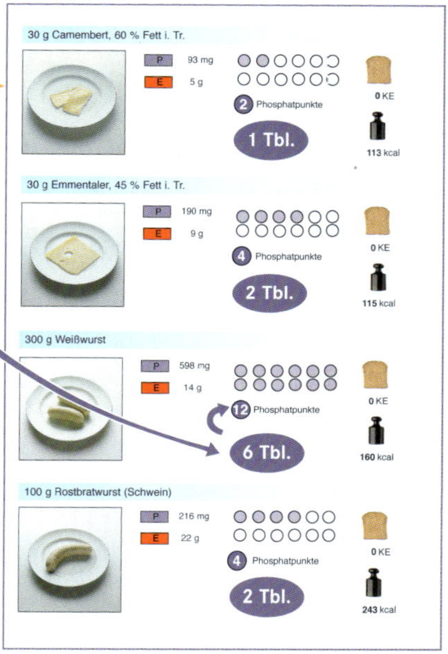

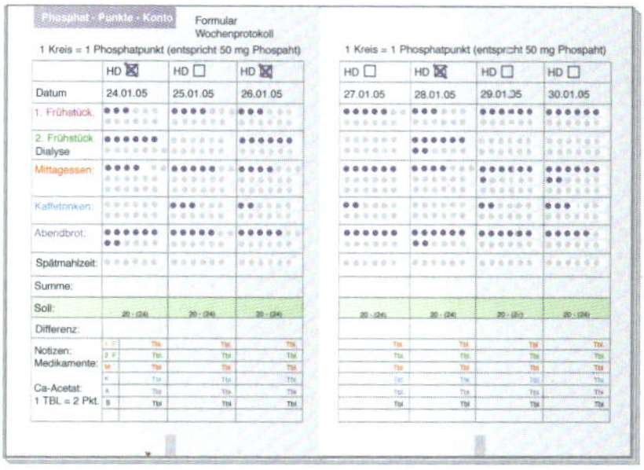

Bestellkarte zu diesem Titel siehe Anhang!

Inhaltsverzeichnis

Ernährungsgrundlagen

Ihr Problem:

Mit Beginn der Dialyse ändern sich die Empfehlungen für Ihr tägliches Essen.
Sie hören (vielleicht erstmalig) von Ihren zu hohen Kalium- und Phosphatwerten und werden über die Konsequenzen dieser Werte aufgeklärt.
Auf die Empfehlungen, die ausgesprochen werden, reagieren Sie mit der Gegenfrage: Was darf ich denn noch essen?

Alles ist erlaubt... kann die Antwort auf Ihre Frage sein, wenn Sie sich einige Informationen aneignen und küchentechnische Tipps anwenden, mit denen Sie in diesem Ernährungsatlas versorgt werden sollen.

Auf den folgenden Seiten sehen Sie Mahlzeiten, die Sie in dieser oder leicht abgewandelter Form vielleicht auch gerne essen.
Bei erhöhten Kalium- und/oder Phosphatwerten ist jedoch ein Austausch einiger Nahrungsmittel notwendig, um die Zusammensetzung dieser Mahlzeit zu optimieren.

Versuchen Sie durch Vergleichen der abgebildeten Mahlzeiten selbst herauszufinden, welche Nahrungsmittel ausgetauscht worden sind.

Die Auflösung finden Sie auf den darauffolgenden Seiten.

Ziel eines jeden Austausches soll sein, die Phosphor- und Kaliummenge bei gleichbleibendem Kalorien- und Eiweißgehalt zu reduzieren.

Die Angaben zu den Austauschbeispielen hinsichtlich der Kalorien- und Eiweißzufuhr sind für eine 55jährige Frau berechnet, die 1,65 m groß ist und 65 kg wiegt.

Diese Frau ist mit 65 bis 78 g Eiweiß und etwa 2080 Kalorien unter Hämodialysebedingungen ausreichend versorgt.

Wieviel Eiweiß und Kalorien jede einzelne Mahlzeit zu der erforderlichen täglichen Zufuhr beiträgt, wird anhand von Tortengraphiken dargestellt.

Beispiel:

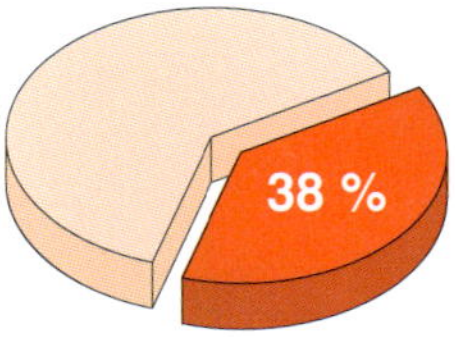

Diese Mahlzeit trägt mit 38 % zur erforderlichen Eiweißzufuhr bei.

Beispiel:

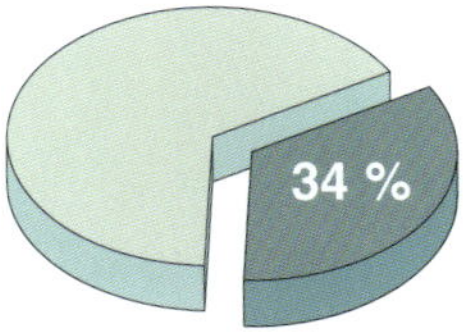

Mit dieser Mahlzeit werden 34 % der täglich empfohlenen Kaliummenge gegessen.

Frühstück *vorher*

Welche Lebensmittel werden hier gezeigt?

Notieren Sie die Menü-Bestandteile:

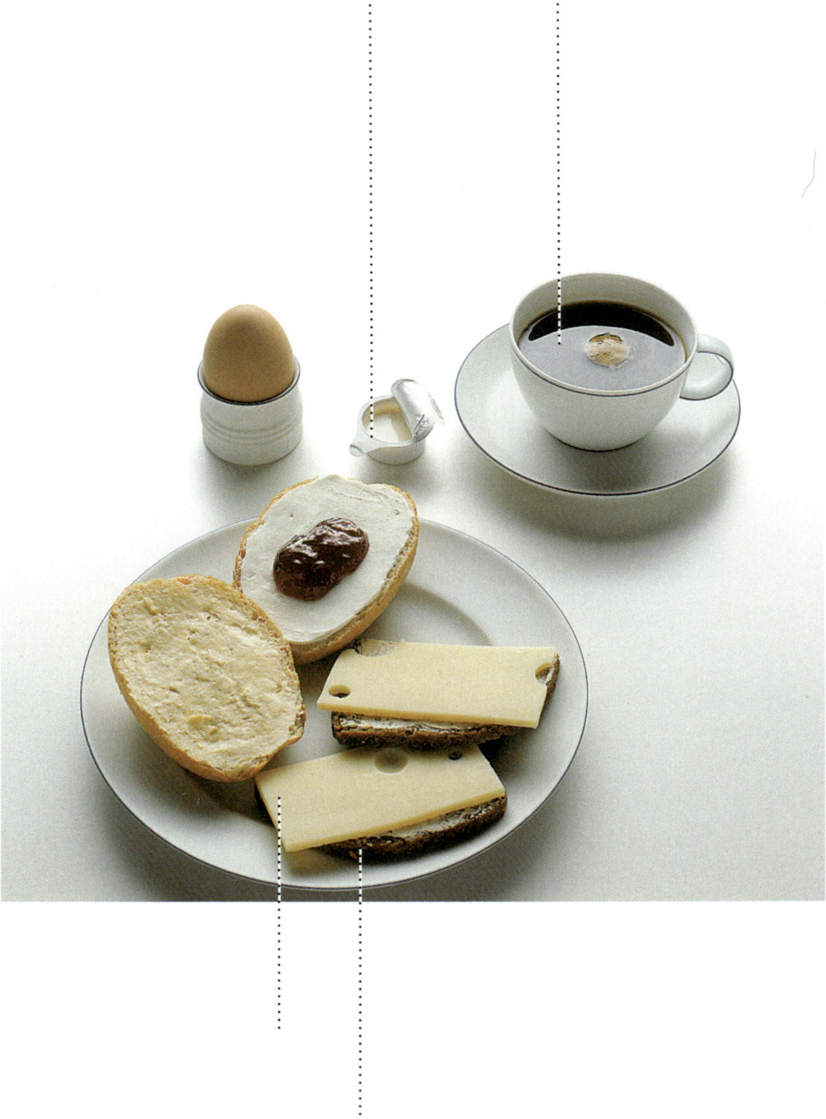

Frühstück *nachher*

Was wurde ausgetauscht?

Notieren Sie die Veränderungen:

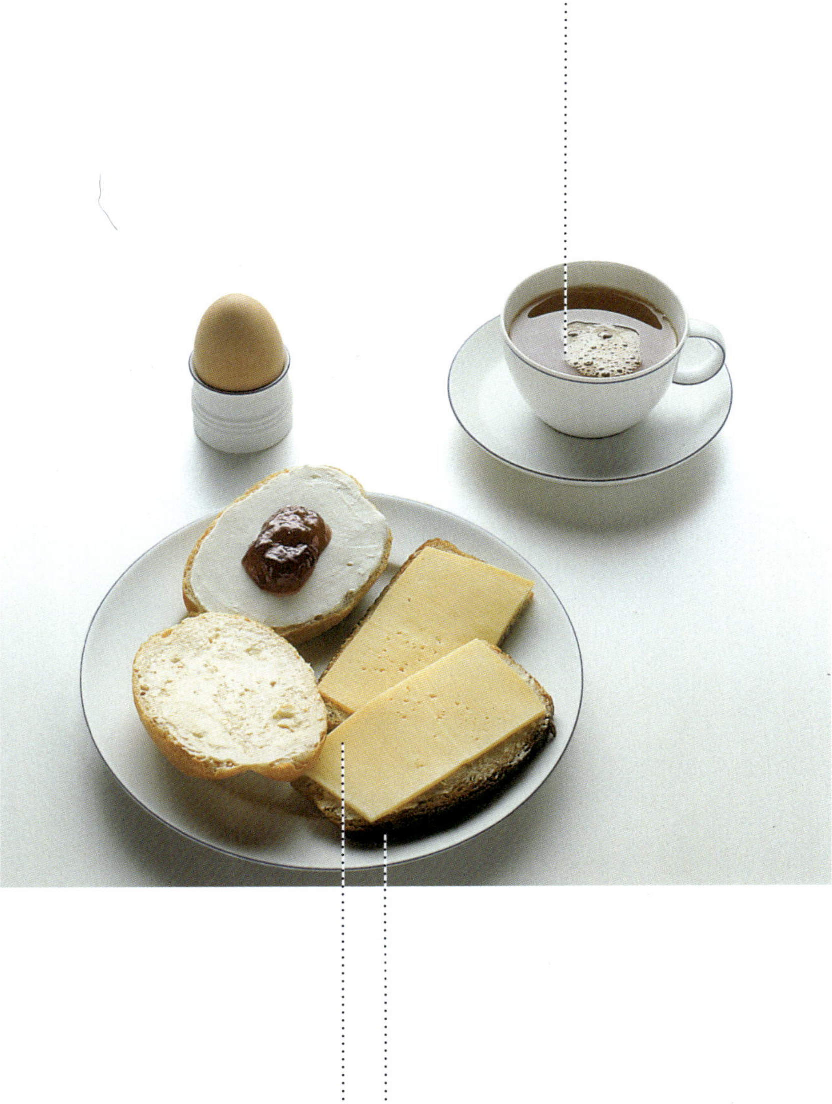

Frühstück *vorher*

Lebensmittelanalyse

10 g Kondensmilch, 10% Fett

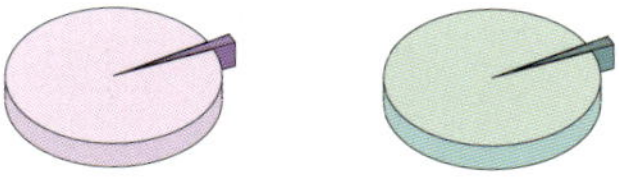

2% P 2% K

150 ml Kaffee

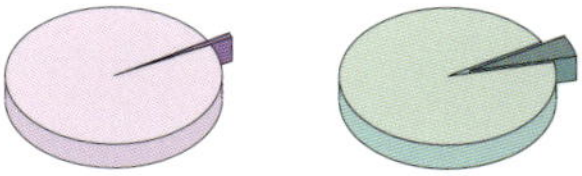

1% P 5% K

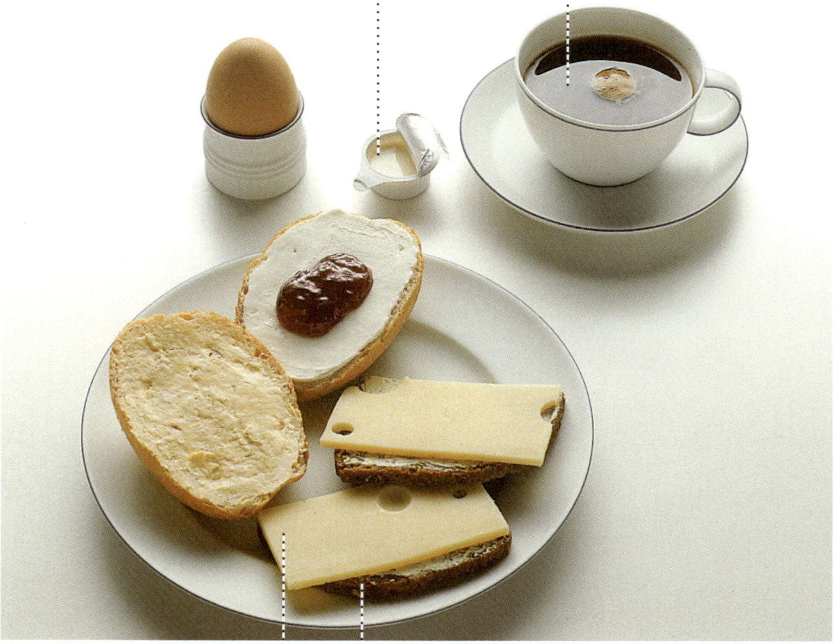

30 g Emmentaler, 45% Fett i.Tr.

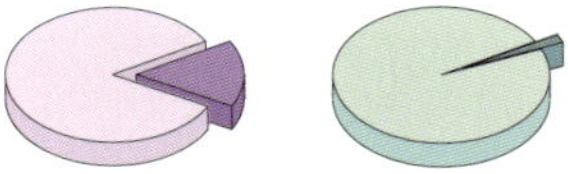

16% P 2% K

60 g Vollkornbrot

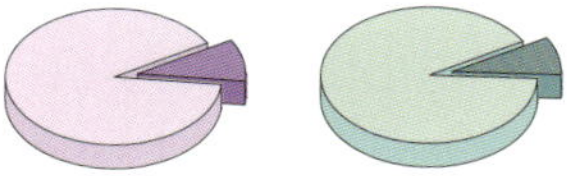

10% P 9% K

Frühstück *nachher*

mit ausgetauschten Lebensmitteln

150 ml Tee

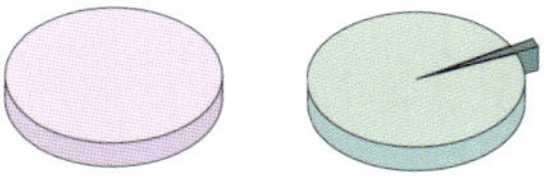

0 % P 2 % K

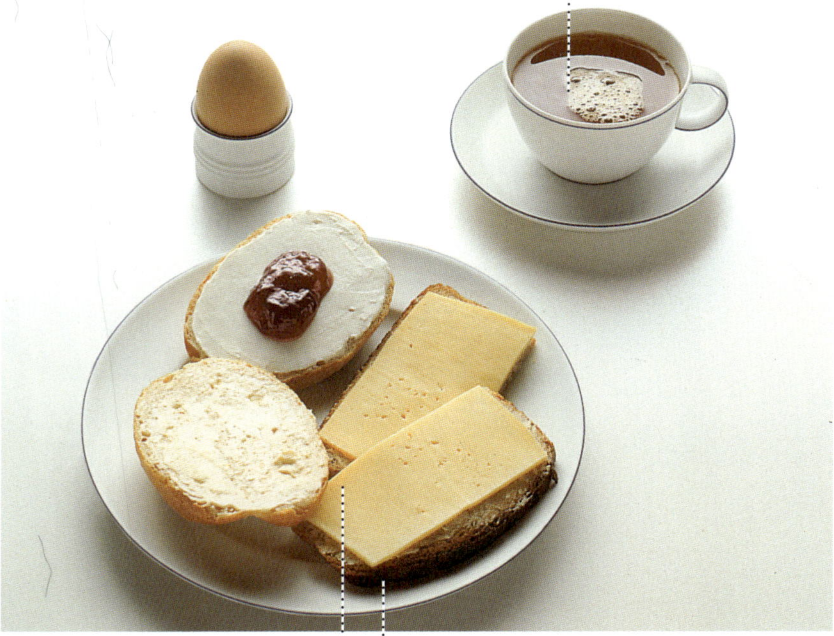

30 g Butterkäse, 50 % Fett i.Tr.

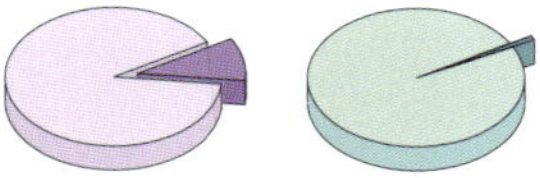

10 % P 1 % K

45 g Roggenmischbrot

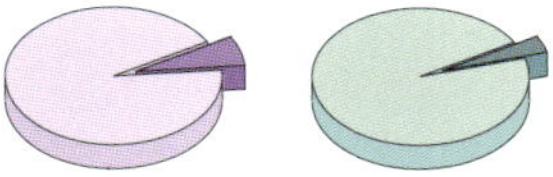

5 % P 4 % K

Frühstück *vorher*

Gesamtauswertung:

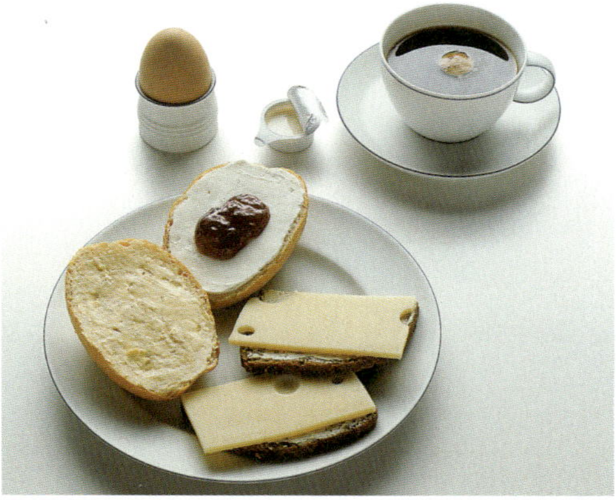

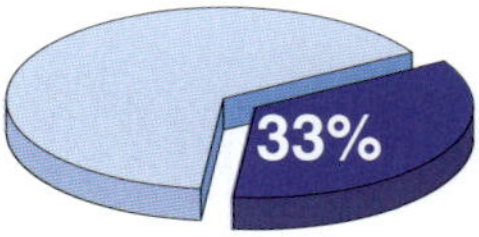

Kalorien

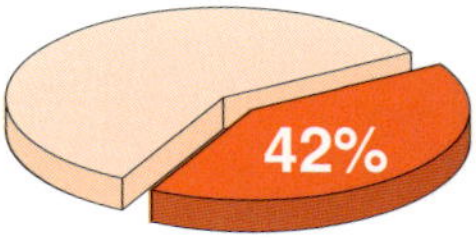

Eiweiß

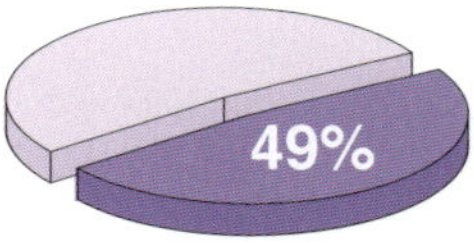

Phosphor

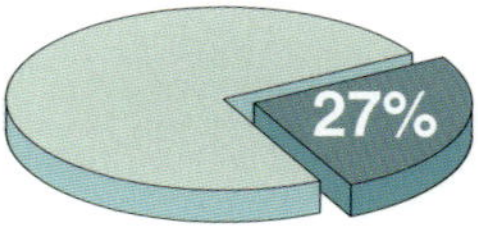

Kalium

Frühstück *nachher*

Gesamtauswertung:

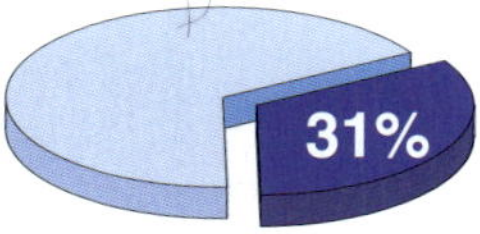

Kalorien

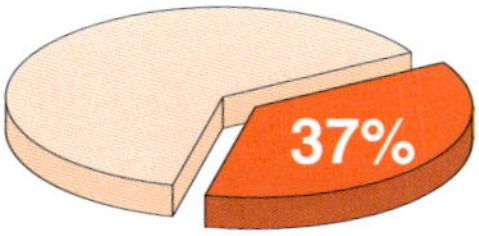

Eiweiß

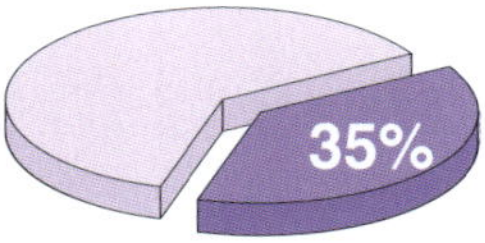

Phosphor

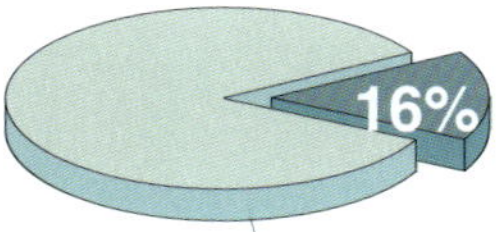

Kalium

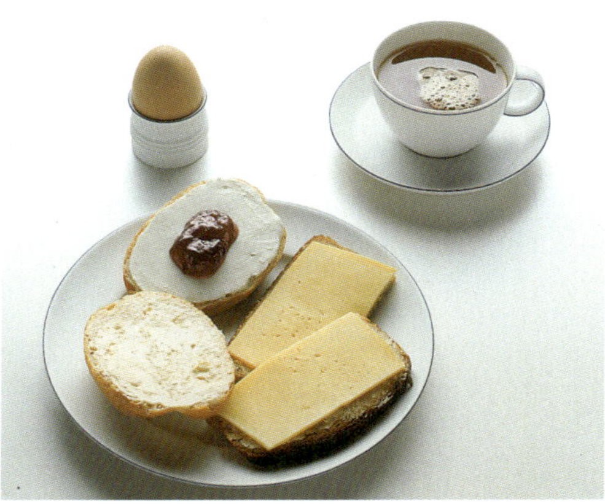

Welche Lebensmittel werden hier gezeigt?

Notieren Sie die Menü-Bestandteile:

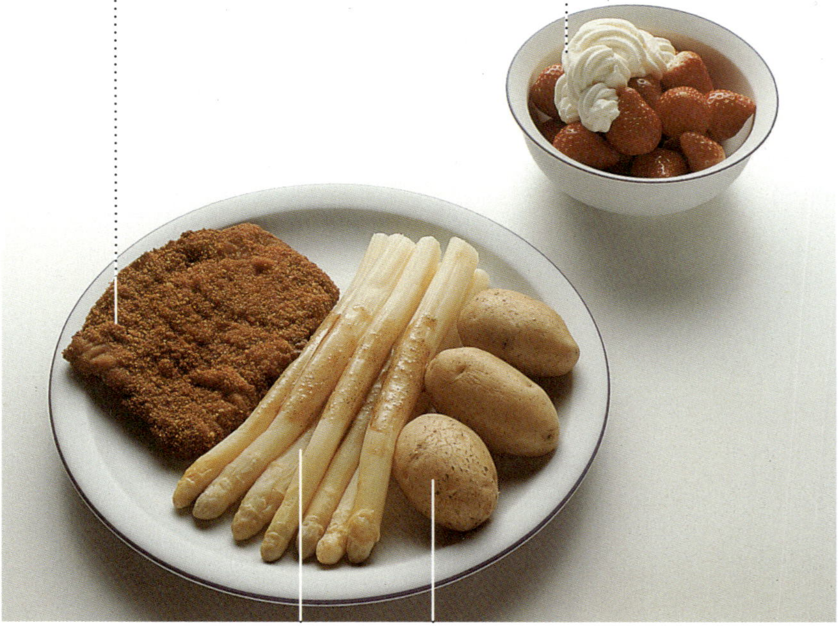

Mittagessen *nachher*

Was wurde ausgetauscht?

Notieren Sie die Veränderungen:

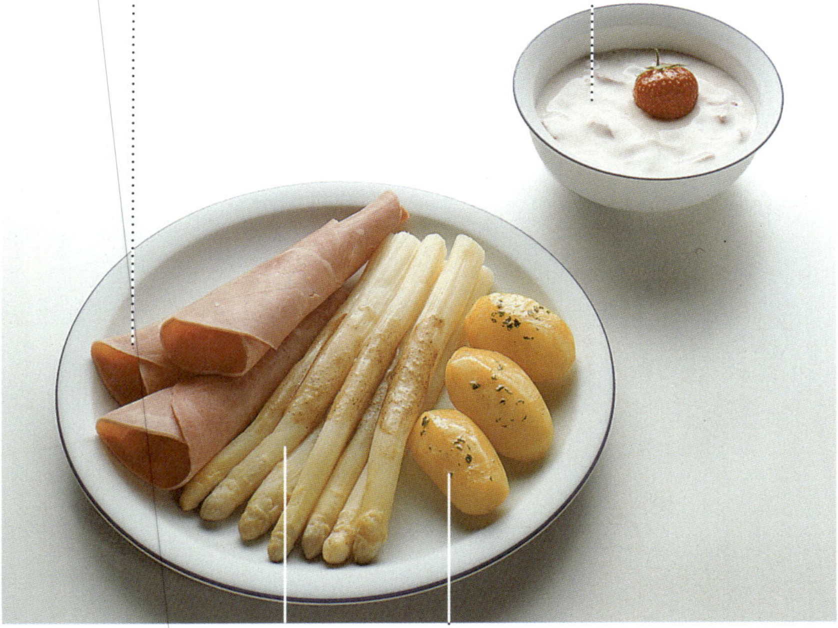

Mittagessen *vorher*

Lebensmittelanalyse

150 g Schnitzel (Schwein)

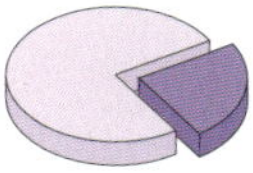

22% P

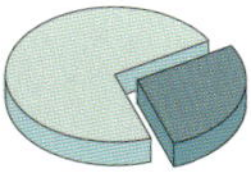

22% K

150 g Erdbeeren

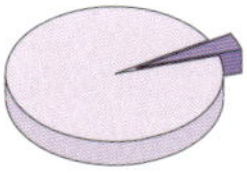

4% P

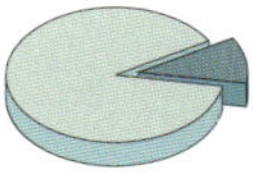

11% K

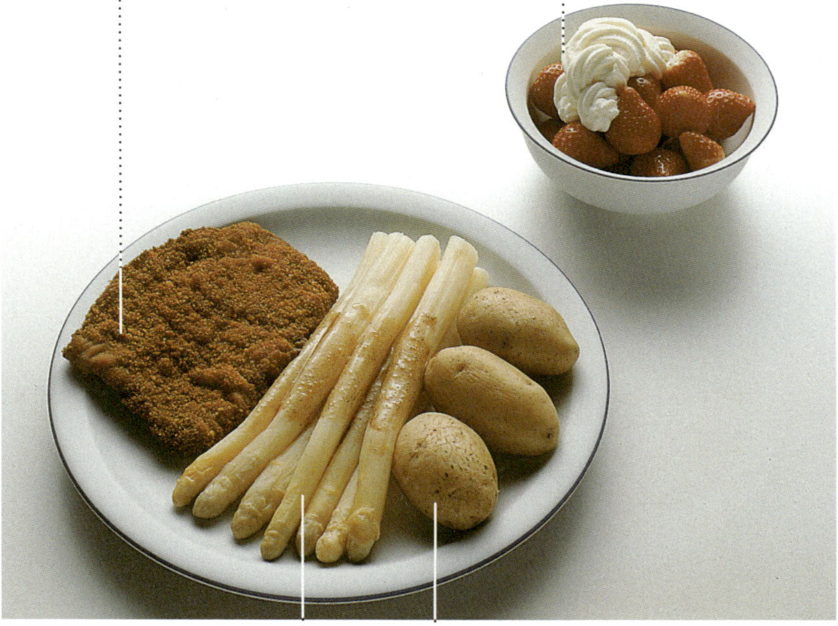

240 g Spargel, gekocht

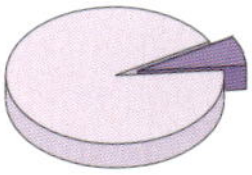

7% P

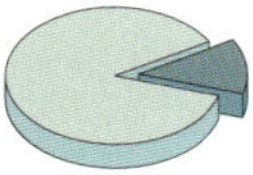

17% K

170 g Pellkartoffeln, gekocht

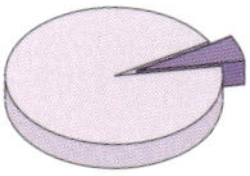

6% P

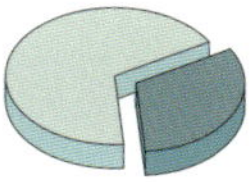

32% K

mit ausgetauschten Lebensmitteln

90 g Schinken,
gekocht

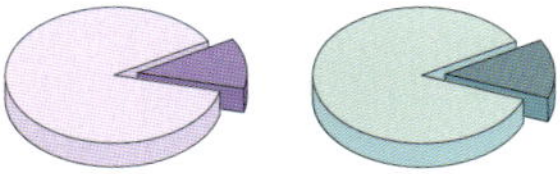

10% P 12% K

150 g Erdbeerquark,
20% Fett

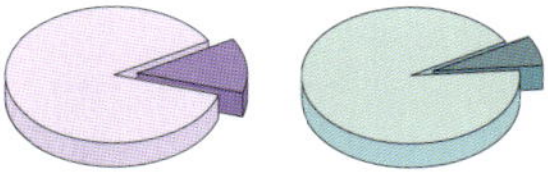

13% P 7% K

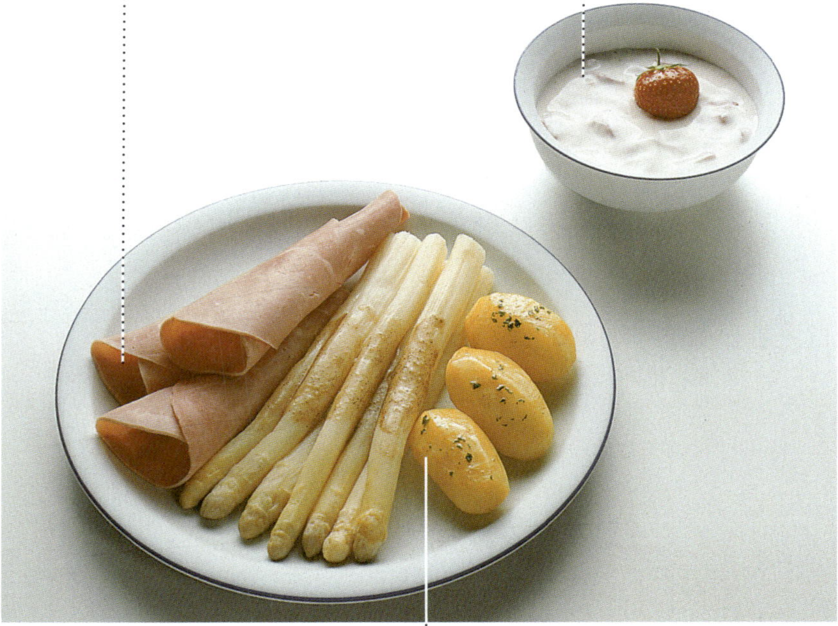

170 g Kartoffeln,
gewässert, gekocht

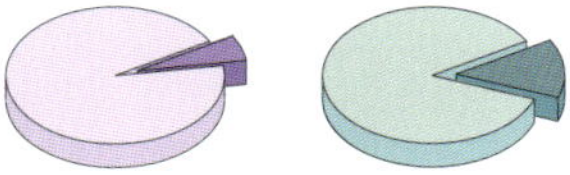

6% P 14% K

Mittagessen *vorher*

Gesamtauswertung:

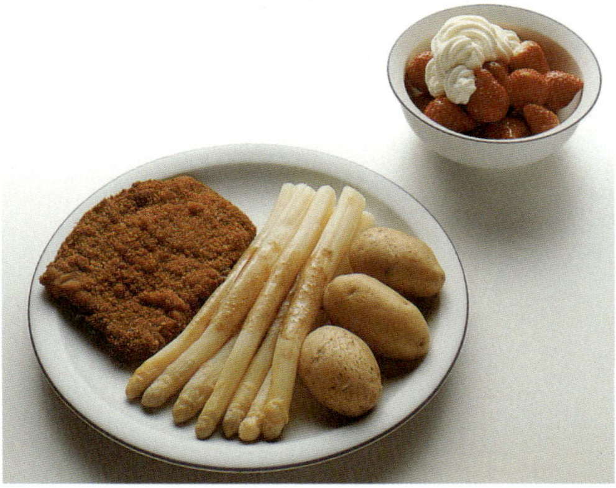

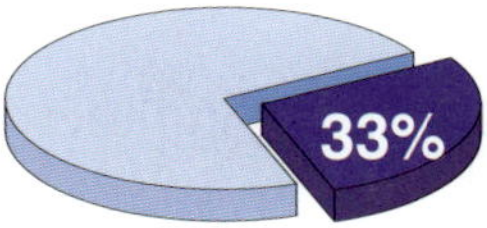

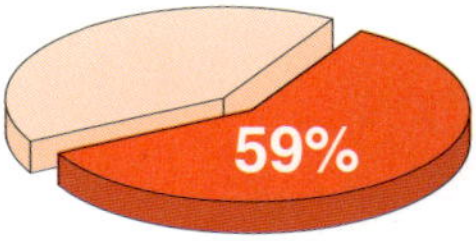

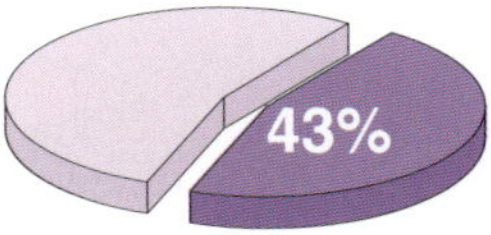

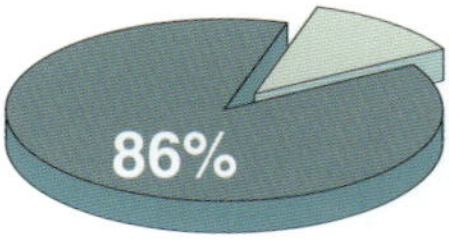

Mittagessen *nachher*

Gesamtauswertung:

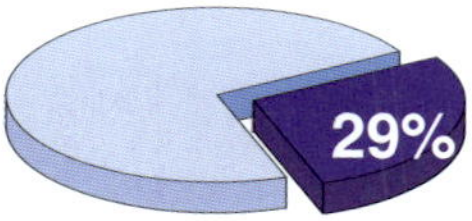

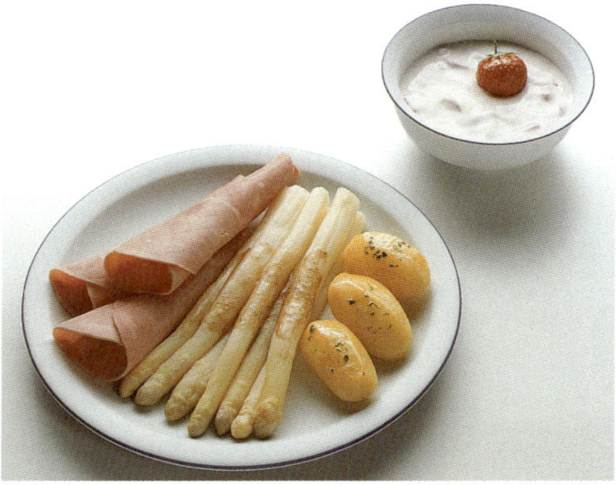

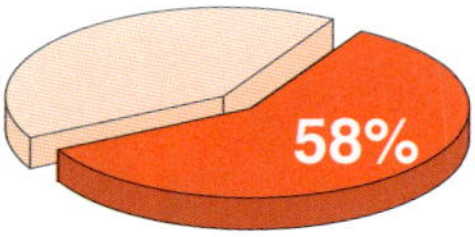

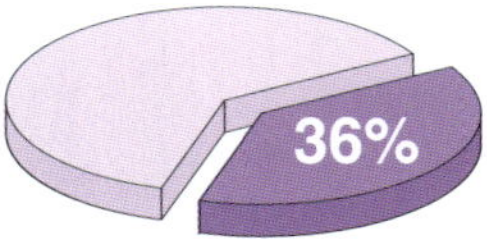

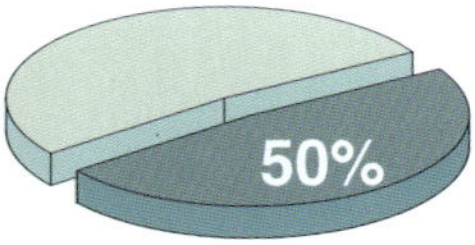

Abendessen *vorher*

Welche Lebensmittel werden hier gezeigt?

Notieren Sie die Menü-Bestandteile:

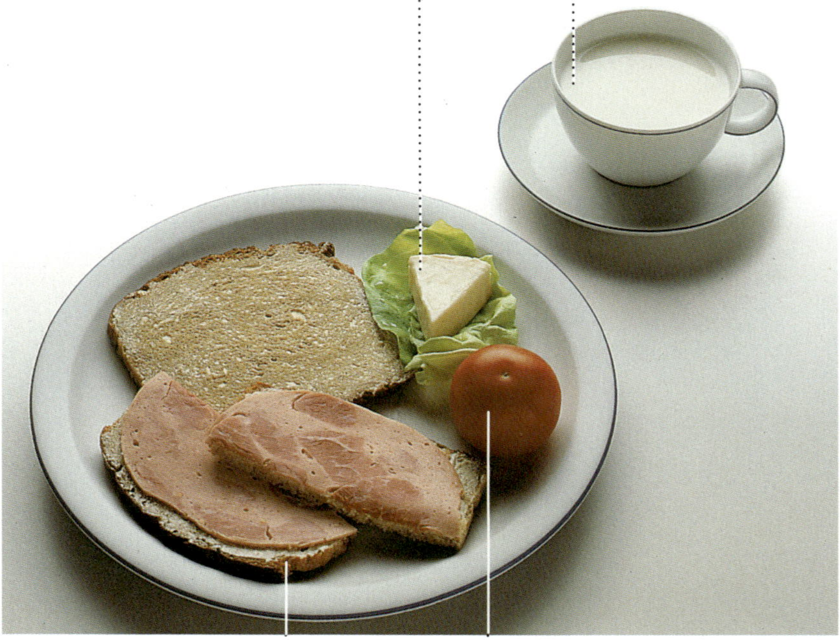

Abendessen *nachher*

Was wurde ausgetauscht?

Notieren Sie die Veränderungen:

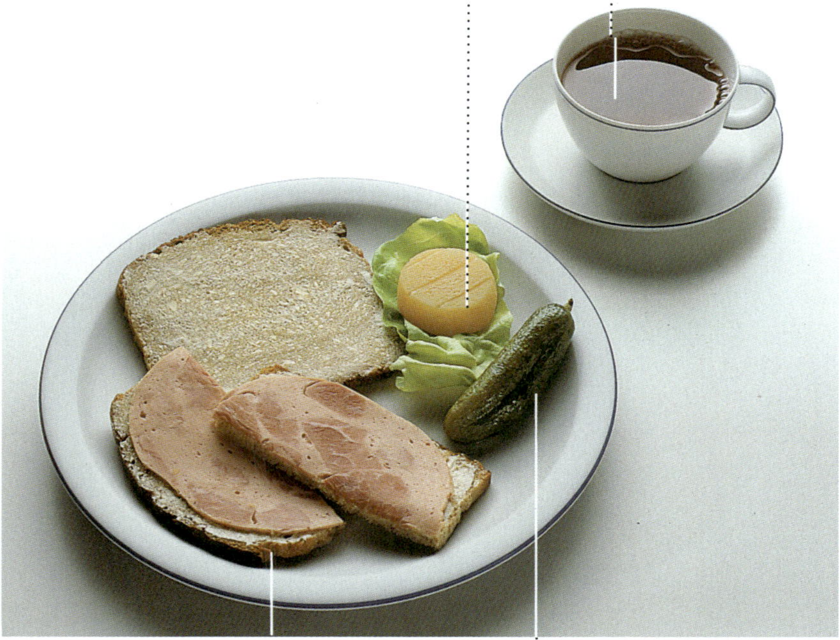

Abendessen *vorher*

Lebensmittelanalyse

25 g Schmelzkäse,
45 % Fett i. Tr.

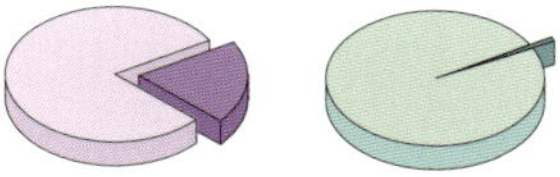

20 % P   1 % K

150 ml Milch,
3,5 % Fett

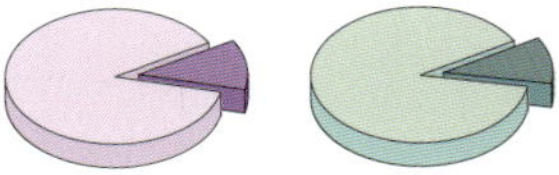

12 % P   12 % K

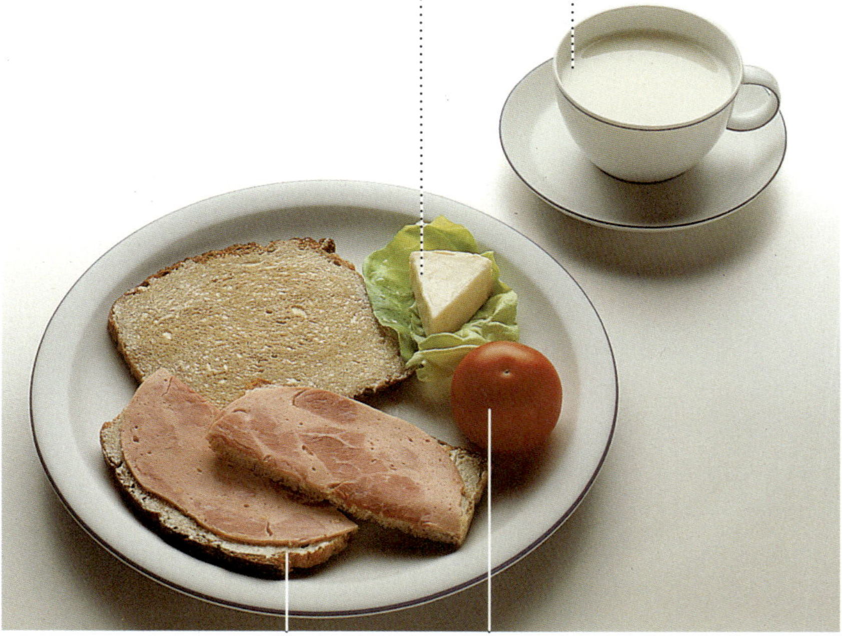

85 g Graubrot

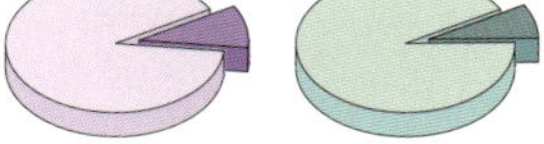

10 % P   8 % K

70 g Tomate

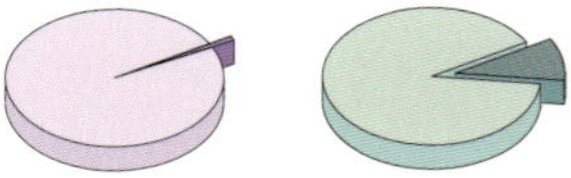

1 % P   8 % K

Abendessen *nachher*

mit ausgetauschten Lebensmitteln

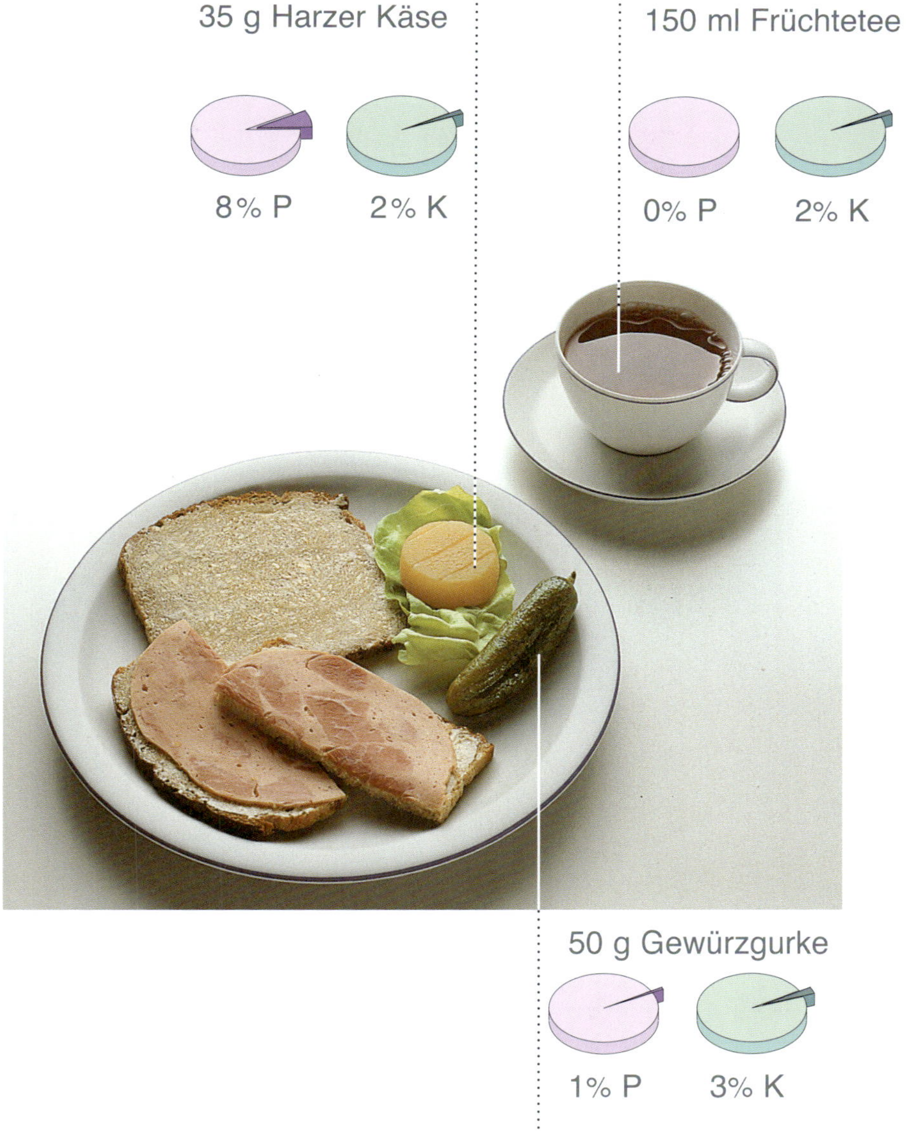
35 g Harzer Käse
8% P
2% K
150 ml Früchtetee
0% P
2% K
50 g Gewürzgurke
1% P
3% K

Abendessen *vorher*

Gesamtauswertung:

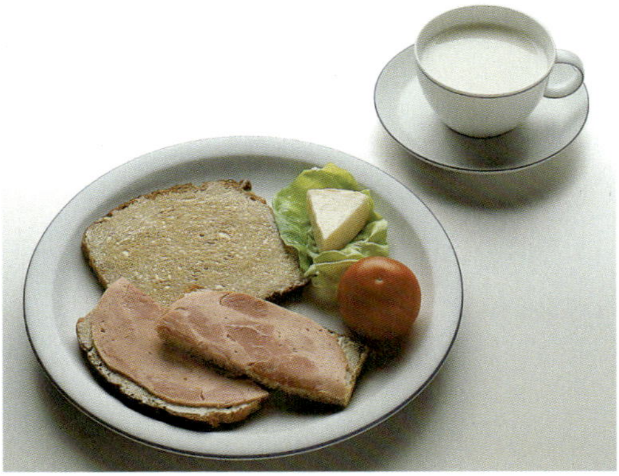

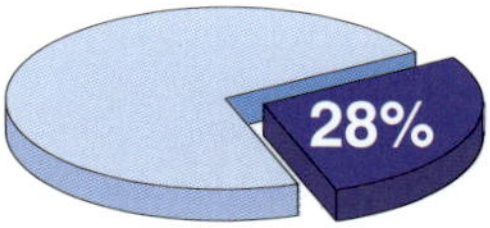

Kalorien

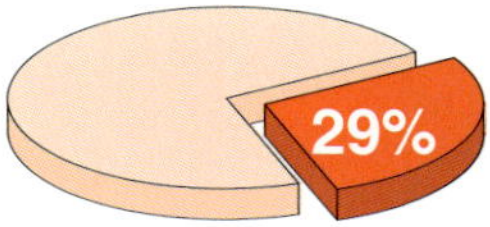

Eiweiß

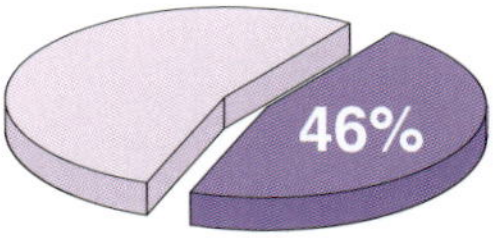

Phosphor

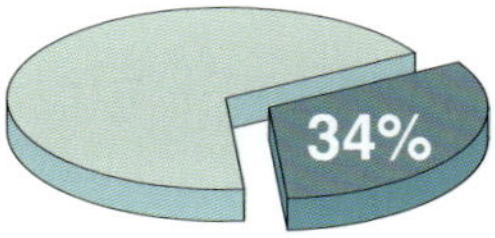

Kalium

Abendessen *nachher*

Gesamtauswertung:

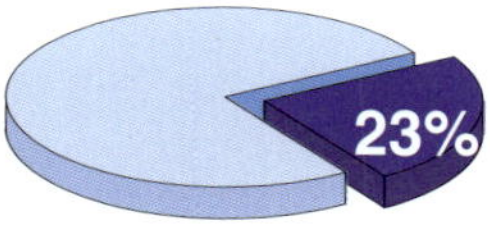

Kalorien

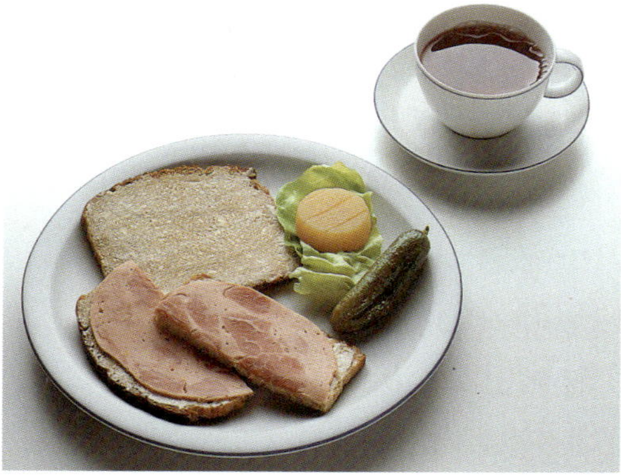

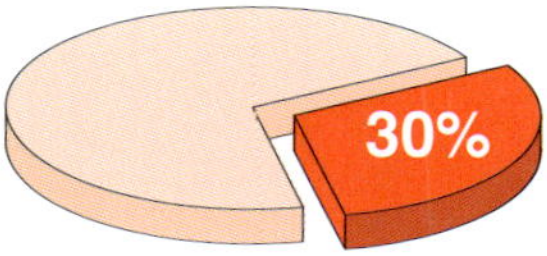

Eiweiß

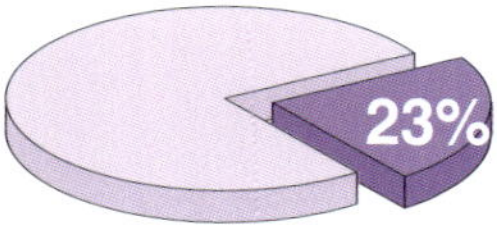

Phosphor

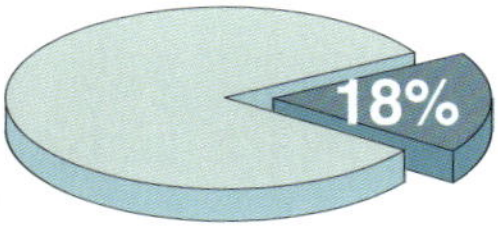

Kalium

Vorher

Gesamtanalyse Frühstück, Mittag- und Abendessen

Frühstück

1/2 **Brötchen** mit **Quark** und **Marmelade**

1/2 **Brötchen** mit **Butter**, dazu ein gekochtes **Ei**

1 Scheibe **Vollkornbrot** mit **Butter** und **Emmentaler**

1 Tasse **Kaffee** mit **Kondensmilch**

Mittagessen

3 **Pellkartoffeln**

1 **Schnitzel**, paniert

7 Stangen **Spargel**, gekocht

4 TL gebräunte **Butter**

1 Portion **Erdbeeren** mit Sahne

Abendessen

2 Scheiben **Graubrot** mit **Butter**

1 Scheibe **Bierschinken**

1 Portion **Schmelzkäse**

1 **Tomate**

1 Tasse **Milch**

Energie (%)	**94**
Eiweiß (%)	**130**
Phosphor (%)	**138**
Kalium (%)	**147**

Nachher

Gesamtanalyse Frühstück,
Mittag- und Abendessen:

Frühstück

1/2 **Brötchen** mit **Quark** und **Marmelade**

1/2 **Brötchen** mit **Butter**, dazu ein gekochtes **Ei**

1 Scheibe **Roggenmischbrot** mit **Butter** und **Butterkäse**

1 Tasse **Tee**

Mittagessen

3 **Kartoffeln,** gewässert

3 Scheiben **Schinken**, gekocht

7 Stangen **Spargel**, gekocht

4 TL gebräunte **Butter**

1 Portion **Erdbeerquark**

Abendessen

2 Scheiben **Graubrot** mit **Butter**

1 Scheibe **Bierschinken**

1 Portion **Harzerkäse**

1 **Gewürzgurke**

1 Tasse **Früchtetee**

83	Energie (%)
125	Eiweiß (%)
94	Phosphor (%)
84	Kalium (%)

Lebensmittel-Protokoll

Wenn Sie das Buch durchgearbeitet haben, schreiben Sie doch einmal auf, was Sie normalerweise zum Frühstück essen. Schlagen Sie die Werte nach und tragen Sie sie hier ein:

Nahrungsmittel, Getränke	Energie (kcal)	Eiweiß (g)	Phosphor (%)	Kalium (%)
Gesamt:				

Sind Ihre Ergebnisse noch nicht zufriedenstellend?
Dann überlegen Sie bitte, was Sie austauschen können!

Frühstück

mit ausgetauschten Lebensmitteln

Notieren Sie hier Ihr verändertes Frühstück.

Nahrungsmittel, Getränke	Energie (kcal)	Eiweiß (g)	Phosphor (%)	Kalium (%)
Gesamt:				

Lebensmittel-Protokoll

Wenn Sie das Buch durchgearbeitet haben, schreiben Sie doch einmal auf, was Sie normalerweise zum Mittagessen essen. Schlagen Sie die Werte nach und tragen Sie sie hier ein:

Nahrungsmittel, Getränke	Energie (kcal)	Eiweiß (g)	Phosphor (%)	Kalium (%)
Gesamt:				

Sind Ihre Ergebnisse noch nicht zufriedenstellend?
Dann überlegen Sie bitte, was Sie austauschen können!

Notieren Sie hier Ihr verändertes Mittagessen.

Nahrungsmittel, Getränke	Energie (kcal)	Eiweiß (g)	Phosphor (%)	Kalium (%)
Gesamt:				

Lebensmittel-Protokoll

Wenn Sie das Buch durchgearbeitet haben, schreiben Sie doch einmal auf, was Sie normalerweise zum Abendbrot essen. Schlagen Sie die Werte nach und tragen Sie sie hier ein:

Nahrungsmittel, Getränke	Energie (kcal)	Eiweiß (g)	Phosphor (%)	Kalium (%)
Gesamt:				

Sind Ihre Ergebnisse noch nicht zufriedenstellend?
Dann überlegen Sie bitte, was Sie austauschen können!

Notieren Sie hier Ihr verändertes Abendbrot.

Nahrungsmittel, Getränke	Energie (kcal)	Eiweiß (g)	Phosphor (%)	Kalium (%)
Gesamt:				

Eiweiß, Fett und Kohlenhydrate

Jeder Mensch benötigt eine bestimmte Menge an Energie, Wasser, Vitaminen, Mineralstoffen und Spurenelementen, damit sein Körper gesund und leistungsfähig bleibt.

Der Energiebedarf jedes einzelnen ist von vielen Faktoren abhängig, wie z.B. von Geschlecht, Alter, Körpergewicht, Körpergröße, körperlicher Aktivität und Klima.

Eine gewisse Energiemenge ist notwendig, um alle lebenswichtigen Funktionen (z.B. Atmung, Kreislauf, Erhaltung der Körpertemperatur, Stoffwechsel) bei völliger Ruhe gewährleisten zu können.
Diese Energiemenge wird als Grundumsatz bezeichnet.
Zu dem Grundumsatz wird der Leistungsumsatz gerechnet.

Der Leistungsumsatz setzt sich zusammen aus der Dauer und der Schwere der körperlichen Aktivität. Personen mit überwiegend sitzender Tätigkeit können ca. ein Drittel ihres Grundumsatzes als Leistungsumsatz zugrunde legen.
Bei mittelschwerer Tätigkeit macht der Leistungsumsatz ca. zwei Drittel und bei Schwerstarbeitern ca. das Doppelte des Grundumsatzes aus (vereinfachte Energiebedarfsermittlung).

Grundumsatz (= GU) und Leistungsumsatz sind für normalgewichtige Personen im mittleren Lebensalter rechnerisch annäherungsweise zu ermitteln:

Grundumsatz = 1 kcal pro kg Körpergewicht in 24 Std.

Beispiel: 65 kg Körpernormalgewicht (Körperlänge in cm – 100)

Grundumsatz:	**1 kcal x 65 kg x 24 Std**
	= 1.560 kcal/Tag
zuzüglich 30 % des GU als Leistungsumsatz	**+ 470 kcal**
	= 2.030 kcal/Tag

Der Energiebedarf sinkt mit zunehmendem Lebensalter:
Ab 40 J. minus 10%
Ab 50 J. minus 15%
Ab 60 J. minus 20%

Eine ausreichende Energiezufuhr liegt dann vor, wenn es weder zu einer Gewichtsabnahme noch zu einer Gewichtszunahme kommt. Angestrebt werden sollte, das Normalgewicht zu halten bzw. zu erreichen. Bei Dialysepatienten legt man das sogenannte Trockengewicht am Ende einer Dialyse-Sitzung zugrunde.

Das **Normalgewicht** (nach Broca) errechnet sich wie folgt:

Normalgewicht in kg = Körperlänge in cm minus 100

Beispiel: 170 cm Körperlänge – 100 = 70 kg

Zeigt der Zeiger der Waage 20 % und mehr als das errechnete Normalgewicht an, so liegt ein Übergewicht vor. Übergewicht ist heutzutage Ursache vieler Wohlstandskrankheiten, wie z.B. Diabetes mellitus Typ 2, Fettstoffwechselstörungen, Herz-Kreislauf-Erkrankungen und Gicht.

Eine Reduzierung des Übergewichts kann häufig schon die Stoffwechsellage verbessern und zu einer Abnahme der Risikofaktoren (erhöhter Blutdruck, erhöhte Blutzucker-, Blutfett- und Harnsäurespiegel) führen. Eine Gewichtsreduktion sollte immer in Absprache mit dem Dialyseteam erfolgen.

Zur Beurteilung des Körpergewichts eignet sich auch der Body Mass Index. Der BMI berechnet sich aus dem Körpergewicht (kg) geteilt durch das Quadrat der Körpergröße in Meter.
BMI = KG in kg/m2

BMI Klassifikation (nach WHO 2000)

Klassifikation	**BMI (kg/m2)**
Untergewicht	< 18,5
Normalgewicht	18,5-24,9
Präadipositas	25-29,9
Adipositas Grad I	30-34,9
Adipositas Grad II	35-39,9
Adipositas Grad III	>/= 40

Gerade für Dialysepatienten ist es wichtig den Zustand der Mangelernährung zu verhindern. Ein unfreiwilliger Gewichtsverlust sollte kritische hinterfragt und die Energiezufuhr angepasst werden. Bei einer Energieunterversorgung wird Körpereiweiß (Muskelmasse) abgebaut. Die Abwehrkräfte dieser

Patienten sind geschwächt, sie fühlen sich müde und schlapp.

Seinen Bedarf an Energie deckt der Körper in erster Linie aus der Verbrennung von Fetten und Kohlenhydraten, im Bedarfsfall auch aus Eiweiß. Diese Nährstoffe liefern bei ihrer Verbrennung Energie in Form von Wärme.
Diese freigewordene, vom Organismus durch den Stoffwechsel wieder nutzbar gemachte Wärmeenergie wird in Kilokalorien pro Gramm (kcal/g) ausgedrückt. Statt der korrekten Bezeichnung Kilokalorie hat sich im Sprachgebrauch die abgekürzte Form Kalorie durchgesetzt.
Kaum durchsetzen konnte sich die in der Wissenschaft international gebräuchliche Einheit Kilojoule (kJ, genannt Joule):
1 kcal = 4,2 kJ. *In diesem Buch wird ausschließlich mit der Einheit kcal gearbeitet.*

Die drei Nährstoffe Eiweiß, Fett und Kohlenhydrate liefern bei ihrer Verbrennung unterschiedlich viel Energie:

1 g Eiweiß	liefert	4 kcal
1 g Kohlenhydrate	liefert	4 kcal
1 g Fett	liefert	9 kcal

Ein weiterer, nicht zu unterschätzender Energieträger ist Alkohol.

1 g Alkohol	liefert	7 kcal.

Da Alkohol keine wichtigen Nährstoffe liefert, ist er für den menschlichen Organismus nicht notwendig. Daher werden Alkoholkalorien als „leere“ Kalorien bezeichnet, die sich nur kalorisch (= die Kalorien betreffend) niederschlagen.

Zur Gruppe der Kohlenhydrate gehören alle Zuckerarten und die Stärke. Die Grundbausteine der Kohlenhydrate sind die sog. Einfachzucker. Dazu werden Traubenzucker (= Glukose) und Fruchtzucker (= Fruktose) gezählt.

Aus der Verbindung der zwei Einfachzucker entsteht der kurzkettige Haushaltszucker (= Saccharose, Rohr- oder Rübenzucker). Ebenfalls aus zwei Zuckerbausteinen aufgebaut ist der Malzzucker (= Maltose, in Bier) und der Milchzucker (=Laktose, in Milch).

Durch die Aneinanderreihung mehrerer Einfachzucker entstehen die langkettigen Kohlenhydrate Stärke und Zellulose.
Stärke wird bei der Verdauung in ihre einzelnen Zuckerbausteine zerlegt. Nur in dieser einfachen Form kann der Zucker aus dem Darm in die Blutbahn gelangen und blutzuckerwirksam werden, d.h. den Blutzucker erhöhen. Der Zucker im Blut stellt für den Körper eine wichtige Energiequelle dar.

Kohlenhydrate sind also in erster Linie energiespendende Nährstoffe. So ist das Gehirn z.B. ausschließlich auf die Zufuhr von Traubenzucker angewiesen.

Empfohlen wird, täglich etwa 4 bis 5 g Kohlenhydrate pro kg Körpergewicht mit der Nahrung aufzunehmen. Das entspricht 50 bis 60 % der Gesamtenergie, wobei der untere Wert der realistischere ist.

Kohlenhydrate und Dialyse

Bei der Bauchfelldialyse (CAPD = Kontinuierliche Ambulante Peritoneal Dialyse) werden durch das Dialysat täglich etwa 150 bis 200 g Glukose aufgenommen, das entspricht 600 bis 800 kcal. Diese Kalorienmenge ist in der täglichen Energiezufuhr zu berücksichtigen.
Bei einigen Patienten lässt der Appetit bzw. der Hunger durch den ständigen Zuckeranstrom etwas nach, so dass die Kalorienaufnahme ausgeglichen wird. (Das Essen dieser Patienten sollte qualitativ hochwertig und eiweißreich sein, um Mangelerscheinungen vorzubeugen.)
Nehmen Patienten unter der CAPD jedoch so viel zu, dass das Normalgewicht deutlich überschritten wird, so sollte dem zusätzlichen Kalorienangebot z.B. durch körperliche Bewegung entgegengewirkt werden.
Eine weitere Möglichkeit, das Körpergewicht zu halten bzw. zu reduzieren, besteht in der Einschränkung der Gesamtenergiezufuhr, vornehmlich der Fettzufuhr. Für Hämodialyse-Patient bestehen keine Einschränkungen bezüglich der Kohlenhydratzufuhr. Bei der Auswahl stärke- und zuckerhaltiger Lebensmittel muss jedoch der Kaliumgehalt berücksichigt werden.

Kohlenhydrate und Diabetes

Es gibt kohlenhydratreiche Nahrungsmittel, die den Blutzuckerspiegel kaum erhöhen. Diese Nahrungsmittel kann ein Diabetiker ohne Berechnung verzehren.

Zu diesen sog. „freien Kohlenhydraten zählen alle Gemüsesorten in üblichen Mengen, ausgenommen sind Kartoffeln und Mais. Auch Nüsse fallen aus der Berechnung. Durch den hohen Fettgehalt erfolgt die Verdauung bei Nüssen so langsam, dass der Blutzucker kaum erhöht wird.

Obschon Hülsenfrüchte, Schwarzwurzeln und Erbsen einen sehr hohen Kohlenhydratanteil haben, sollten sie aufgrund ihres geringen Blutzuckeranstiegs nicht berechnet werden, wenn sie in normal üblichen Mengen verzehrt werden. Ursache für diesen geringen Blutzuckeranstieg ist der hohe Ballaststoffgehalt dieser Nahrungsmittel. Auf die Ballaststoffe wird noch näher eingegangen.
Einige kohlenhydratreiche Nahrungsmittel lassen den Blutzucker nennenswert ansteigen.
Diese Nahrungsmittel, zu denen z.B. Kartoffeln, Brot, Nudeln, Reis, Obst, Milch und Haushaltszucker gehören, sollten entsprechend berechnet werden.

Um die Berechnung der Kohlenhydrate für insulinpritzende Diabetiker zu vereinfachen, wurden Austauscheinheiten eingeführt:
BE (=Broteinheit), entspricht 12g Kohlenhydrate, und
KE/KHE (=Kohlenhydrateinheit), entspricht 10g Kohlenhydrate, durchgesetzt hat sich die Bezeichnung KE.
Heute setzt man BE und KE/KHE gleich und definiert sie als eine Portionsgröße, die 10 - 12g Kohlenhydrate enthält. In diesem Buch wird nunmehr die Bezeichnung KE verwendet und für eine KE durchgängig eine einheitliche Grammzahl, nämlich 10g Kohlenhydrate, festgelegt.

Sinn dieser Broteinheit ist auch, das Auge zu schulen und den Umgang mit der Waage möglichst auf die Überprüfung des Augenmaßes zu begrenzen. Wer wiegt schon im Restaurant seine Kartoffeln aus? Das exakte Auswiegen kann ohnehin keine sichere Auskunft über den zu erwartenden Blutzuckeranstieg geben.

Der mahlzeitenbedingte (= postprandiale) Blutzuckeranstieg wird von vielen Faktoren beeinflusst.
Wird mit einer Mahlzeit sehr viel Fett in Form von z.B. Sauce oder Fleisch verzehrt, so gelangt die Stärke bzw. der Zucker aus der sonst stark blutzuckerwirksamen Kartoffel nur sehr langsam aus dem Darm ins Blut. Der Blutzuckeranstieg ist entsprechend geringer.
Ausschlaggebend für den Blutzuckeranstieg ist, wie schnell die Kohlenhydrate vom Darm ins Blut gelangen.
Der Verarbeitungsgrad der Lebensmittel und die Zubereitung bestimmen die Höhe des Blutzuckeranstiegs nach dem Essen.

Apfelsaft gelangt schneller vom Darm ins Blut als die vergleichbare Menge Apfel. Der Blutzuckeranstieg nach Kartoffelpüree ist ebenfalls schneller als nach Bratkartoffeln oder Pommes frites.
Ob man zu einer Mahlzeit etwas trinkt oder wie schnell man isst, wirkt sich auch auf den Blutzucker aus.

Ballaststoffe sind alle diejenigen Bestandteile pflanzlicher Nahrung, die vom menschlichen Verdauungssystem nicht abgebaut werden können.
Ballaststoffreich sind Vollkornprodukte, Hülsenfrüchte, Obst und Nüsse.
Damit die unverdaulichen Nahrungsbestandteile ihre Wirkung entfalten können, ist eine ausreichende Flüssigkeitszufuhr notwendig. Nur dann wirken sich Ballaststoffe günstig auf die Verdauung aus. Ein länger andauerndes Sättigungsgefühl und eine Senkung der Blutfette sind weitere positive Eigenschaften der Ballaststoffe.

In der Dialyseernährung sind Ballaststoffe aus zwei Gründen nur begrenzt einsetzbar:

- Die optimale Wirkung kann sich nur bei einer ausreichenden Flüssigkeitszufuhr entfalten.
- Ballaststoffreiche Nahrungsmittel enthalten gleichzeitig reichlich Kalium (Gemüse, Obst) oder Phosphor (Vollkornprodukte, Müsli).

Anzumerken ist jedoch, dass Phosphor in ballaststoffreichen Nahrungsmitteln z.T. in einer für den Menschen nicht verdaubaren Form vorliegt und vom Körper deshalb nicht aufgenommen werden kann.

Eiweiß

Eiweiß gehört zu einer Nährstoffgruppe, die chemisch und ernährungswissenschaftlich als Protein (griechisch: proton = das Erste, Wichtigste) bezeichnet wird.
„Wichtig" sind diese Proteine insofern, als sie am Aufbau sämtlicher Körperzellen beteiligt sind.

Darüber hinaus ist Eiweiß ein ebenso wichtiger Bestandteil des Blutes, der Muskulatur, der Hormone und der Enzyme (= Wirkstoffe, die einzelne Stoffwechselvorgänge beschleunigen).

Proteine sind aus 20 verschiedenen Bausteinen, den Aminosäuren, aufgebaut.
Der menschliche Körper kann 12 dieser Aminosäuren selbst herstellen, die anderen muss er mit der Nahrung zuführen. Sie werden essentielle Aminosäuren genannt.

Die tägliche Eiweißzufuhr erfolgt über tierische und pflanzliche Nahrungsmittel, wobei die Proteine unterschiedlich vom Körper verwertet werden.
Von der Zusammensetzung der Aminosäuren ist das tierische Eiweiß dem Eiweiß des menschlichen Gewebes sehr ähnlich.
Es kann deshalb gut (weil ohne große Veränderung der chemischen Struktur) in den menschlichen Organismus eingebaut werden. Aufgrund dieser Eigenschaft werden tierische Proteine als "biologisch hochwertig" bezeichnet.
Etwa die Hälfte der täglich zugeführten Proteine sollte deshalb tierischen Ursprungs sein, d.h. in Form von Fleisch, Fisch, Geflügel, Eiern und Milchprodukten verzehrt werden.

Wertvolle pflanzliche Eiweißlieferanten sind z.B. Sojaerzeugnisse, Hülsenfrüchte, Getreide und Getreideerzeugnisse, Pilze und Nüsse.
Werden pflanzliche Proteine zusammen mit tierischen verzehrt, so kann das Eiweiß noch besser vom Körper verwertet werden.

Günstige Kombinationen sind beispielsweise:

– Weizen und Milch, Milchprodukte	Brot mit Käse oder Quark
– Kartoffel und Ei	Bratkartoffeln mit Spiegelei
– Hülsenfrüchte und Milch	Joghurt oder Quark nach einem Linseneintopf
– Hülsenfrüchte und Getreide	Linsen mit Spätzle, Brot zum Bohneneintopf

Eine ausreichende Eiweißzufuhr liegt dann vor, wenn 0,8 g Eiweiß pro kg Körpergewicht pro Tag verzehrt wird.
Bei Kindern, Jugendlichen, Schwangeren und Stillenden ist der Bedarf erhöht.

Eiweißzufuhr und Dialyse

Während der Dialyse wird dem Körper Eiweiß entzogen. Dieser Eiweißverlust ist bei Patienten, die die Bauchfelldialyse durchführen, größer als bei hämodialysierten Patienten. Noch größere Eiweißverluste sind bei der Bauchfelldialyse durch eine Peritonitis (= Bauchfellentzündung) zu erwarten.

Eine ausreichende Eiweißzufuhr ist gewährleistet, wenn

Hämodialysepatienten	etwa 1,0 bis 1,2 g Eiweiß und
CAPD-Patienten	etwa 1,3 bis 1,5 g Eiweiß

pro Kilogramm Körpergewicht zu sich nehmen.

Eine 65 kg schwere Person benötigt unter der Hämodialyse etwa 65 bis 78 g Eiweiß pro Tag, bei der CAPD etwa 85 bis 97 g Eiweiß.

Da Männer normalerweise einen etwas höheren Eiweißbedarf haben als Frauen, sollte ihre Eiweißzufuhr eher im oberen Bereich, die der Frauen im unteren Bereich der Empfehlung angesiedelt werden.

Die täglich notwendige Eiweißzufuhr wird von Dialysepatienten oft nicht erreicht. Grund dafür ist, dass der Appetit auf z.B. Fleisch, Fisch und Geflügel unter der Dialysebehandlung häufig abnimmt. Mit diesen biologisch wertvollen Eiweißträgern kann aber rund ein Drittel bis die Hälfte der täglichen Eiweißzufuhr abgedeckt werden.

Aber nicht nur der nachlassende Appetit auf Fleisch lässt die tägliche Eiweißaufnahme sinken. Viele Patienten verzichten auf diese Eiweißträger auch aufgrund von erhöhten Phosphatwerten und entsprechenden Diätvorgaben.

Folge der zu geringen Eiweißzufuhr und der damit häufig verbundenen nicht ausreichenden Energiezufuhr ist, dass Muskelmasse abgebaut wird, um dem Körper das notwendige Eiweiß/ die notwendige Energie zur Verfügung stellen zu können.

Eine Gewichtsabnahme, vornehmlich an Gesäß und Beinen, ist nicht die einzige Auswirkung: beim Abbau von körpereigenem Eiweiß kommt es zu weiteren unerwünschten Nebenwirkungen, wie z.B. dem Anstieg von Kalium, Phosphor und Wasser im Körper. Und das sind gerade die Stoffe, die mittels Dialyse dem Körper entzogen bzw. durch eine "Diät" möglichst vermieden werden sollen.
Der Anstieg von Kalium und Phosphor tritt aber nur bei einem Eiweißabbau, nicht beim Fettabbau auf. Bei der Reduzierung eines bestehenden Übergewichts kommt es in erster Linie zu einer Wasseransammlung im Körper.

Wird dem Körper längerfristig zu wenig Eiweiß zugeführt, so kann sich das aber auch in einer Abnahme der geistigen und körperlichen Leistungsfähigkeit widerspiegeln. Darüber hinaus ist der Körper anfälliger für Infektionen.
Bei dialysepflichtigen Diabetikern ist die Eiweißzufuhr oft eher gewährleistet als bei Nichtdiabetikern. Der Grund dafür ist, dass häufig (in Ermangelung eines bedarfsgerechten BE-Gerüsts) die nicht blutzuckerwirksamen eiweißreichen Nahrungsmittel zum Sattessen oder als Snack für Zwischendurch gewählt werden.

Fett

Fett ist mit 9 kcal pro Gramm der energiereichste Nährstoff. Er wird deshalb auch oft als Dickmacher verleumdet. Fett macht dick aber nur dann, wenn es in größeren Mengen verzehrt wird, als es der Körper benötigt. Jeder Überschuss wird als Körperfett gespeichert und macht sich folglich auch am Gewicht bemerkbar.
Aber nicht nur das zu viel verzehrte Fett lässt die „Pölsterchen“ gedeihen.
Auch überschüssige Kohlenhydrate und Alkohol werden zu Fett umgebaut und entsprechend gespeichert.
Dieses gespeicherte Fett kann aber wiederverwertet werden.
Wird z.B. dem Körper im Rahmen einer Gewichtsreduzierung weniger Energie zugeführt, als er benötigt, so wird das körpereigene Fett zur Energiebereitstellung eingeschmolzen.

Aber ganz verzichten kann man auf Fett auch nicht. Eine bestimmte Fettmenge ist erforderlich, damit die fettlöslichen Vitamine A, D, E und K aus dem Darm in die Blutbahn gelangen können.

Außerdem liefern bestimmte Fette die für den Körper lebensnotwendigen „essentiellen“ Fettsäuren. Diese können vom Körper nicht selbst produziert werden. Sie müssen mit der Nahrung zugeführt werden.

Die Fettaufnahme sollte möglichst nicht mehr als 30% der Gesamtenergiezufuhr betragen. Gesättigte- und Transfettsäuren haben einen besonders schlechten Einfluss, deshalb sollte man mit allen tierischen und verarbeiteten Fetten (z.B. Backwaren, Pommes, Chips) besonders sparsam umgehen.

Einfach ungesättigte Fettsäuren wie sie in Oliven- und Rapsöl vorkommen wirken sich hingegen günstig auf den Blutfettspiegel aus. Aus der Gruppe der noch vor einigen Jahren empfohlenen mehrfach ungesättigten Fettsäuren (z.B. Sonnenblumenöl, Distelöl) sind heute die Omega-3-Fettsäuren besonders wichtig. Man findet sie außer in fetten Fischen (Hering, Makrele, Lachs, Thunfisch) besonders in z.B. Rapsöl, Leinöl und Walnussöl.
Pro Tag sollten nicht mehr als 60-90 g Fett mit der Nahrung aufgenommen werden. Das entspricht ca. 1g Fett pro kg Körpergewicht, entsprechend 25-30 % der Gesamtkalorien.

Die versteckten Fette lassen die durchschnittliche tägliche Fettaufnahme des Bundesbürgers auf etwa 130 g ansteigen. Versteckte Fette befinden sich z.B. in Wurst, Fleisch, Käse, Milch und Milchprodukten, Nüssen, Süßigkeiten und Chips.

Fettzufuhr und Dialyse

Fett ist im Hinblick auf die Dialyse unproblematisch, was Kalium und Phosphor anbelangt. Ein erhöhter Fettkonsum kann jedoch zu einer Gewichtszunahme und schlechten Blutwerten führen.
Andere Nährstoffe, die mengenmäßig nicht ausreichend zugeführt worden sind, können aufgrund des mehr als doppelt so hohen Energiegehalts kalorisch leicht ausgeglichen werden.
Ein zu hoher Fettanteil in der Ernährung und ein ungünstiges Fettsäureverhältnis wird heute für die Entstehung der Arteriosklerose mitverantwortlich gemacht, deshalb ist eine fettgesunde Ernährung für Dialysepatienten besonders wichtig.

Wasser

Wasser liefert dem Körper keine Energie. Dennoch ist es ein wichtiger Bestandteil unserer täglichen Ernährung und unseres Körpers.

Wasser ist in allen Geweben enthalten und wichtige Grundlage von Blut, Lymphflüssigkeit und Verdauungssäften. Darüber hinaus ist es Hauptbestandteil der Muskulatur.
Wasser löst die festen Bestandteile unserer Nahrung, wie z.B. Salze und Zucker, und bringt sie, neben einigen Vitaminen und Mineralstoffen, zu den Zellen.
Andere, für den Organismus unbrauchbare Substanzen werden in gelöster Form zur Ausscheidung gebracht.

Unter normalen Umständen verliert der Körper Flüssigkeit über den Schweiß, den Harn, den Stuhlgang und die Atmung. Dieser Verlust muß stets wieder ausgeglichen werden.
Wird die Wasseraufnahme eingeschränkt, so halten die beschriebenen Wasserverluste weiterhin an. Der Körper signalisiert dann seinen noch nicht erfüllten Wasserbedarf durch ein Nachlassen der Speichelproduktion (Durstgefühl) und der Harnproduktion.

Der tägliche Bedarf an Flüssigkeit liegt normalerweise bei etwa 2,5 Liter, wobei 1 bis 1,5 Liter durch Getränke dem Körper zugeführt werden sollten.

Wasser und Dialyse

Durch die teilweise oder vollständig eingeschränkte Nierenfunktion verringert sich der tägliche Wasserverlust des Dialysepatienten auf die Ausscheidung über den Schweiß, die Atmung und den Stuhlgang. Das im Körper verbleibende überschüssige Wasser muss mittels der Dialyse entfernt werden. Da die Dialyse aber nur eine bestimmte Wassermenge „ziehen" kann, muss die täglich zugeführte Flüssigkeitsmenge reguliert werden.
Soll eine ausgewogene Ernährung garantiert werden, so lässt sich eine Bilanzierung der Wassermenge (Gleichgewicht zwischen Wasserzufuhr und Wasserverlust) nur über eine Begrenzung der Trinkmenge erreichen, da viele Nahrungsmittel sehr wasserhaltig sind.
Es gilt die Faustregel:

Tägliche Trinkmenge:
Restdiurese (Restausscheidung)
+ 500 bis 800 ml

Bei Hitze, starkem Schwitzen (durch schwere körperliche Arbeit, Sport), Durchfall und Erbrechen, Fieber ist der tägliche Bedarf an Wasser erhöht.
Werden viele wasserhaltige Nahrungsmittel, wie z.B. Suppen, Obst, Gemüse, Milchspeisen, verzehrt, so sollte das in der täglichen Trinkmenge mitberücksichtigt werden.
Die beste Möglichkeit herauszufinden, ob man zu viel Flüssigkeit aufgenommen hat, besteht im täglichen Wiegen und Notieren des Körpergewichts. Die Gewichtszunahme zwischen zwei Dialysen sollte 1 bis 2 kg nicht überschreiten.

Zu berücksichtigen ist, dass ein übermäßiger Salzverzehr das bei Dialysepatienten ohnehin stark ausgeprägte Durstgefühl verstärken und Wassereinlagerungen im Körper begünstigen kann.

Problematisch kann es bei Abmagerungskuren werden. Bei jeder Gewichtsreduktion wird Wasser aus den Zellen ins Gewebe freigesetzt. Dieses „überschüssige" Wasser kaschiert oft den eigentlichen Gewichtsverlust, so dass die Bestimmung des Trockengewichts und der Wassermenge, die gezogen werden soll, erschwert wird.
Zeichen einer Überwässerung sind Ödeme (erkennbar daran, dass sich Dellen in die Unterschenkel drücken lassen), Atemnot und Husten durch Überwässerung der Lunge.

Die Regulierung der Trinkmenge ist bei CAPD-Patienten nur in seltenen Fällen notwendig. Durch den unterschiedlichen Glukosegehalt im Dialysat kann der tägliche Wasserentzug geregelt werden.
Werden viele hochprozentige Beutel eingesetzt, so sollte dies bei der Kalorienzufuhr berücksichtigt werden.

Viele Dialysepatienten, vornehmlich Hämodialysepatienten, werden von Durst geplagt. Aufgrund der Beschränkung der täglichen Flüssigkeitsmenge kann das meist ständig gegenwärtige Durstgefühl nur begrenzt gestillt werden.

Folgende Möglichkeiten helfen, das Durstgefühl zu lindern:

- Zitronenstückchen lutschen (die Bitterstoffe regen den Speichelfluss an)
- kleine Eiswürfel (z.B. aus Tee oder Zitronenlimonade) lutschen
- Kaugummis/saure Drops ohne Zucker
- Bittergetränke, wie z.B. Bitter Lemon, Tee mit Zitrone
- tiefgefrorenes Obst lutschen (auf die Menge achten!)
- den Mund mit Wasser ausspülen
- sehr salzige oder süße Speisen und Getränke meiden
- sparsamer Umgang mit dem Salzstreuer

Noch ein Tipp: Verwenden Sie kleine Trinkgefäße.

Auflösung Quiz:

Tassen: **a** = 75 ml, **b** = 150 ml, **c** = 250 ml, **d** = 500 ml
Gläser: **a** = 100 ml, **b** = 125 ml, **c** = 170 ml, **d** = 200 ml
e = 200 ml, **f** = 250 ml, **g** = 300 ml

Wieviel Flüssigkeit paßt in die hier abgebildeten Gefäße?

Schätzen Sie die Menge!

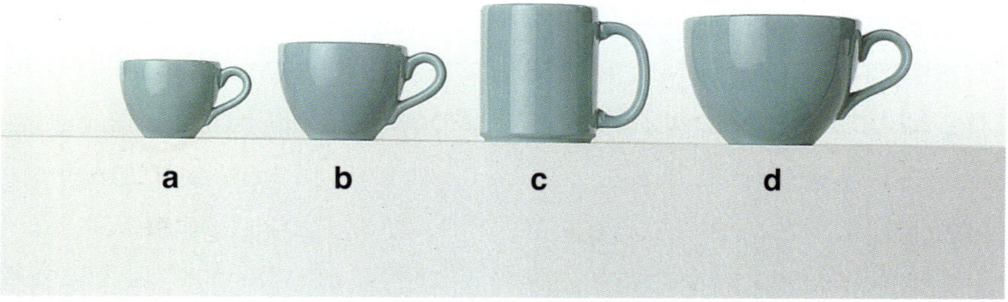

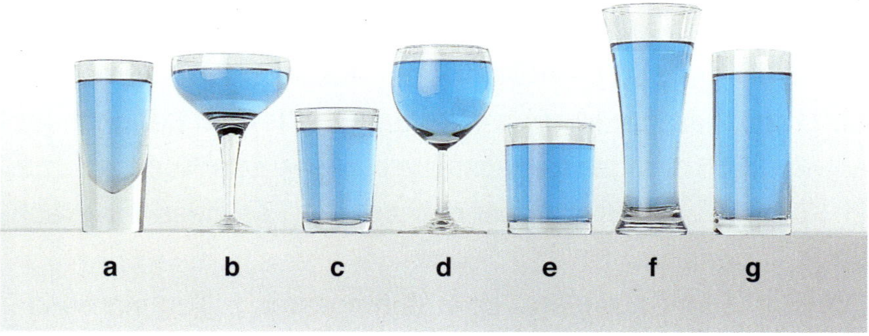

Auflösung Seite 58

Mineralstoffe sind anorganische lebensnotwendige Bestandteile der Nahrung und des Organismus. Sie liefern keine Energie, sind aber für viele Stoffwechselprozesse unabdingbar.
Zu den Mineralstoffen gehören die Mengenelemente Natrium, Chlorid, Kalium, Calcium, Phosphor und Magnesium.
Spurenelemente sind ebenfalls anorganische Stoffe, die vom Organismus aber nur in sehr kleinen Mengen benötigt werden. Dazu zählen u.a. Eisen, Fluorid und Jod.

An dieser Stelle soll nur auf Natrium, Kalium und Phosphor eingegangen werden. Natrium ist in seiner Verbindung Natrium-Chlorid umgangssprachlich besser bekannt als Kochsalz.

Natrium

Zusammen mit Kalium reguliert Natrium den Wasserhaushalt des Körpers und ist notwendig, damit sich die Muskeln anspannen bzw. zusammenziehen können (= Muskelkontraktion).

Pro Tag benötigt der Körper ca. 2 g Natrium, entsprechend 5 g Kochsalz.
Diese Menge wird bereits bei einer ausgewogenen Ernährung aufgrund des natürlichen Natriumgehalts der Lebensmittel sowie durch das den Lebensmitteln zugesetzte Kochsalz (z.B. in Käse, Wurst, Brot...) schnell erreicht, so dass ein Nachsalzen überflüssig ist.
Der Griff zum Salzstreuer ist in den meisten Fällen eine angewöhnte rein geschmackliche Korrektur, die dazu geführt hat, dass unsere tägliche Kochsalzaufnahme bei 10 bis 15 g liegt.

Wird auf Dauer dem Körper mehr Kochsalz zugeführt, als er benötigt, so kann es aufgrund der wasserbindenden Eigenschaft von Natrium zu einer Wassereinlagerung im Körper kommen. Durch diese erhöhte Kochsalzzufuhr wird die Entstehung eines Bluthochdrucks begünstigt. Blutdruckprobleme lassen sich oft schon durch eine Reduzierung der täglichen Kochsalzmenge auf bis 5 g lösen.
Sinnvoll ist es, bereits bei der Zubereitung von Speisen sparsam mit dem Salzstreuer umzugehen und bei Tisch nicht nachzusalzen.
Ein zurückhaltender Umgang empfiehlt sich auch bei stark salzhaltigen Nahrungsmitteln, wie gepökelten und geräucherten Fleischwaren, mariniertem, gesalzenem und geräuchertem Fisch, Fischkonserven, Salz- und Käsegebäck, Fertigsuppen und -saucen, Brühwürfel, Tomatenketchup, Sojasauce und Ähnlichem. Der Salzgehalt in Brot und Käse ist ebenfalls nicht zu unterschätzen.

Kalium

Kalium ist ein wasserlöslicher Mineralstoff, der in allen pflanzlichen und tierischen Nahrungsmitteln in unterschiedlicher Menge enthalten ist.
Für den menschlichen Organismus ist Kalium ein lebensnotwendiger Stoff, der hauptsächlich in den Zellen lokalisiert ist und u.a. für die Regulierung der Körperflüssigkeit im Gewebe und für die Muskelkontraktion notwendig ist.
Mit einer ausgewogenen Mischkost kann der Bedarf an Kalium

ausreichend gedeckt werden. Besonders kaliumhaltig sind Obst- und Gemüsesäfte, einige Obst- und Gemüsesorten, Trockenobst, Nüsse, Pilze (frisch und getrocknet), Kartoffelfertigerzeugnisse, Milch, Joghurt, Fleisch, Fisch und Geflügel.

Kalium und Dialyse

Unter der Hämodialyse kann es zum Anstieg von Kalium im Blut kommen, da die Dialyse das mit der Nahrung zugeführte Kalium nicht immer ausreichend entfernen kann. Aus diesem Grund wird empfohlen, die tägliche Kaliumzufuhr auf 2000 mg zu beschränken.
Eine Beschränkung ist aber erst dann erforderlich, wenn die Kaliumwerte im Blut erhöht sind. (Der behandelnde Arzt sollte nach den Kaliumwerten befragt werden.)
Das gilt auch für die CAPD. Bedingt durch das Dialyseverfahren kommt es bei CAPD-Patienten nur selten zum Kaliumanstieg. Durch den mehrmaligen Beutelwechsel kann dem Körper das überschüssige Kalium gut entzogen werden. Die meisten dieser Patienten können deshalb bis zu 2500 mg Kalium pro Tag problemlos verzehren.

Erhöhte Kaliumwerte sind aber nicht ausschließlich auf eine kaliumreiche Kost zurückzuführen. Wird dem Körper zu wenig Energie zugeführt und kommt es infolgedessen zum Muskelabbau, so wird das in den Muskelzellen lokalisierte Kalium freigesetzt und gelangt ins Blut.

Auch das häufig bei Bluthochdruck eingesetzte Kochsalzersatzmittel/Diätsalz kann den Kaliumspiegel im Blut ansteigen lassen. Bei diesen Salzen wird das blutdruckerhöhende Natrium gegen Kalium ausgetauscht. 1 g Diätsalz enthält Kalium in einer Menge, wie es in einer mittelgroßen Banane enthalten ist.

Kalium ist nicht zerstörbar durch Hitze oder mechanische Einwirkung. Es kann lediglich durch Wasser aus einem Nahrungsmittel herausgelöst werden.
In Wasser quillt die Zelle, die Zellwände platzen auf, und das in den Zellen gebundene Kalium wird freigesetzt. Eine geviertelte, in reichlich Wasser gekochte Kartoffel enthält etwa halb soviel Kalium wie eine herkömmlich zubereitete Kartoffel.
In Konservenobst und -gemüse ist deutlich weniger Kalium als in der vergleichbaren frischen Menge. Beim Einmachen wandert das Kalium aus dem Obst und Gemüse in die Einmachflüssigkeit. Durch dieses längere Wässern kann der Kaliumgehalt teilweise um die Hälfte reduziert werden; vorausgesetzt, die Flüssigkeit wird nicht verzehrt.
Auch tiefgefrorenes Obst und Gemüse enthalten weniger Kalium. Eintopfgerichte sind kaliumärmer, wenn sie statt aus frischem aus Tiefkühl- oder Konservengemüse hergestellt werden. Eine Kaliumreduzierung bei Eintöpfen oder Aufläufen wird auch erreicht, wenn das Gemüse und die Kartoffeln separat vorgekocht werden.

Bei Kaliumproblemen sollte aber nicht ausschließlich auf eingemachte Nahrungsmittel zurückgegriffen werden.
Bereits beim Garen von Gemüse wird der Kaliumgehalt um ein Drittel bis die Hälfte vermindert.

Da ein frischer Apfel vitaminreicher ist als Apfelkompott, ist der Griff zu einem frischen Obststück pro Tag erlaubt.
Die Menge macht`s! Denn Vitamine sind wichtig, da bei jeder Dialyse die wasserlöslichen Vitamine, besonders die B- und C-Vitamine, ausgewaschen werden. Diese Vitamine gehen auch beim Kochen und Wässern verloren.
Zubereitungsbedingte Kaliumverluste treten weiterhin beim Schmoren von Fleisch auf. Dann sollte jedoch nicht der entstandene Sud verzehrt werden, da er das ausgewaschene Kalium enthält. Kurzgebratenes Fleisch muß mit dem vollen Kaliumgehalt berechnet werden.
Fleisch, Fisch, Geflügel, Milch und Milchprodukte enthalten zwar größere Mengen an Kalium, dennoch sollten sie nicht vom Speiseplan gestrichen werden. Nahrungsmittel tierischen Ursprungs enthalten sehr viel Eiweiß.

Phosphor

Phosphor ist wie Kalium ein für den Organismus lebensnotwendiges Element und kommt in fast allen Lebensmittel vor.
Phosphor, ein wesentlicher Bestandteil von Knochen und Zähnen, ist der wichtigste Baustein lebender Zellen und bei allen Stoffwechselvorgängen, die Energie benötigen, beteiligt.

Die Verbindung von Phosphor mit Sauerstoff wird als Phosphat bezeichnet. Bestimmt wird der Phosphatgehalt im Blut, der Phosphorgehalt jedoch in der Nahrung.

Phosphor und Dialyse

Sowohl bei der Hämodialyse als auch bei der CAPD kann dem Körper der mit der Nahrung zugeführte Phosphor nicht ausreichend entzogen werden (nur ca. 55-60%). Die Menge, die unter Dialysebedingungen dem Körper bedenkenlos zugeführt werden kann, liegt bei 800 bis 1200 mg Phosphor täglich.

Die empfehlenswerte Phosphatzufuhr ist ebenso wie der Eiweißbedarf abhängig von der Körpergröße. Die Phosphatzufuhr läßt sich mit 12,4 - 18,6 mg/kg Körpergewicht berechnen. Wir haben aus Gründen der Vereinfachung die tägl. Phosphorzufuhr mit 1200 mg/Tag = 100 % dargestellt. Bedenken Sie jedoch, daß sehr große Menschen etwas mehr als 100 % zuführen dürfen, sehr kleine Menschen diesen Wert jedoch eher unterschreiten sollten. Eine zu geringe Eiweißzufuhr soll in jedem Fall verhindert werden. Häufig muss die Menge der Phosphatbinder erhöht werden, um ausreichend Eiweiß essen zu können. Sinnvoll ist eine gezielte Auswahl der eiweißreichen Lebensmittel. Günstig sind die Lebensmittel, die bei einem hohen Eiweißanteil möglichst wenig Phosphor liefern. Z. B. ist Quark günstiger als Joghurt (vergl. Analyse S.80.).

Besonders phosphorhaltig sind die meisten eiweißreichen Nahrungsmittel, wie z.B. Fleisch, Fisch und Geflügel, Milch und Milcherzeugnisse, Hart- und Schmelzkäse, Nüsse, Mandeln, Vollkornprodukte und Hülsenfrüchte.
Bei phosphorhaltigen Nahrungsmitteln treten keine nennenswerten, zubereitungsbedingten Verluste auf. Deshalb kommt

dem Austausch von Nahrungsmitteln eine größere Bedeutung zu.
Wird z.B. anstelle von Milch ein Wasser-Sahne-Gemisch (s.u.) zur Herstellung von z.B. Pudding, Milchreis, Sauce oder Kartoffelpüree verwendet, so kann sowohl der Phosphor- als auch der Kaliumgehalt reduziert werden.

Beispiel für den Austausch von Nahrungsmitteln:

100 ml	Milch	Wasser-Sahne-Gemisch *
90 mg	Phosphor	15 mg Phosphor
155 mg	Kalium	25 mg Kalium

* 1,5 EL Sahne (= 22 g) und 88 ml Wasser

Einigen Nahrungsmitteln werden bei der Herstellung noch Phosphate zugesetzt, um ihre Konsistenz zu bewahren oder zu verbessern.
Jeder Phosphatzusatz muss auf der Verpackung oder beim Verkauf kenntlich gemacht werden. Die zugelassenen Phosphatzusätze werden oft auch durch die sogenannten E-Nummern ausgewiesen:

E 338	in Cola, Colagetränken
E 339	in Kondensmilch
E 340	in Kaffeeweißer
E 341	in Backpulver
E 450a,b,c	in Brühwurst, Schmelz-/Kochkäse

Süßen - aber womit?

Das bekannteste Süßungsmittel ist der Zucker. Er wird vielen Lebensmitteln bei der Herstellung zugesetzt, um deren geschmackliche Eigenschaften zu verstärken.
Zum Süßen von Speisen ist der Griff zur Zuckerdose aber nicht mehr so selbstverständlich, wie er es einmal war. Die kalorienarmen Süßstoffe und die damit gesüßten Produkte haben sich mittlerweile einen festen Platz in der täglichen Ernährung erobert. Süßstoffe gibt es in flüssiger Form und als Tabletten, teilweise werden auch Streusüßen angeboten. **Süßstoffe** sind z.B. Saccharin, Cyclamat, Aspartame, Acesulfam und Stevia (pflanzlich). Wer abnehmen möchte, verwendet zum Süßen am besten Süßstoffe.

Ein anderer Zuckerersatz sind die **Zuckeraustauschstoffe**, zu denen Fruchtzucker (= Fruktose), Sorbit und Isomalt zählen.
Diese Zuckeraustauschstoffe haben zwar genauso viele Kalorien wie Haushaltszucker (Ausnahme: Isomalt), erhöhen den Blutzucker aber kaum. Sie werden vorwiegend zur Herstellung von z.B. Diabetikergebäck und -süßwaren eingesetzt.
Nach dem Verzehr mancher Diabetikerprodukte kann es zu Blähungen und Durchfall kommen.

Die neue Diätverordnung (2010) sieht vor, dass nach einer Übergangsfrist von 2 Jahren, also bis Ende 2012, keine speziellen Diabetiker-Lebensmittel mehr produziert werden dürfen. Ein Abverkauf der produzierten Ware ist jedoch noch möglich. Notwendig waren und sind diese Produkte nicht.
Dialysepatienten sollten berücksichtigen, dass stark gesüßte Speisen und Getränke das Durstgefühl erhöhen und deshalb mit Zucker sparsam umgehen.

Wie wird eine Unterzuckerung am wirksamsten behandelt?

Wird eine Unterzuckerung festgestellt, so muss der Blutzucker möglichst rasch wieder erhöht werden.
Am schnellsten erhöhen mit Zucker gesüßte Fruchtsaftgetränke, Apfelsaft oder auch Cola-Getränke den Blutzucker.
200 ml dieser Getränke reichen normalerweise aus, um die unangenehmen Zeichen der Unterzuckerung zu beseitigen.
Stehen diese Getränke nicht zur Verfügung, sollten andere, mit Zucker gesüßte Getränke (keine Light-Getränke !) genommen werden.

„Flüssiger“ Zucker in Form von Getränken erhöht den Blutzukker rascher als Zucker in fester Form, z.B. durch 3-4 Plättchen Dextro Energen oder Würfelzucker.

1 KE/BE erhöht den Blutzucker um ca. 30 mg/dl.
Die folgenden Lebensmittel beinhalten 1 schnell resorbierbare KE/BE:

100 ml Fruchtsaft	=	1 KE
100 ml Cola	=	1 KE
2 Täfelchen Dextro	=	1 KE

Bei eingeschränkter Flüssigkeitszufuhr sollte man auf „feste” KEs zurückgreifen.
Ein hoher Kaliumspiegel im Blut sollte Dextro und Cola den Vorzug vor Saft geben.

Analysenteil

Informationen zum Analysenteil

Erläuterung der Symbole, Tipps und Hinweise

Die Nahrungsmittel sind in verschiedene Gruppen unterteilt. Diese Unterteilung ist farblich gekennzeichnet:

- Milch (-produkte), Käse
- Fette
- Fleisch, Wurstwaren, Geflügel, Wild, Fisch / Krusten- und Schalentiere
- Gemüse, Pilze, Hülsenfrüchte
- Kartoffel (-produkte), Reis, Nudeln
- Snacks, Saucen
- Brot/Backwaren
- Obst
- Süßwaren, Gebäck, Konfitüre
- Getränke

Beim Durcharbeiten wird sicher auffallen, dass die Bilder nicht immer entsprechend den einzelnen Nahrungsmittelgruppen angeordnet sind.

Die Nahrungsmittel wurden vielmehr so angeordnet, dass es leicht ist, aus verschiedenen Komponenten eine komplette Mahlzeit zusammenzustellen.

140 g (200 g) Apfelsine — Der verzehrbare Anteil beträgt 140 g. Die Zahl in Klammern gibt das Gewicht mit Schale, Knochen etc. wieder.

Die Abbildung zeigt, wie groß der Anteil der einzelnen Nährstoffe und des Wassers in diesem Nahrungsmittel ist.

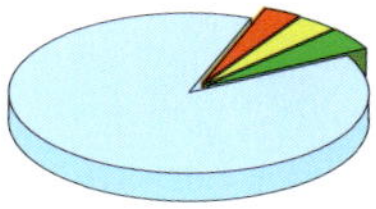

gelb = **F**ett
grün = **K**ohlenhydrate
rot = **E**iweiß
blau = **W**asser
lila = **A**lkohol

F	9
KH	12
E	8
W	219
A	8

Die Angaben, in welcher Menge jeder Nährstoff und das Wasser enthalten sind, kann man den Zahlen hinter den farbigen Feldern entnehmen. Diese Zahlen wurden auf- bzw. abgerundet.

Dieses Nahrungsmittel enthält:
9 g Fett, 12 g Kohlenhydrate, 8 g Eiweiß, 219 g Wasser und 8 g Alkohol.
In ihm überwiegen bei den Nährstoffen die Kohlenhydrate, der mengenmäßig größte Teil besteht aus Wasser.

Mit diesem Nahrungsmittel nimmt man 12 % der täglich empfohlenen Phosphorzufuhr von 1200 mg =100 % auf.
(Phosphor = P)

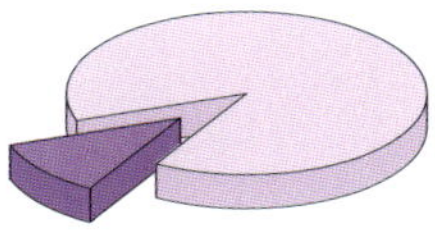

12 %

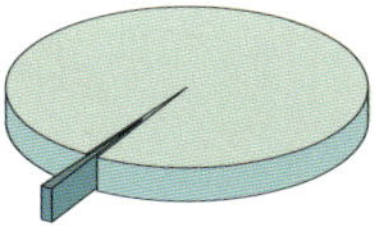

1 %

Mit diesem Nahrungsmittel nimmt man 1 % der täglich empfohlenen Kaliumzufuhr von 2000 mg = 100 % auf.
(Kalium = K)

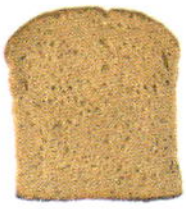

1 KE

Die Brotscheibe steht für die KE-Menge.
Dieses Nahrungsmittel hat 1 KE.
Die KE-Angaben sind aus praktischen Gründen auf 0,5 gerundet. Durch die Abbildung von Portionsgrößen und die Verwendung unterschiedlichen Datenmaterials können geringfügige Abweichungen zu anderen BE/KE-Austauschtabellen entstehen.

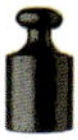

97 kcal

Das Gewicht steht für die Kilokalorienmenge.
Dieses Nahrungsmittel hat 97 kcal.

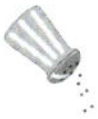

6 % = 0,6 g

Der Salzstreuer steht für den Kochsalzgehalt (Natrium-Chlorid).
Die Angabe erfolgt nach dem prozentualen Kochsalzgehalt des abgebildeten Nahrungsmittels, gemessen an der Gesamtaufnahme. Ausgehend von einer Gesamtaufnahme von 10 g Kochsalz pro Tag, entsprechend 100 %, enthält dieses Nahrungsmittel 6 % = 0,6 g der täglich zugeführten Kochsalzmenge.
In dieser Prozentangabe ist die Kochsalzzufuhr durch Salzen bei oder nach der Zubereitung von Speisen nicht berücksichtigt!

(10 g Kochsalz ist die untere Grenze der tatsächlichen aktuellen Kochsalzaufnahme in Deutschland; empfohlen werden 5 bis 7,5 g Natrium-Chlorid täglich.)

Dieses Symbol deutet auf eine ungünstige Eigenschaft des entsprechenden Nahrungsmittels hin. Der nach unten gedrehte Daumen wird bei besonders phosphor-, kalium- und fettreichen Nahrungsmitteln eingesetzt.
Beispiel: viel Fett = ↑ kcal (viele Kilokalorien)

Der nach oben gerichtete Daumen soll auf eine günstige Eigenschaft eines Lebensmittels hinweisen.
Beispiel: besonders kaliumarm oder
besonders eiweißreich

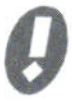

Das Ausrufezeichen verweist auf andere, günstigere oder vergleichbare Nahrungsmittel.

TIPP

Der Tipp zeigt auf, welche Zubereitungsart bei diesem Nahrungsmittel günstig ist und ob ein Austausch mit anderen Nahrungsmitteln sinnvoll ist.

Wässern

Durch Wässern kann Kalium aus Lebensmitteln gewaschen werden.
Werden Kartoffeln geschält, 24 Stunden in Wasser gelegt und dann in reichlich frischem Wasser gekocht, so kann der Kaliumgehalt um mehr als die Hälfte verringert werden.

Sahne-Wasser-Gemisch	Gut einsetzbar bei der Zubereitung von Pudding, Milchreis, Brei, Sauce, Suppe etc. Wird anstelle von 100 ml Milch ein Gemisch aus 15 ml Sahne (=1 EL) und 85 ml Wasser verwendet, so verringert sich sowohl der Kalium- als auch der Phosphorgehalt um ca. 90 %. 100 ml Milch enthalten 8 % Phosphor und 8 % Kalium. 100 ml Sahne-Wasser-Gemisch enthalten 1 % Phosphor und 1 % Kalium.
Konservenprodukte	Obst und Gemüse aus der Konserve beinhalten deutlich weniger Kalium als die vergleichbare frische Menge. Diese Kaliumverluste sind auf die längere „Wässerung" der Lebensmittel im Glas oder in der Konserve und auf den vorangegangenen Erhitzungsprozess zurückzuführen. Die Flüssigkeit aus der Konserve sollte nicht mitverzehrt werden, da sie sehr kaliumreich ist.
Tiefkühlprodukte (TK-Produkte)	Tiefgefrorene Lebensmittel enthalten weniger Kalium als die vergleichbare frische Menge.

Beim Verzehr von Lebensmitteln mit dem Hinweis **woanders einsparen** sollte aufgrund des hohen Phosphor- und/oder Kaliumgehaltes ein Austausch mit anderen Lebensmitteln stattfinden. Dieser Austausch ist auch bei erhöhten Kalium- und/oder Phosphatwerten im Blut sinnvoll.

Woanders einsparen

- Tee statt Kaffee
- Kompott statt Frischobst
- Quarkspeise statt Joghurt
- Reis oder Nudeln statt Kartoffeln
- Kartoffeln wässern
- Mineralwasser statt Fruchtsaft

Austauschbeispiele bei erhöhtem Kaliumgehalt

- Wurst oder Frischkäse statt Käse
- Obst statt Joghurt oder Quark
- Graubrot statt Vollkornbrot
- nur eine Fleischportion pro Tag
- phosphorarmes Gemüse wählen

Austauschbeispiele bei erhöhtem Phosphorgehalt

Im Anhang ab Seite 251 werden zusätzliche, nicht bebilderte Lebensmittel aufgeführt, auf die im Analysenteil hingewiesen wird.

Anhang

	Nährstoffe	kcal	KE

1 250 ml Milch, 3,5 % Fett

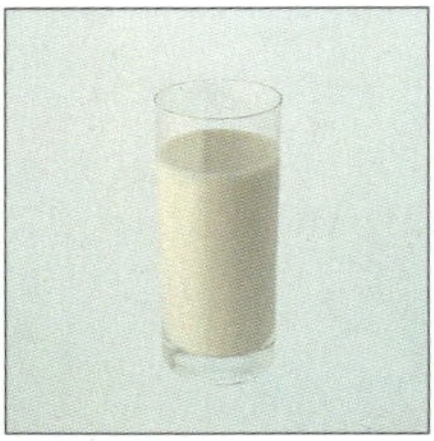

F	9
KH	12
E	8
W	219

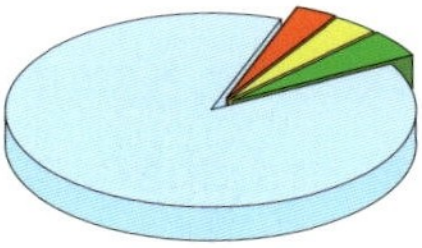

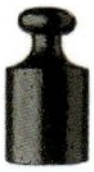

163 kcal

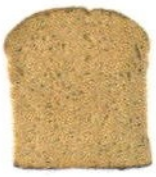

1 KE

2 250 ml Buttermilch

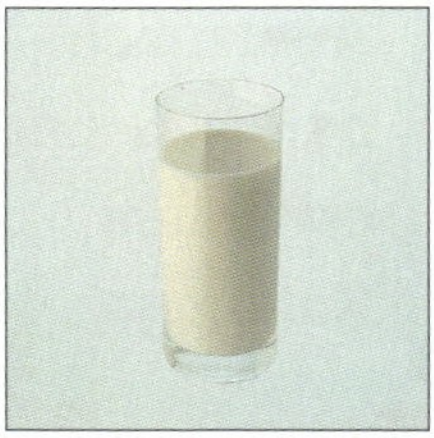

F	1
KH	10
E	9
W	228

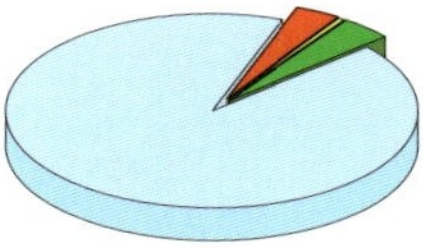

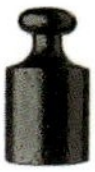

93 kcal

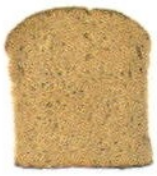

1 KE

3 7,5 g Kondensmilch, 10 % Fett

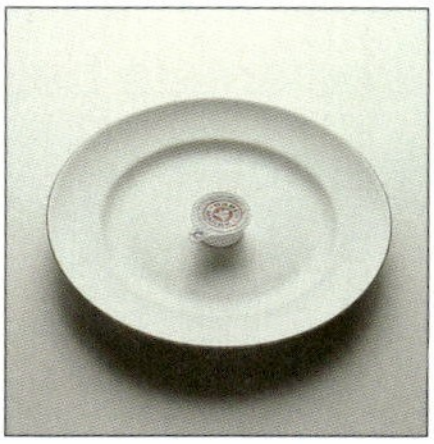

F	0,8
KH	1
E	0,7
W	5

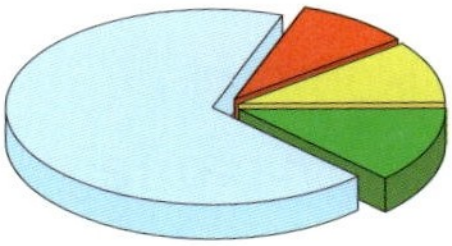

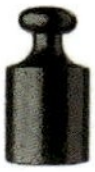

13 kcal

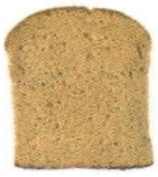

0 KE

4 10 g Kaffeesahne, 10 % Fett

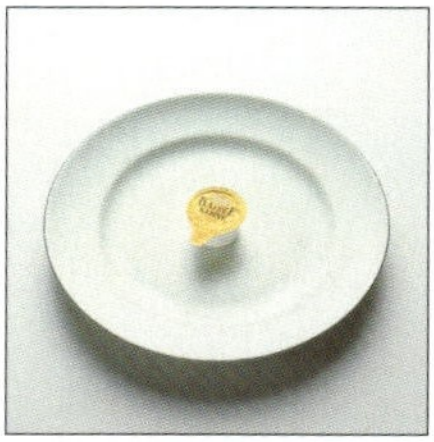

F	1
KH	0,4
E	0,3
W	8

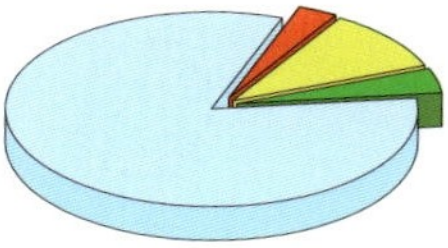

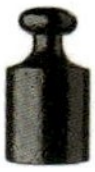

12 kcal

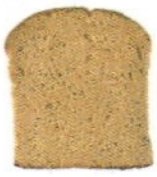

0 KE

Tipps	Phosphor	Kalium

kalium- und phosphorreich

TIPP besser ist zum Kochen ein Sahne-Wasser-Gemisch

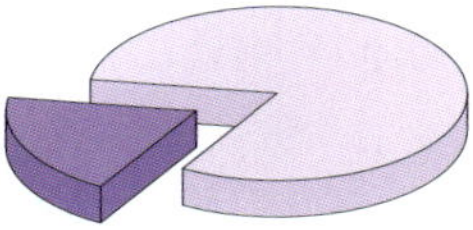

19 %

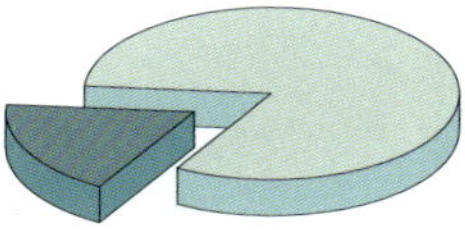

18 %

3 % = 0,3 g

---

kalium- und phosphorreich

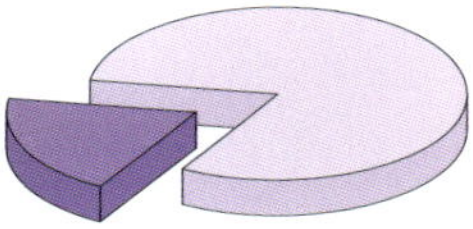

19 %

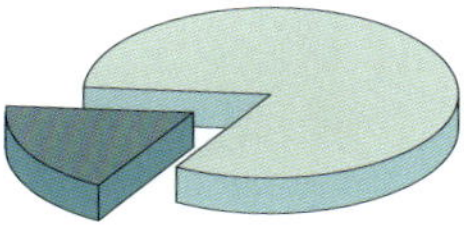

18 %

3 % = 0,3 g

---

phosphorreich wegen Phosphatzusatz

TIPP bei Verzehr in größeren Mengen besser Kaffeesahne verwenden

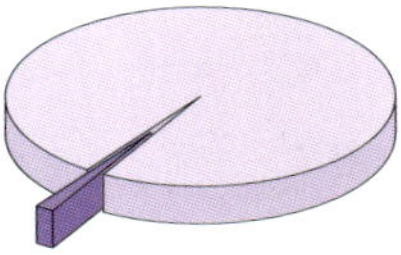

2 %

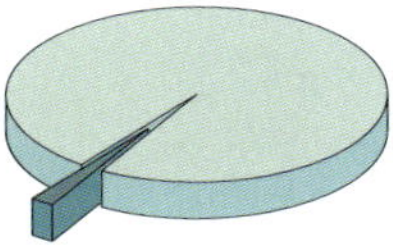

2 %

in Spuren = 0,0 g

TIPP phosphorärmer als Kondensmilch

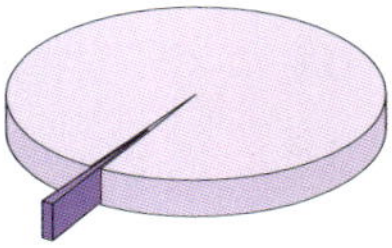

1 %

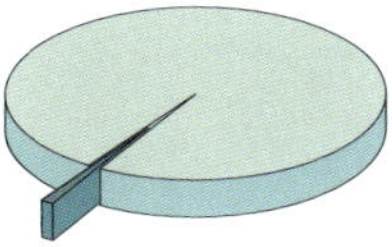

1 %

in Spuren = 0,0 g

Nährstoffe | kcal | KE

5 15 g Crème fraiche, 30 % Fett

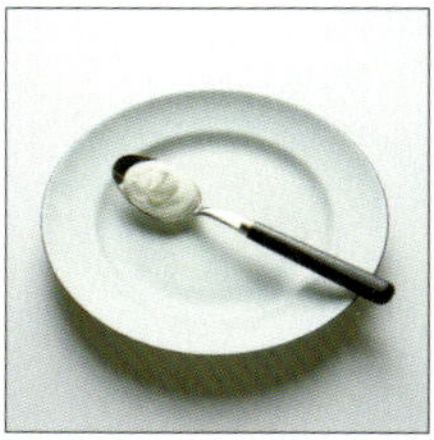

F	5
KH	0,4
E	0,4
W	9

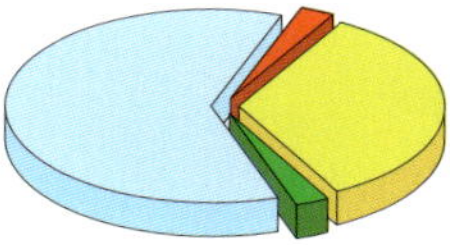

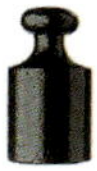

44 kcal

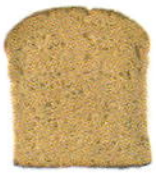

0 KE

6 15 g Sahne, 30 % Fett

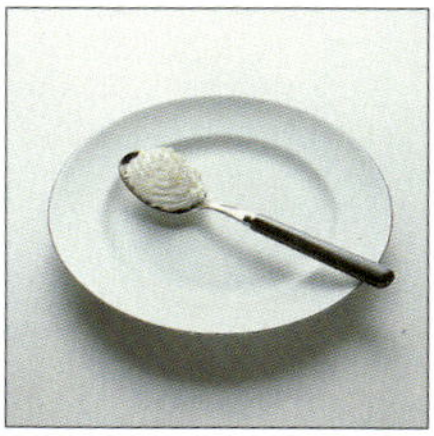

F	5
KH	0,5
E	0,5
W	9

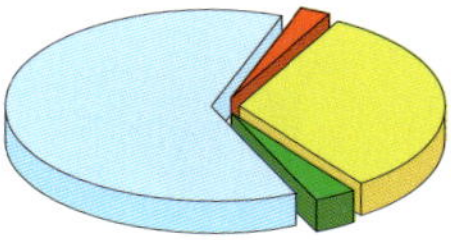

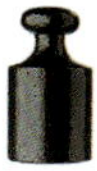

46 kcal

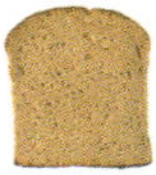

0 KE

7 15 g Sahne, sauer, 10 % Fett

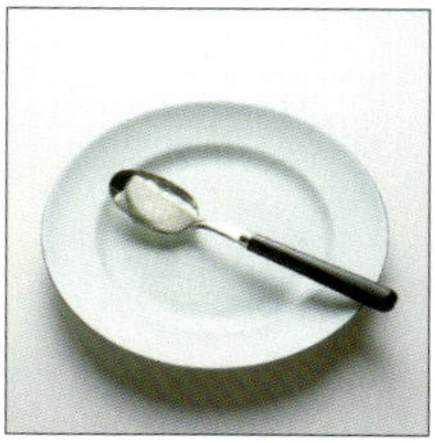

F	2
KH	0,6
E	0,5
W	12

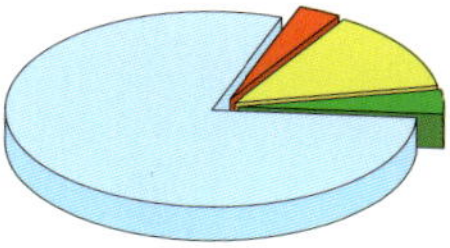

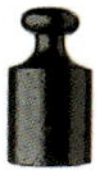

18 kcal

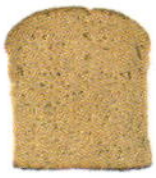

0 KE

8 15 g Schmand, 24 % Fett

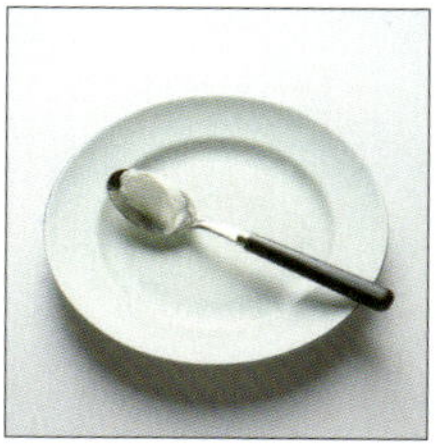

F	4
KH	0,5
E	0,4
W	10

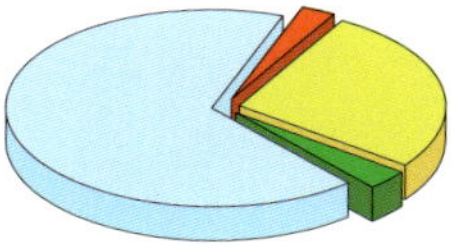

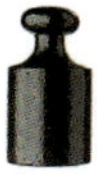

36 kcal

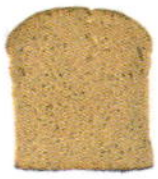

0 KE

Tipps	Phosphor	Kalium
viel Fett = ↑ kcal **TIPP** besser saure Sahne verwenden in Spuren = 0,0 g	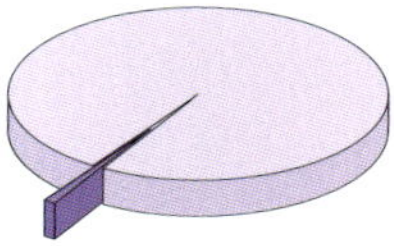 **1 %**	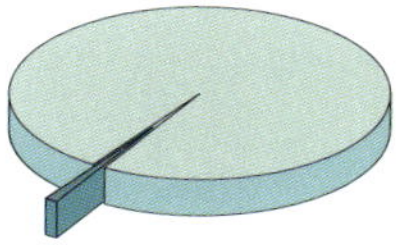 **1 %**
in Spuren = 0,0 g	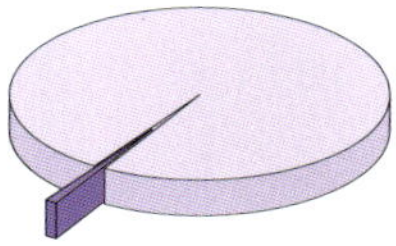 **1 %**	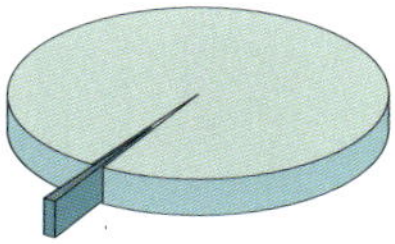 **1 %**
guter Ersatz für Crème fraich und Schmand in Spuren = 0,0 g	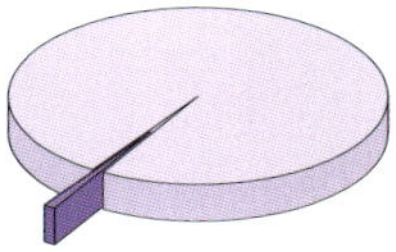 **1 %**	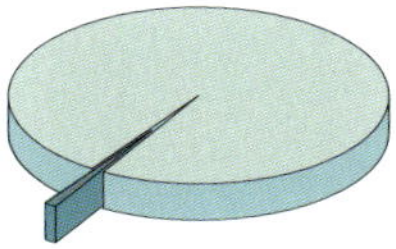 **1 %**
viel Fett = ↑ kcal **TIPP** besser saure Sahne verwenden in Spuren = 0,0 g	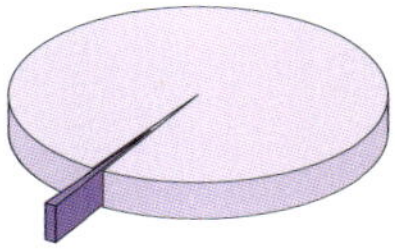 **1 %**	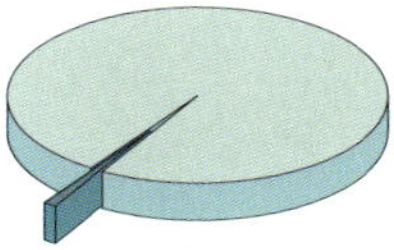 **1 %**

	Nährstoffe	kcal	KE

9 150 g Joghurt, 3,5 % Fett

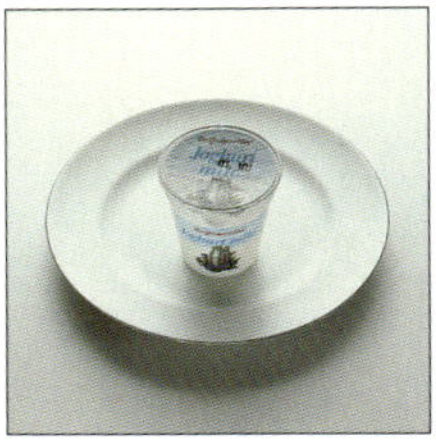

F	6
KH	7
E	6
W	131

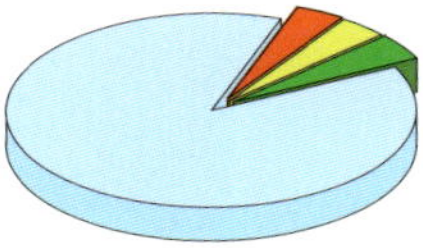

107 kcal

0,5 KE

10 150 g Fruchtjoghurt, 3,5 % Fett

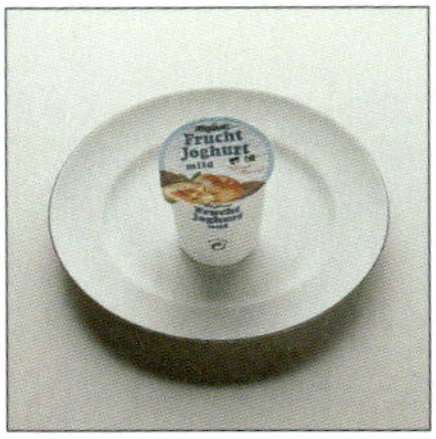

F	4
KH	20
E	6
W	125

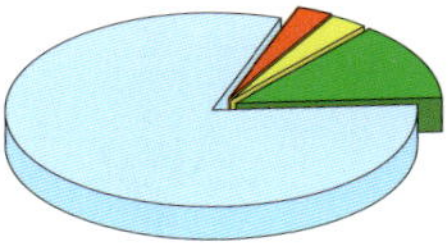

151 kcal

2 KE

11 150 g Dickmilch, 3,5 % Fett

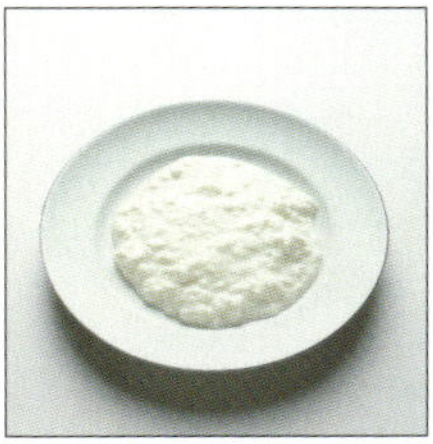

F	6
KH	6
E	5
W	131

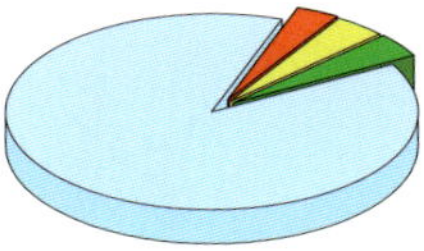

99 kcal

0,5 KE

12 30 g Speisequark, mager

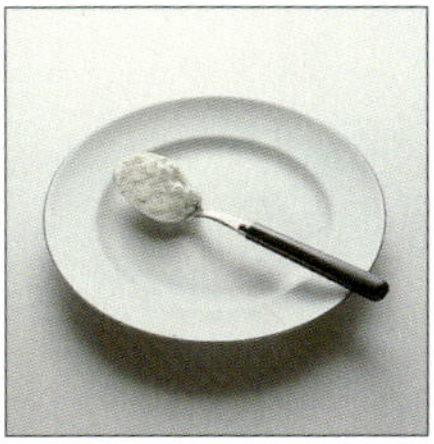

F	0,1
KH	1
E	4
W	24

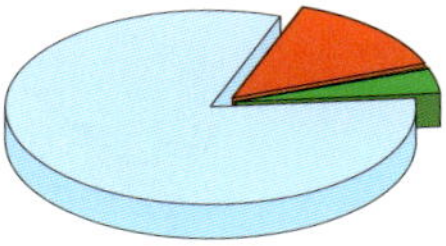

22 kcal

0 KE

Tipps | Phosphor | Kalium

kalium- und phosphorreich

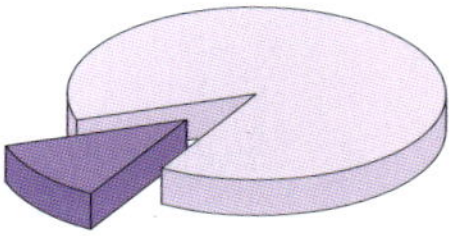

12 %

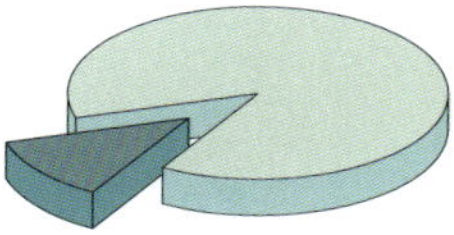

12 %

2 % = 0,2 g

kalium- und phosphorreich

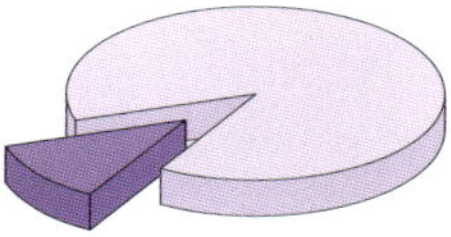

12 %

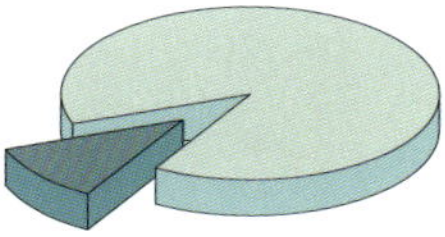

11 %

2 % = 0,2 g

kalium- und phosphorreich

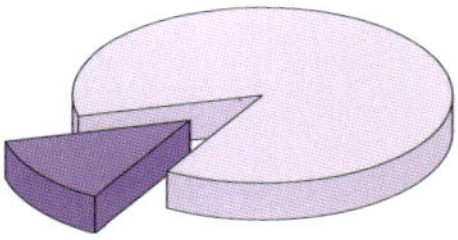

13 %

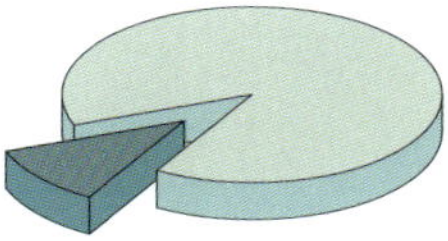

11 %

2 % = 0,2 g

eiweißreich

TIPP unbedenklich bei ausgeglichenen Phosphatwerten

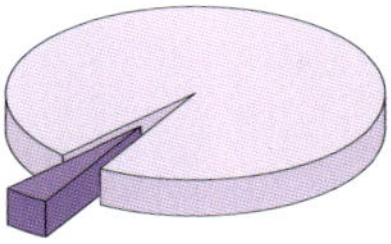

4 %

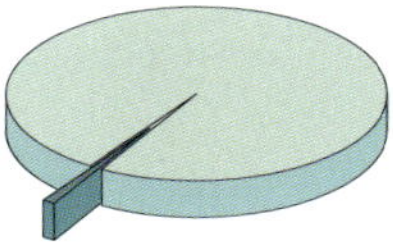

1 %

in Spuren = 0,0 g

	Nährstoffe	kcal	KE

13 30 g Hüttenkäse

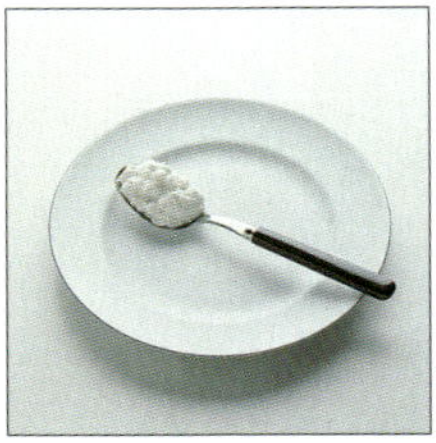

F	1
KH	1
E	4
W	24

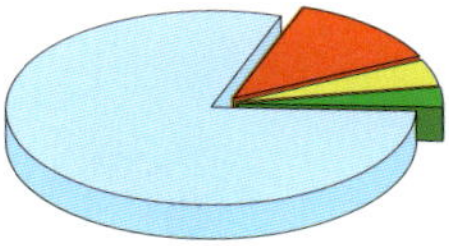

31 kcal

0 KE

14 17 g Frischkäse, 60 % Fett i.Tr.

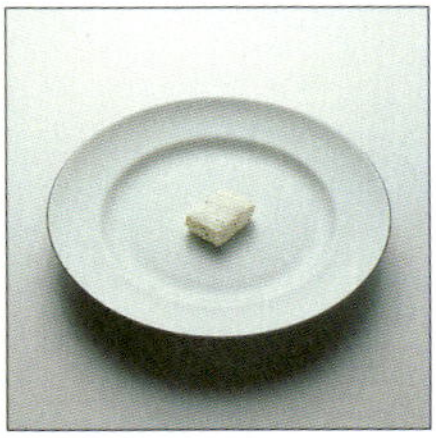

F	5
KH	0,4
E	2
W	9

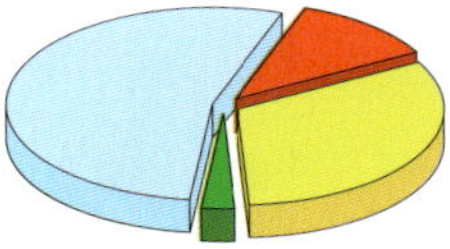

57 kcal

0 KE

15 30 g Brie, 50 % Fett i.Tr.

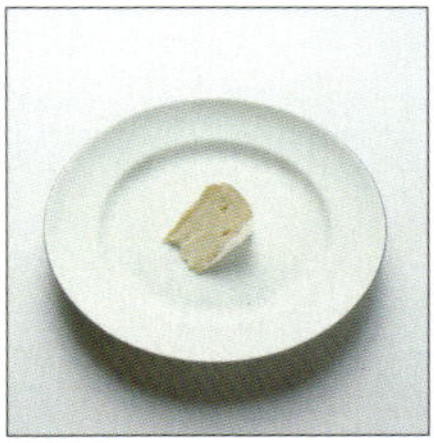

F	8
KH	0
E	7
W	14

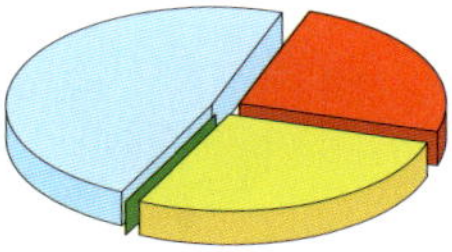

104 kcal

0 KE

16 30 g Camembert, 60 % Fett i.Tr.

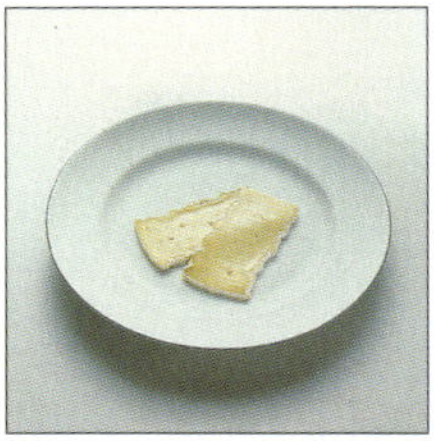

F	10
KH	0
E	5
W	13

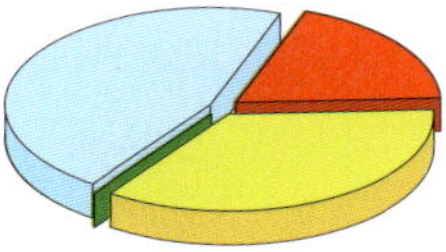

113 kcal

0 KE

Tipps | **Phosphor** | **Kalium**

eiweißreich

TIPP unbedenklich bei ausgeglichenen Phosphatwerten

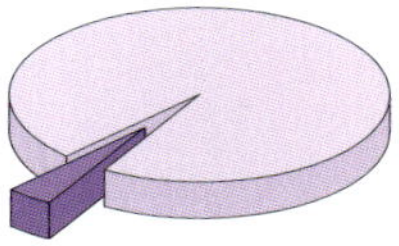

4 %

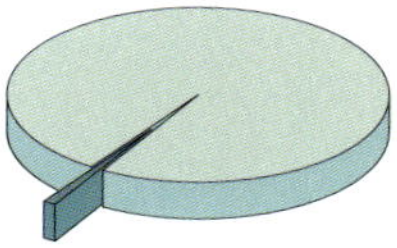

1 %

2 % = 0,2 g

phosphorarm

TIPP guter Ersatz für phosphorreichen Käse

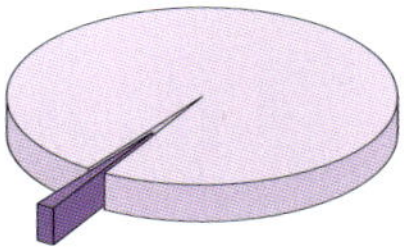

2 %

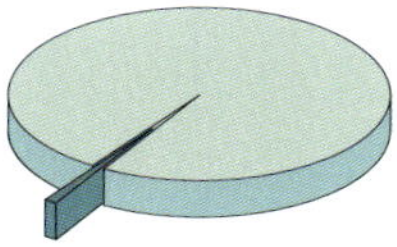

1 %

2 % = 0,2 g

phosphorarme Käsesorte

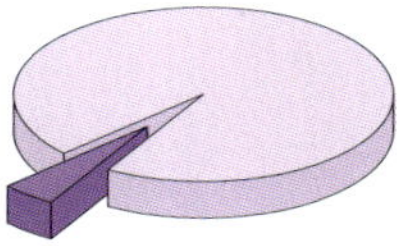

5 %

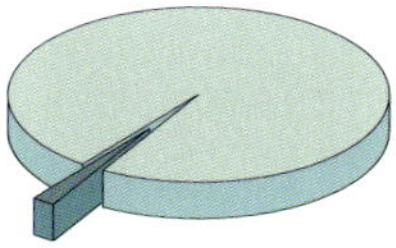

2 %

9 % = 0,9 g

TIPP sinnvoller bei Phosphatproblemen, da fettarmer Camembert 4 % mehr Phosphor enthält

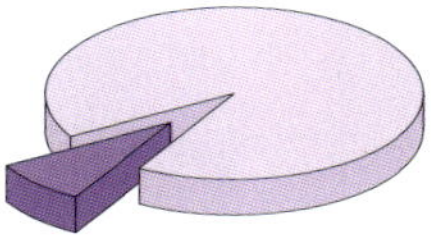

8 %

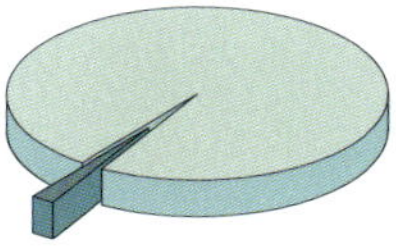

2 %

7 % = 0,7 g

	Nährstoffe	kcal	KE

17 30 g Butterkäse, 50 % Fett i.Tr.

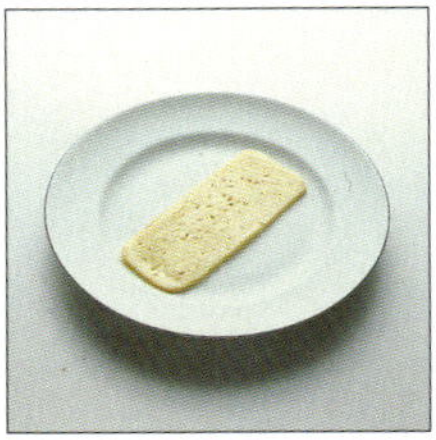

F	9
KH	0
E	6
W	14

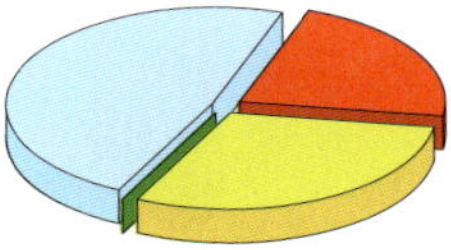

104 kcal

0 KE

18 30 g Cheddar, 50 % Fett i. Tr.

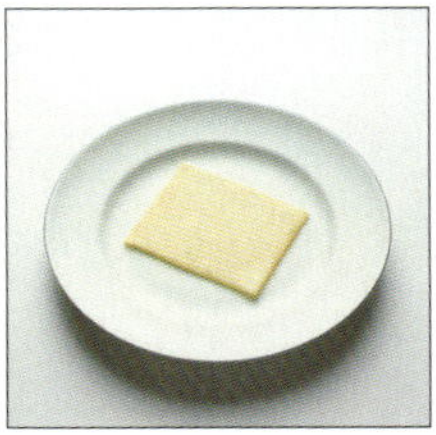

F	10
KH	0,1
E	8
W	11

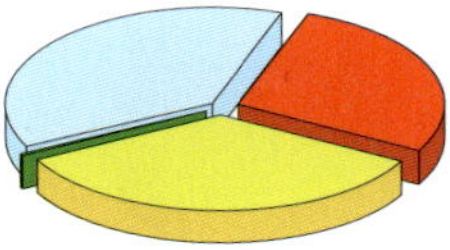

119 kcal

0 KE

19 30 g Edamer, 45 % Fett i.Tr.

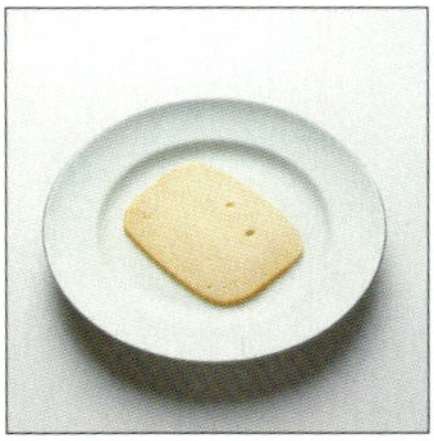

F	9
KH	0
E	7
W	12

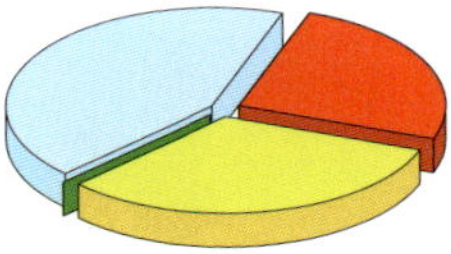

106 kcal

0 KE

20 30 g Emmentaler, 45 % Fett i.Tr

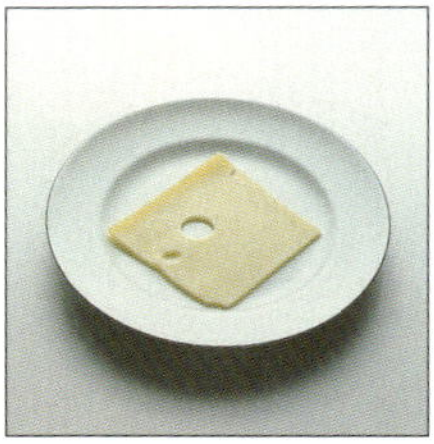

F	9
KH	0
E	9
W	11

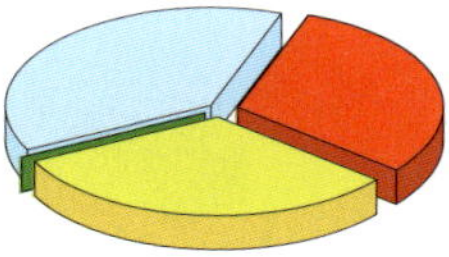

115 kcal

0 KE

Tipps | Phosphor | Kalium

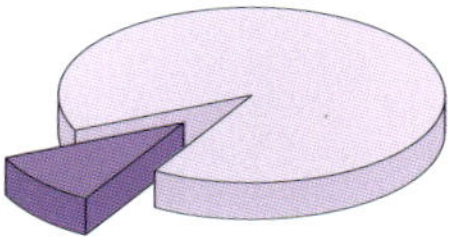

10 %

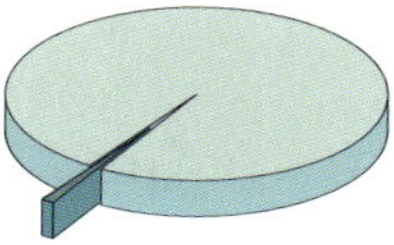

1 %

7 % = 0,7 g

phosphorreich

TIPP woanders einsparen oder eine dünne Scheibe nehmen

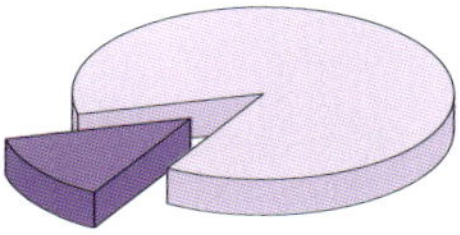

13 %

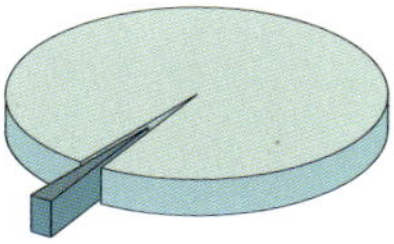

2 %

5 % = 0,5 g

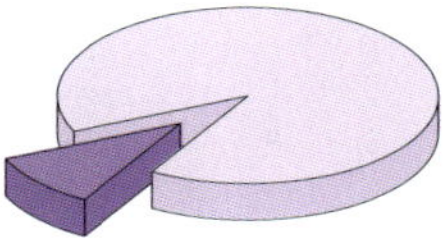

10 %

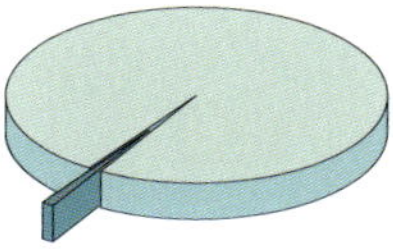

1 %

5 % = 0,5 g

phosphorreich

TIPP woanders einsparen oder eine dünne Scheibe nehmen

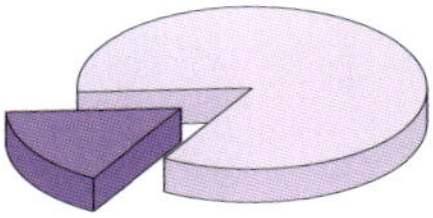

16 %

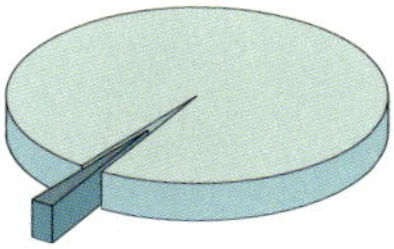

2 %

3 % = 0,3 g

	Nährstoffe	kcal	KE

21 30 g Gorgonzola, 50 % Fett i.Tr.

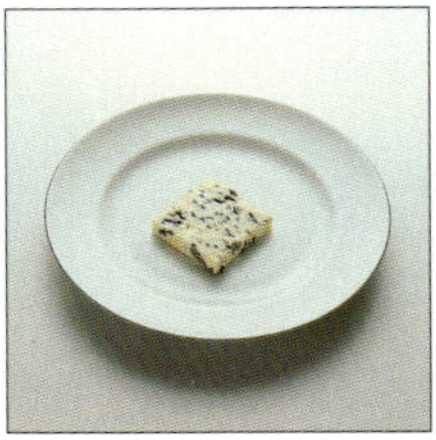

F	9
KH	0
E	6
W	13

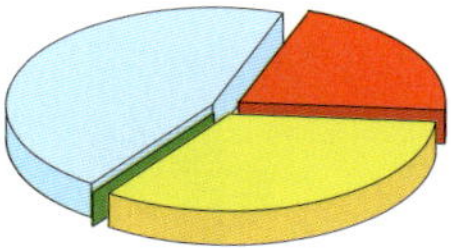

108 kcal

0 KE

22 30 g Gouda, 45 % Fett i.Tr.

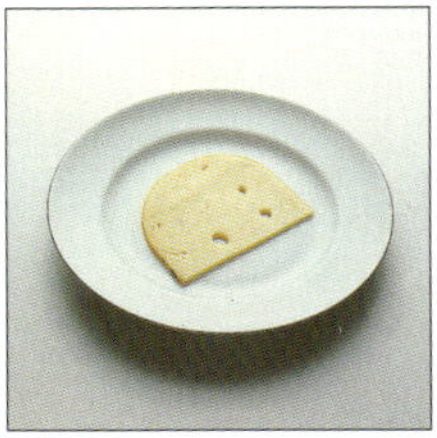

F	9
KH	0
E	8
W	11

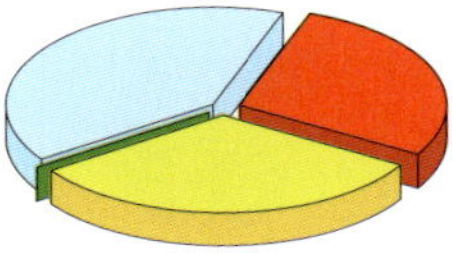

110 kcal

0 KE

23 30 g Gruyère

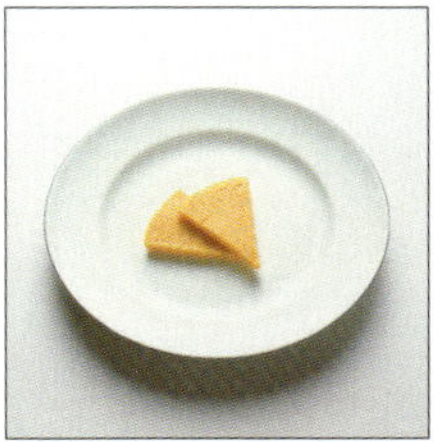

F	10
KH	0
E	9
W	10

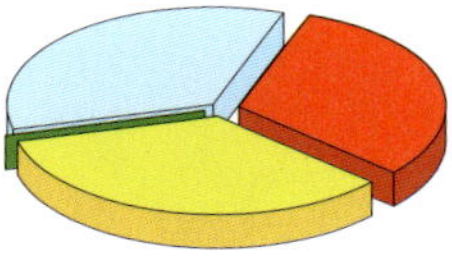

124 kcal

0 KE

24 35 g Harzer-, Korbkäse

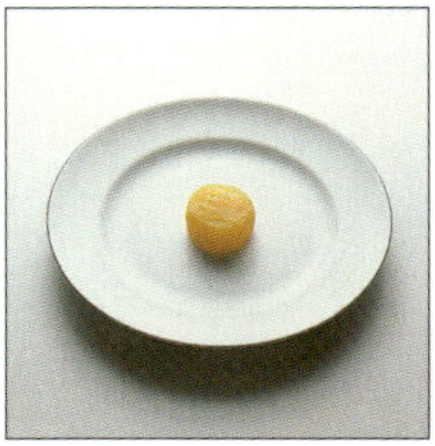

F	0,2
KH	0
E	11
W	22

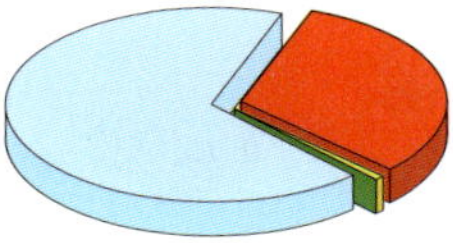

49 kcal

0 KE

Tipps	Phosphor	Kalium

vgl. auch Roquefort, Edelpilzkäse

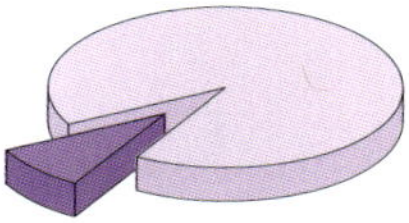

9 %

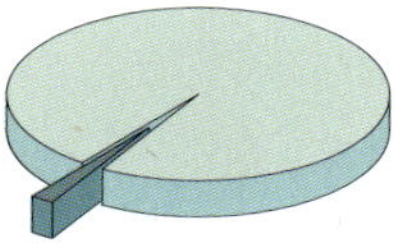

2 %

5 % = 0,5 g

vgl. auch Edamer

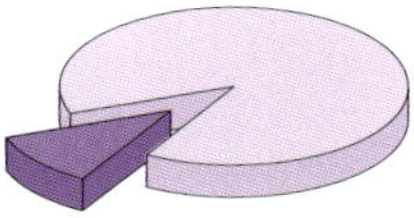

11 %

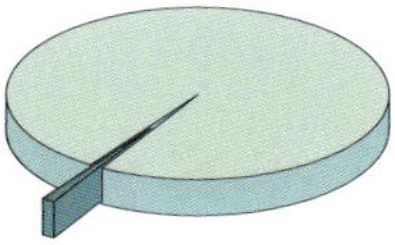

1 %

7 % = 0,7 g

phosphorreich

TIPP woanders einsparen oder eine dünne Scheibe nehmen

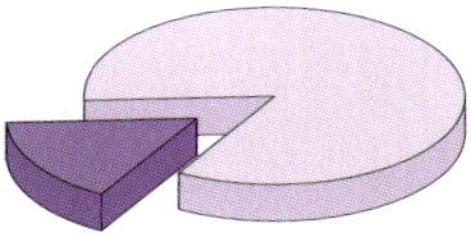

16 %

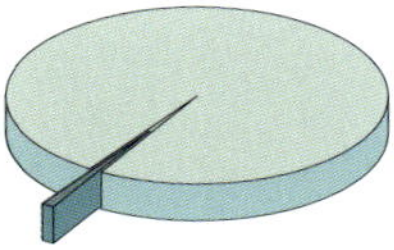

1 %

3 % = 0,3 g

eiweißreich, fettarm, relativ wenig Phosphor

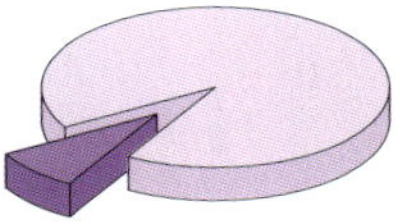

8 %

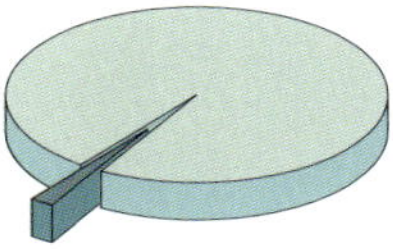

2 %

14 % = 1,4 g

Nährstoffe | kcal | KE

25 30 g Roquefort, 50 % Fett i. Tr.

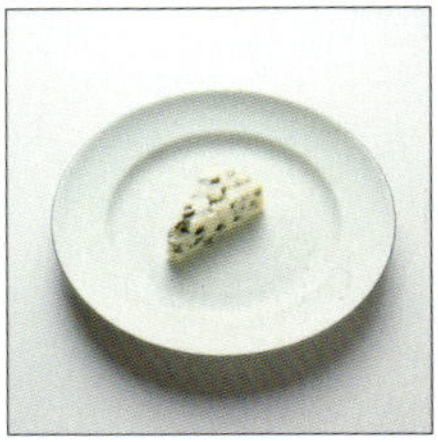

F	9
KH	0
E	7
W	12

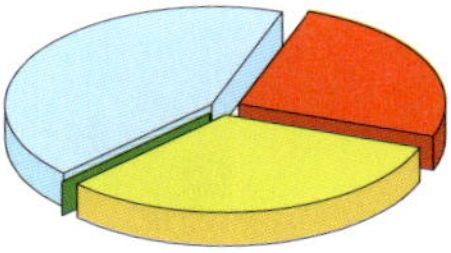

109 kcal

0 KE

26 20 g Scheibletten, 45 % Fett i.Tr.

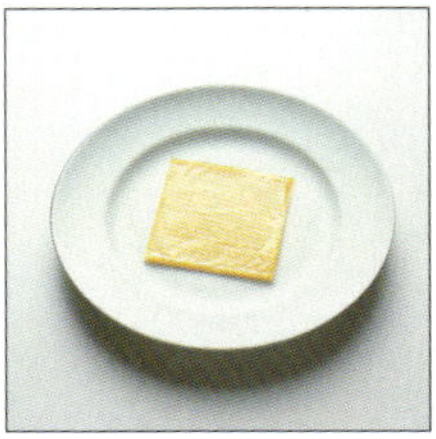

F	5
KH	0
E	4
W	10

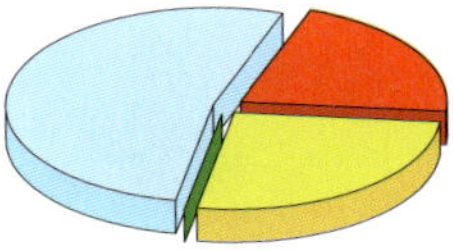

70 kcal

0 KE

27 25 g Schmelzkäse, 45 % Fett i.Tr.

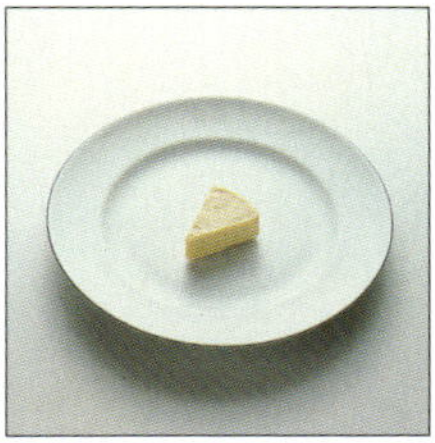

F	6
KH	0
E	4
W	13

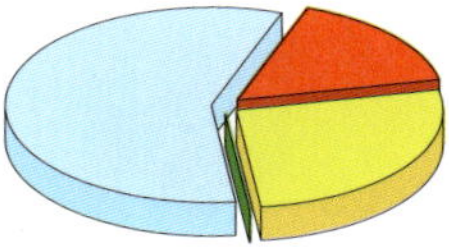

68 kcal

0 KE

28 3 g Parmesan

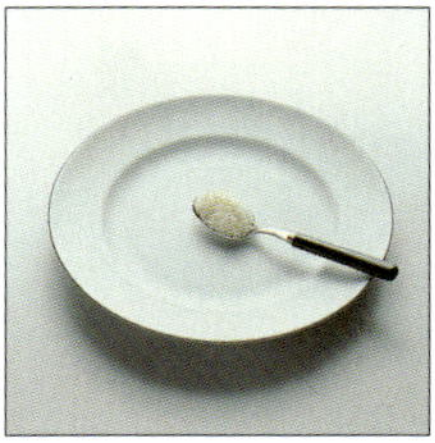

F	1
KH	0
E	1
W	1

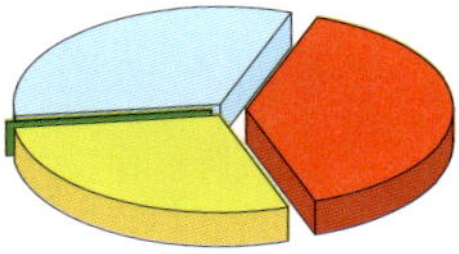

11 kcal

0 KE

Tipps	Phosphor	Kalium

vergleichbar auch mit Gorgonzola

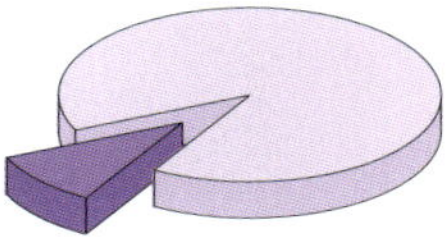

10 %

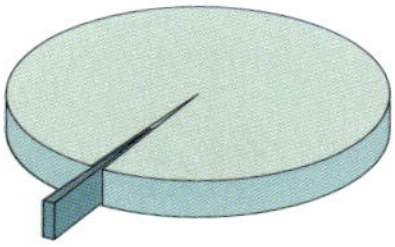

1 %

14 % = 1,4 g

---

phosphorreich

TIPP andere Käsesorten bevorzugen
7 % mehr Phosphor wenn 20 % Fett i. Tr.

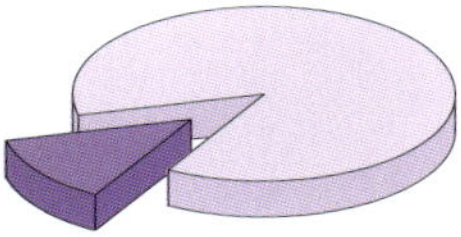

13 %

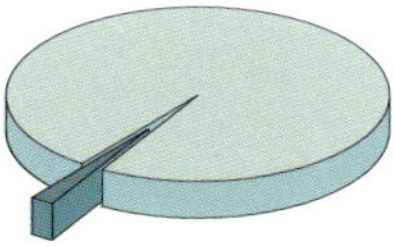

2 %

7 % = 0,7 g

---

sehr phosphorreich durch Phosphatzusätze; gilt auch für Kochkäse, Scheibletten

TIPP Käse ohne Phosphatzusätze essen

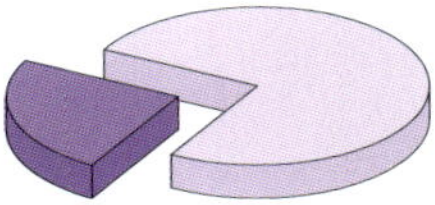

20 %

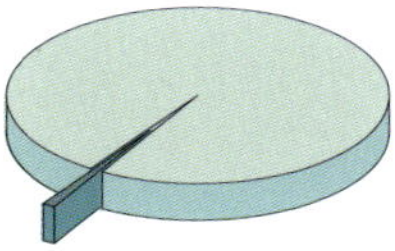

1 %

8 % = 0,8 g

---

in größeren Mengen auf Phosphorgehalt achten

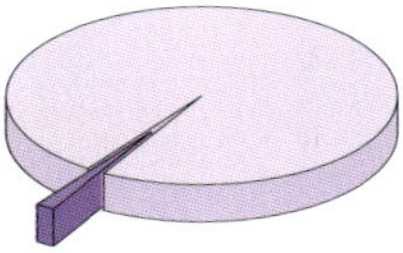

2 %

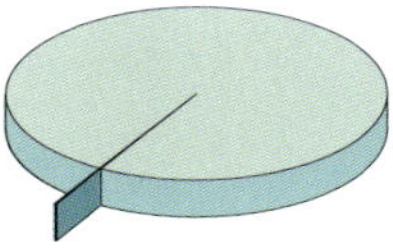

0 %

1 % = 0,1 g

	Nährstoffe	kcal	KE

29 66 g Mozzarella

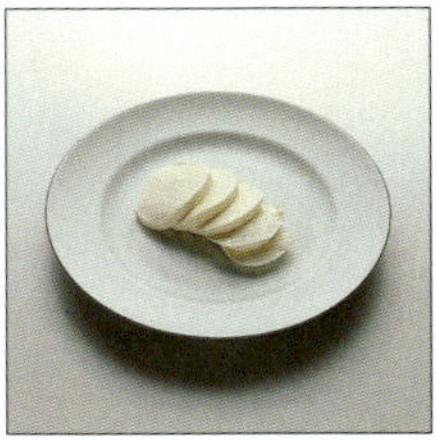

F	11
KH	0
E	13
W	40

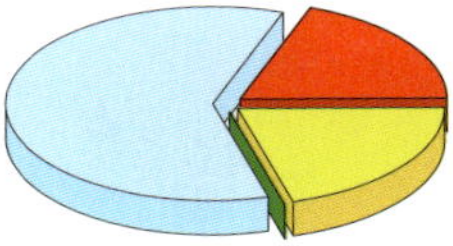

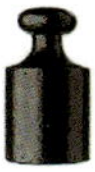

150 kcal

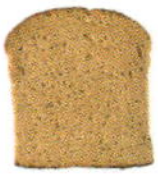

0 KE

30 70 g Schafskäse, 45 % Fett i.Tr.

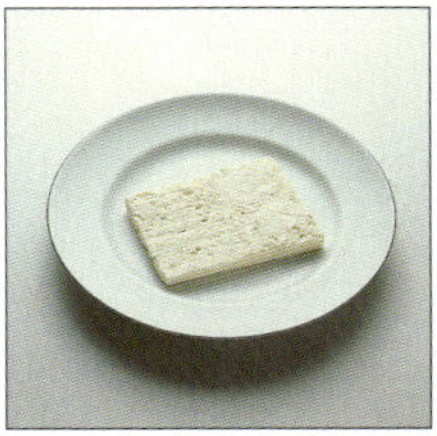

F	13
KH	0,4
E	12
W	41

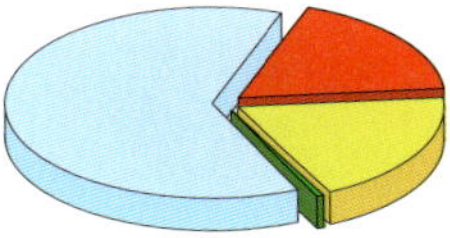

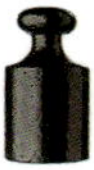

164 kcal

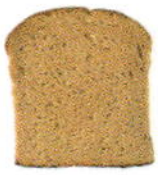

0 KE

Tipps	Phosphor	Kalium
phosphorreich **TIPP** woanders einsparen 9 % = 0,9 g	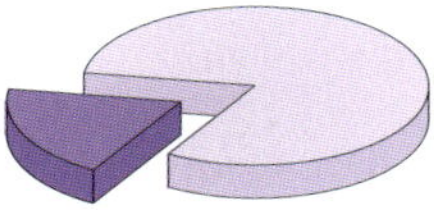 **19 %**	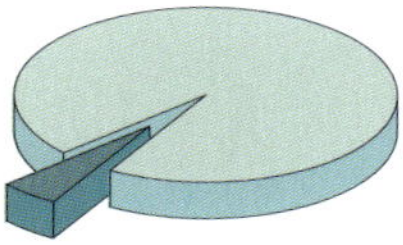 **5 %**
phosphorreich **TIPP** woanders einsparen 23 % = 2,3 g	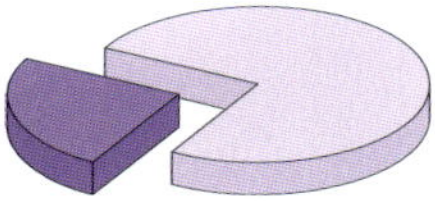 **20 %**	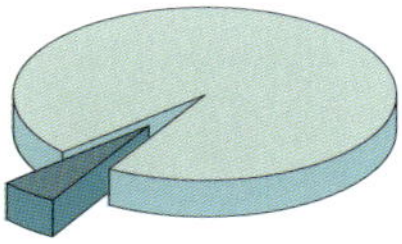 **5 %**

	Nährstoffe	kcal	KE

31 10 g Butter

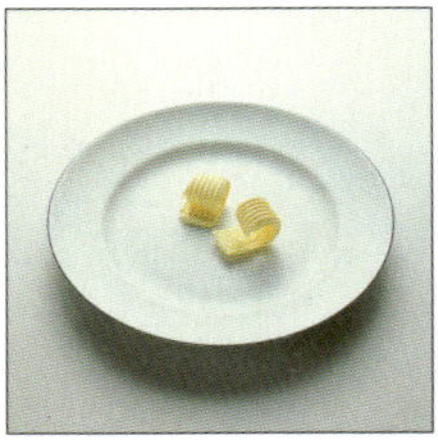

F	8
KH	0,1
E	0,1
W	2

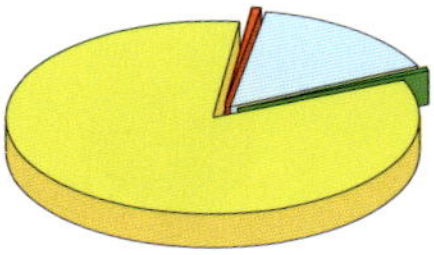

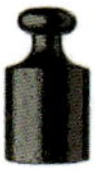

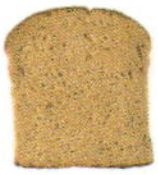

75 kcal **0** KE

32 10 g Margarine

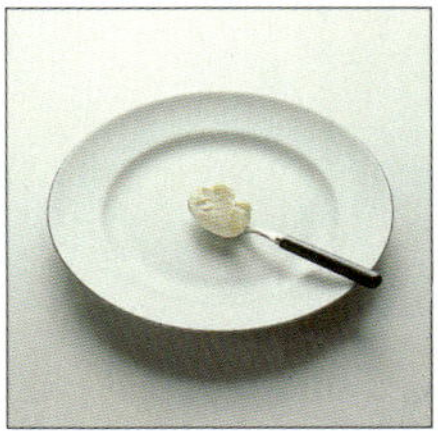

F	8
KH	0
E	0
W	2

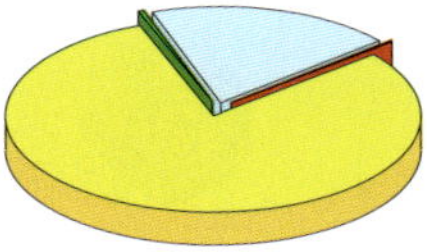

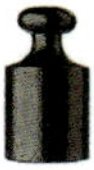

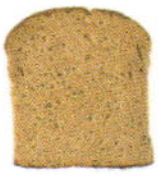

72 kcal **0** KE

33 20 g Majonäse, 80 % Fett

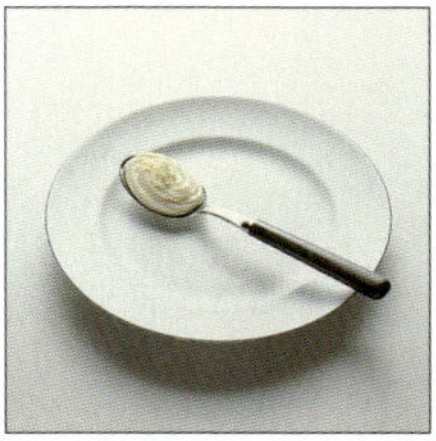

F	16
KH	0,6
E	0,2
W	3

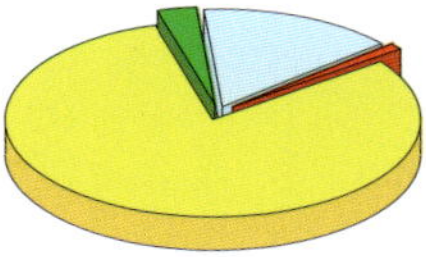

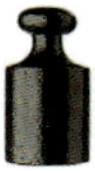

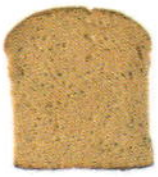

145 kcal **0** KE

Tipps | **Phosphor** | **Kalium**

weitere Fette und
Öle siehe Anhang

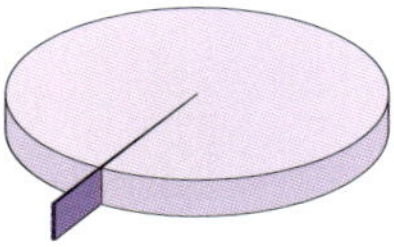

0 %

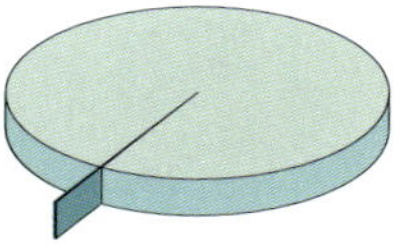

0 %

in Spuren = 0,0 g

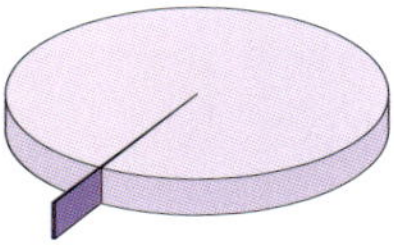

0 %

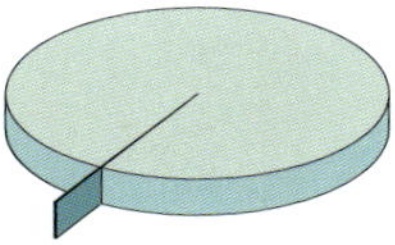

0 %

in Spuren = 0,0 g

viel Fett = ↑ kcal

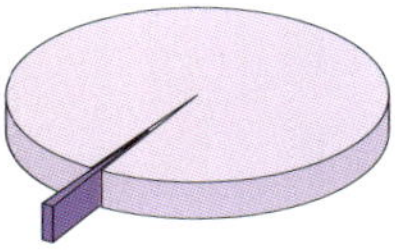

1 %

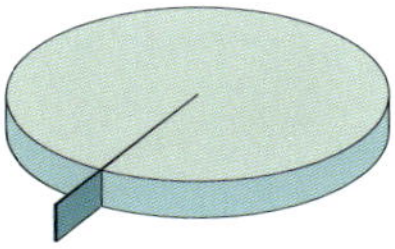

0 %

4 % = 0,4 g

Nährstoffe | kcal | KE

34 15 g Olivenöl

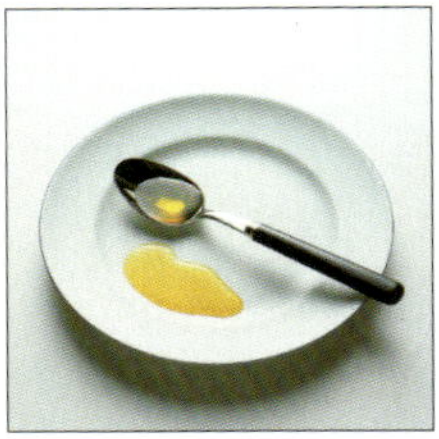

F	15
KH	0
E	0
W	0

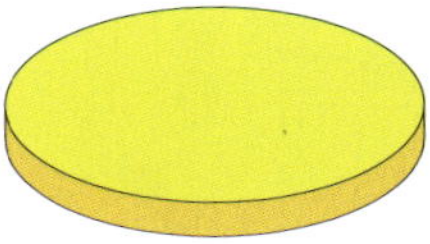

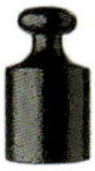

135 kcal

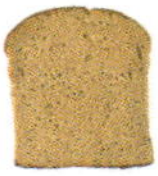

0 KE

35 15 g Sonnenblumenöl

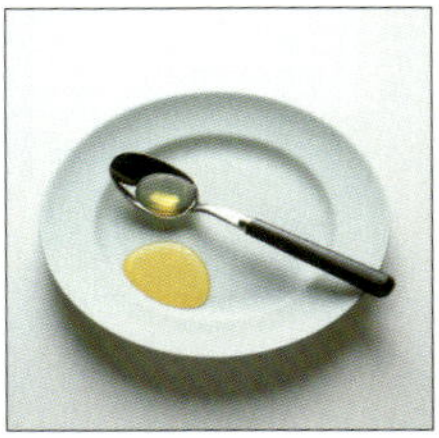

F	15
KH	0
E	0
W	0

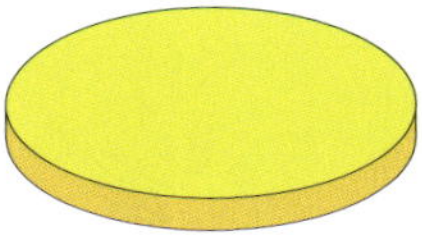

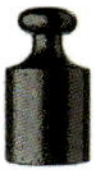

135 kcal

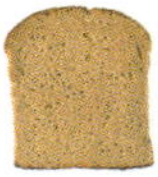

0 KE

36 15 g Schmalz

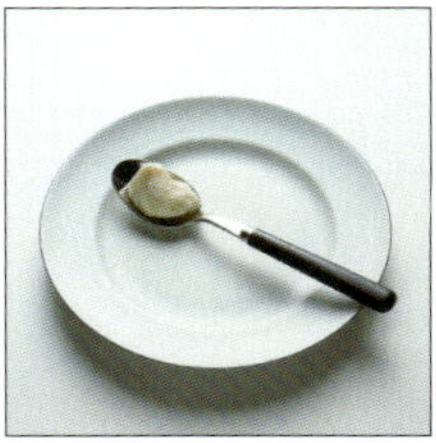

F	15
KH	0
E	0
W	0

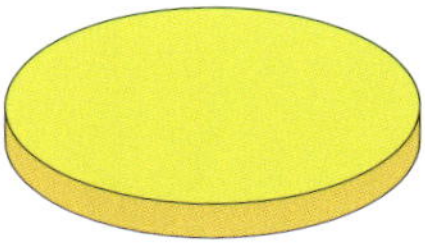

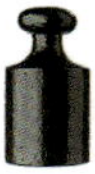

135 kcal

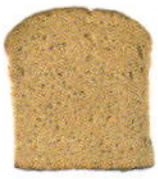

0 KE

Tipps | Phosphor | Kalium

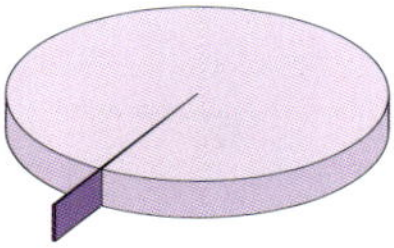
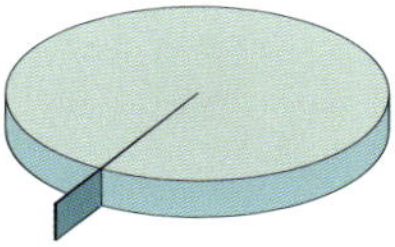

0 % **0 %**

in Spuren = 0,0 g

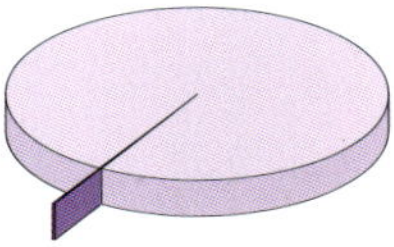
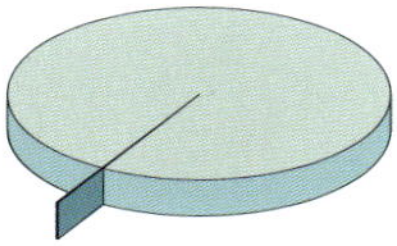

0 % **0 %**

in Spuren = 0,0 g

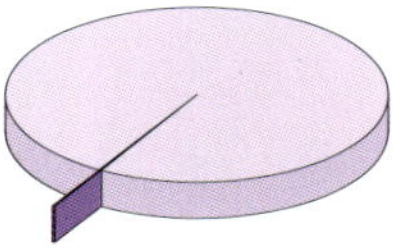
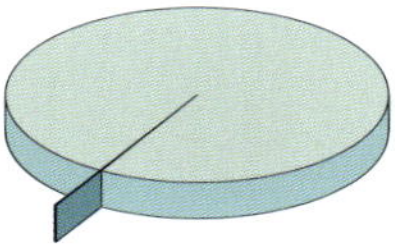

0 % **0 %**

in Spuren = 0,0 g

Nährstoffe | kcal | KE

37 25 g Bauchspeck

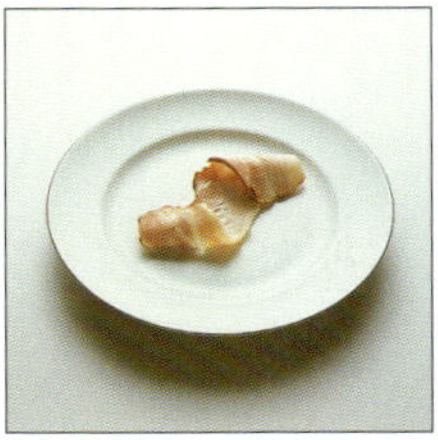

F	16
KH	0
E	2
W	5

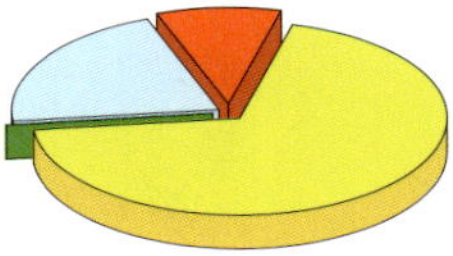

155 kcal **0** KE

38 25 g Bierschinken

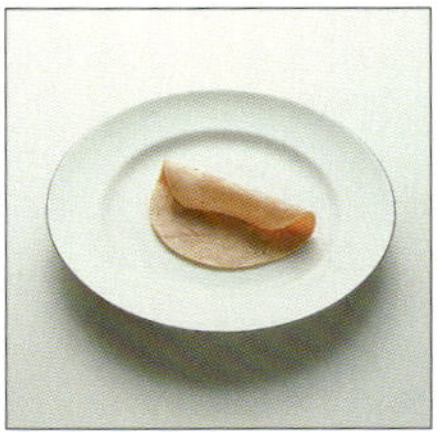

F	3
KH	0
E	4
W	17

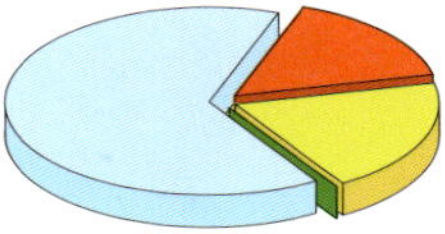

43 kcal **0** KE

39 25 g Blutwurst

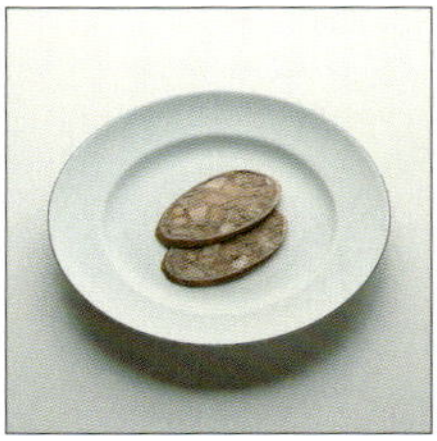

F	7
KH	0
E	3
W	14

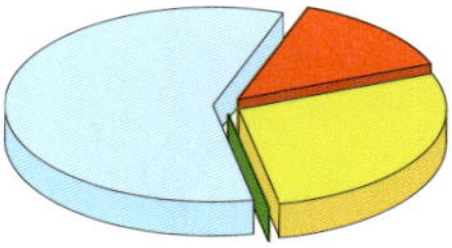

77 kcal **0** KE

40 20 g Corned Beef

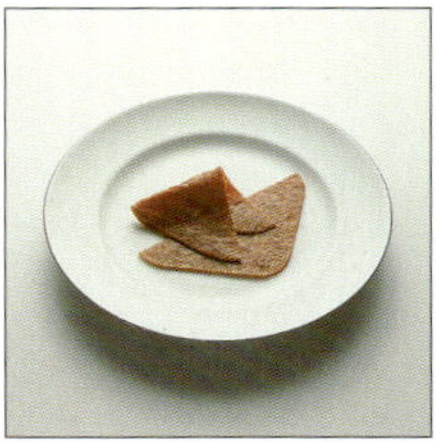

F	1
KH	0
E	4
W	14

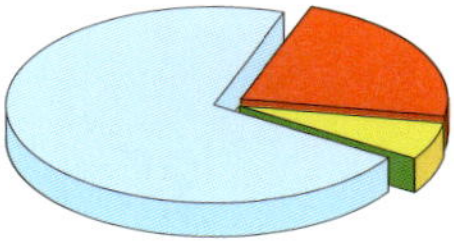

28 kcal **0** KE

Tipps | Phosphor | Kalium

viel Fett = ↑ kcal

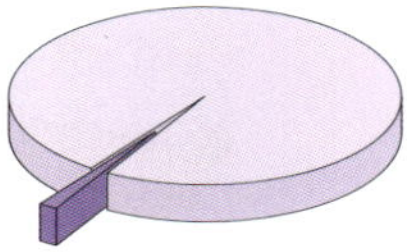
2 %

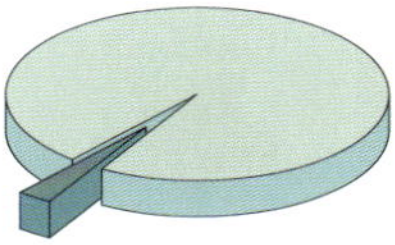
3 %

11 % = 1,1 g

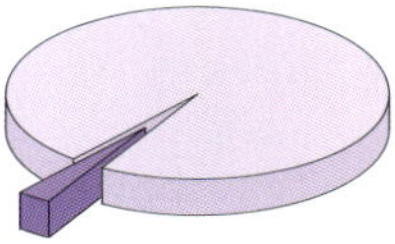
3 %

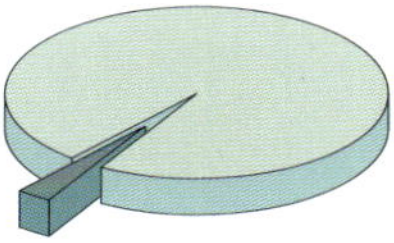
3 %

5 % = 0,5 g

---

viel Fett = ↑ kcal

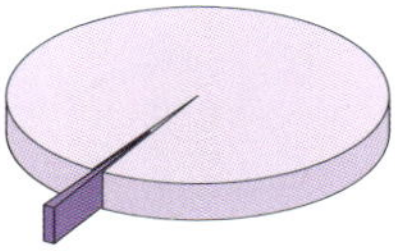
1 %

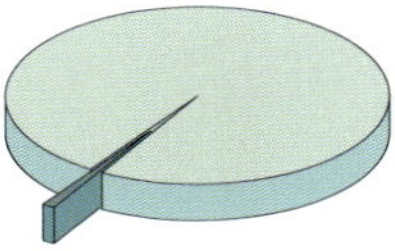
1 %

4 % = 0,4 g

---

kalorienarm

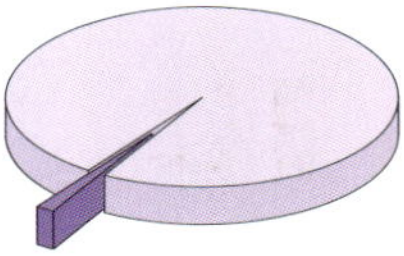
2 %

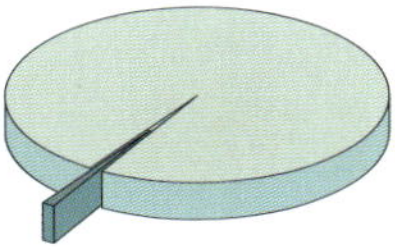
1 %

4 % = 0,4 g

	Nährstoffe	kcal	KE

41 45 g Cabanossi

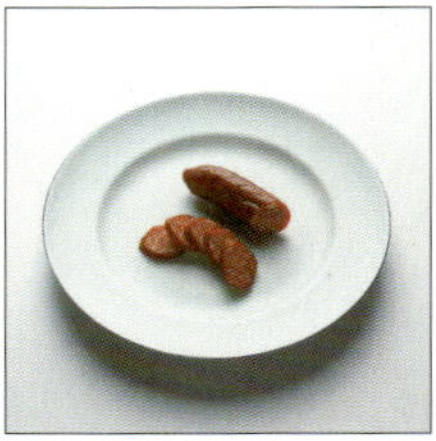

F	17
KH	0,1
E	10
W	15

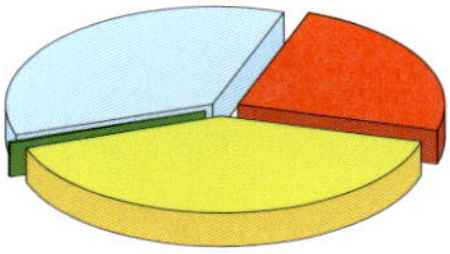

191 kcal **0** KE

42 25 g Fleischwurst

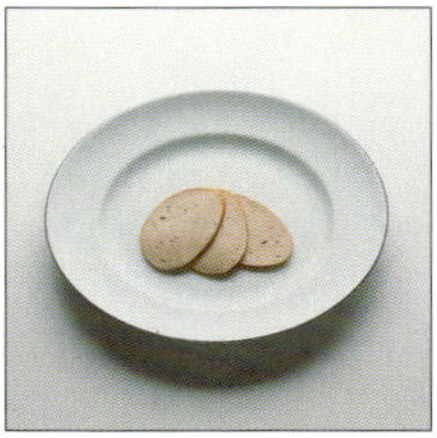

F	7
KH	0
E	3
W	14

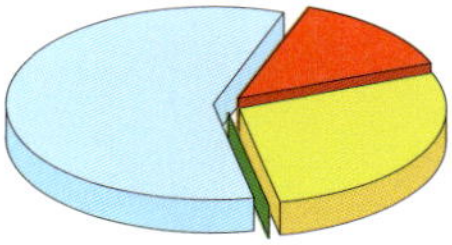

74 kcal **0** KE

43 20 g Frühstücksspeck

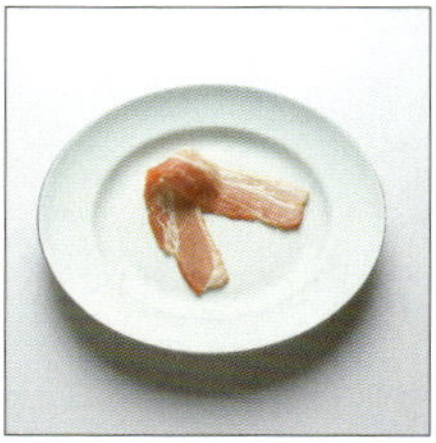

F	13
KH	0
E	2
W	4

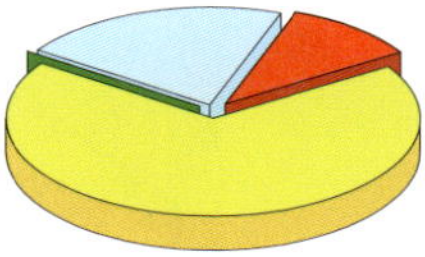

124 kcal **0** KE

44 20 g Geflügel in Aspik

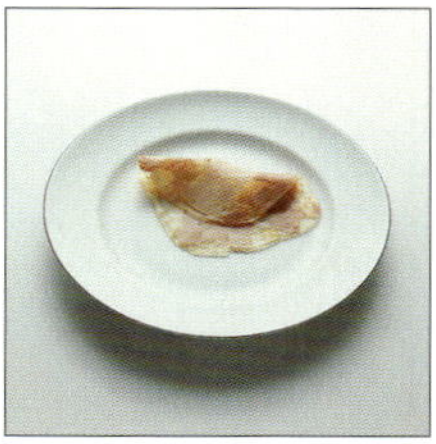

F	0,1
KH	0,2
E	3
W	16

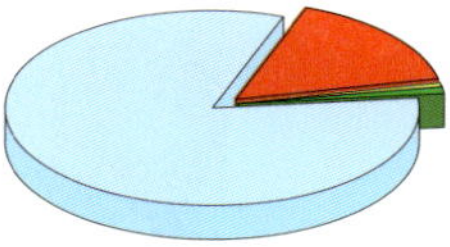

14 kcal **0** KE

Tipps	Phosphor	Kalium

viel Fett = ↑ kcal

hoher Kochsalzgehalt, macht durstig

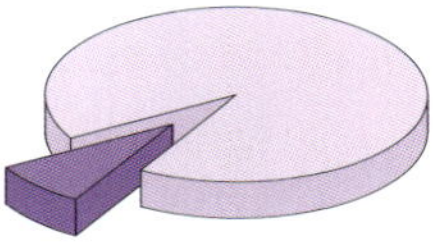

8 %

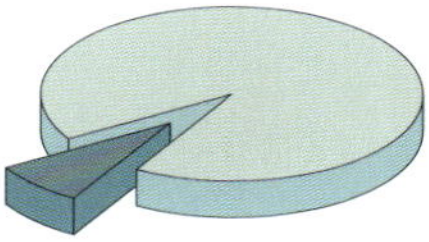

8 %

18 % = 1,8 g

---

viel Fett = ↑ kcal

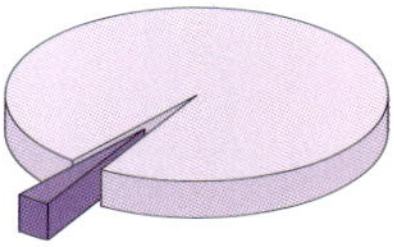

3 %

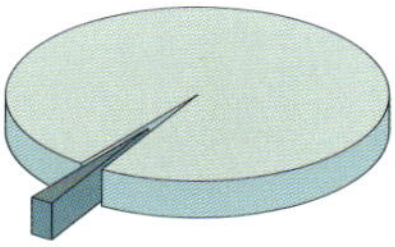

2 %

5 % = 0,5 g

---

viel Fett = ↑ kcal

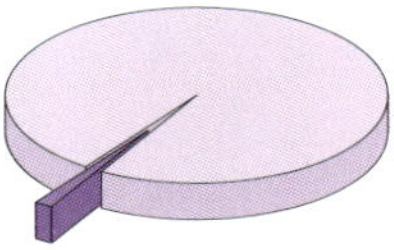

2 %

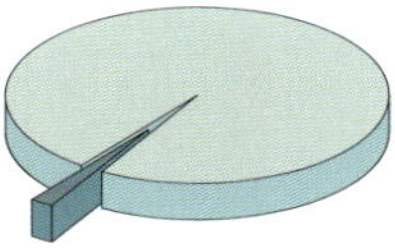

2 %

6 % = 0,6 g

---

kalorienarm

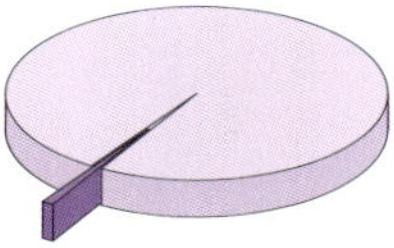

1 %

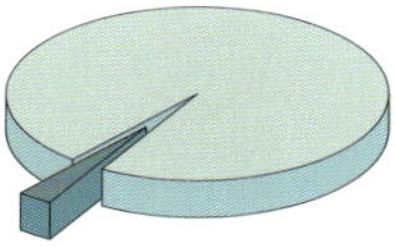

3 %

2 % = 0,2 g

	Nährstoffe		kcal	KE

45 25 g Geflügelwurst

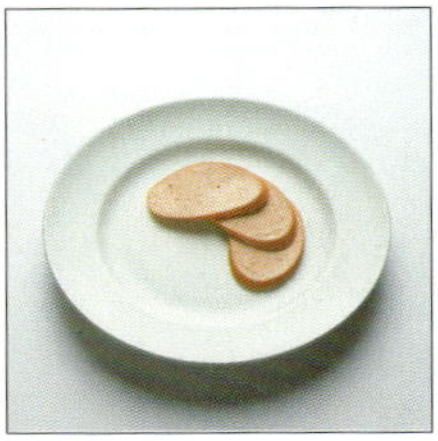

F	5
KH	0,1
E	5
W	14

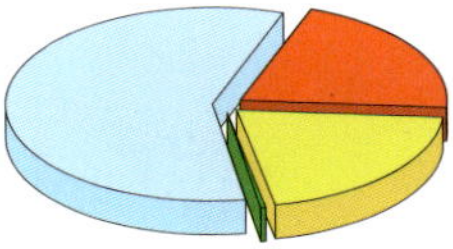

66 kcal — **0** KE

46 25 g Jagdwurst

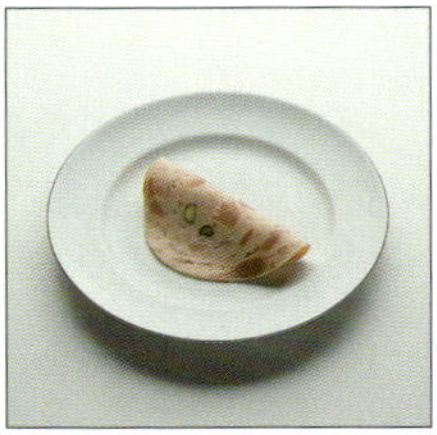

F	5
KH	0
E	4
W	16

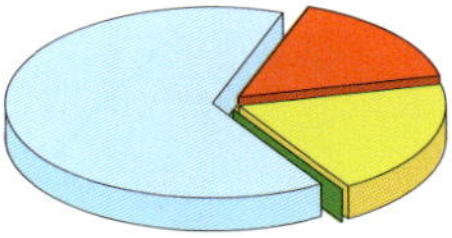

56 kcal — **0** KE

47 25 g Kassler

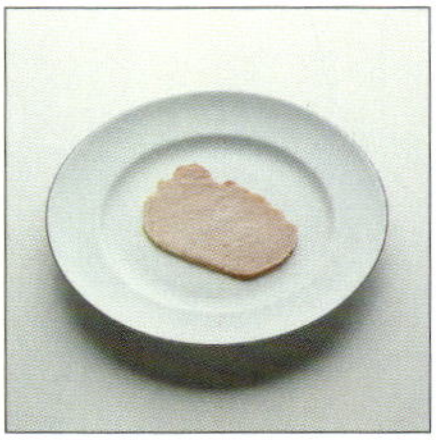

F	3
KH	0,3
E	7
W	15

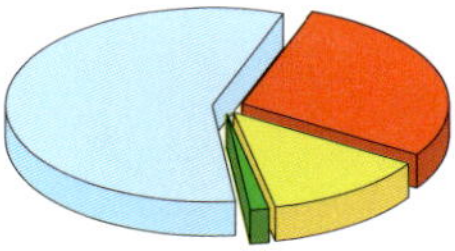

51 kcal — **0** KE

48 40 g Leberwurst, fein

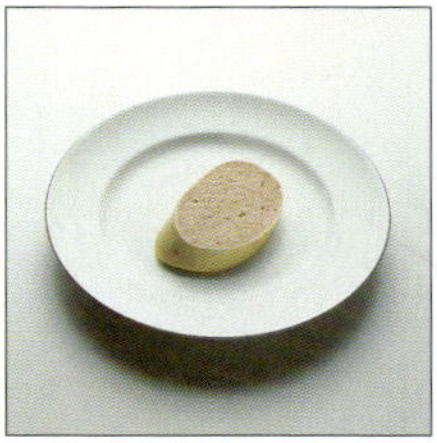

F	14
KH	0
E	5
W	20

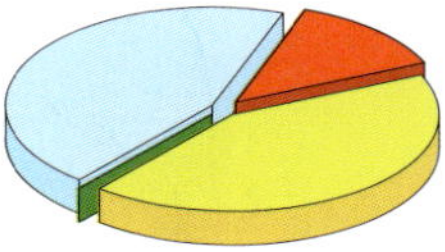

143 kcal — **0** KE

Tipps	Phosphor	Kalium
eiweißreich, fettarm 6 % = 0,6 g	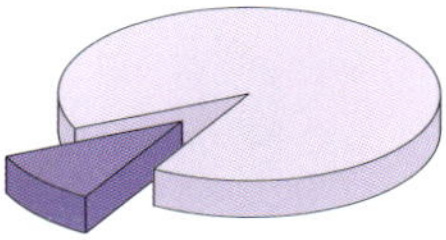 10 %	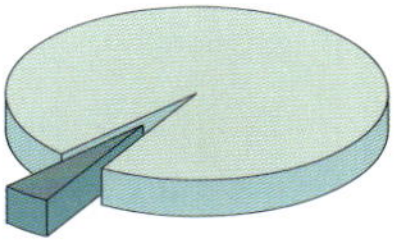 4 %
5 % = 0,5 g	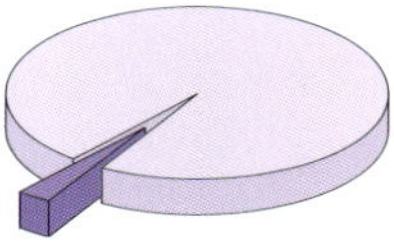 3 %	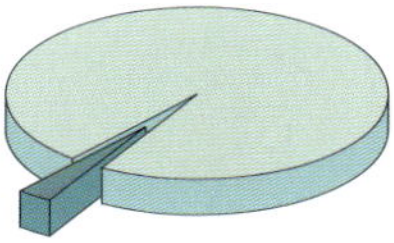 3 %
5 % = 0,5 g	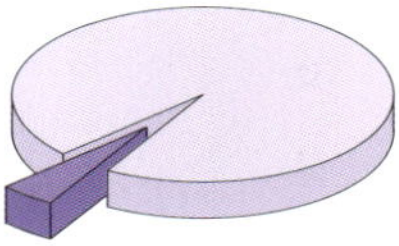 5 %	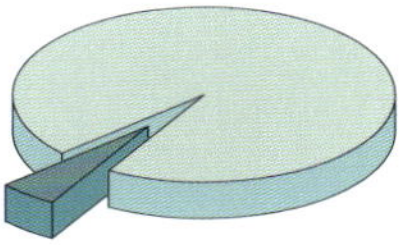 5 %
Kalbsleberwurst hat ca. halb soviel Phosphor und Kalium, grobe Leberwurst ein Drittel weniger 12 % = 1,2 g	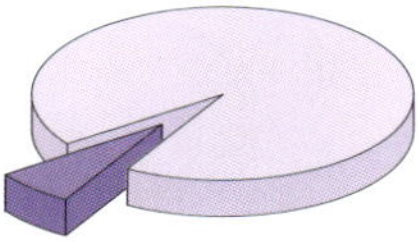 7 %	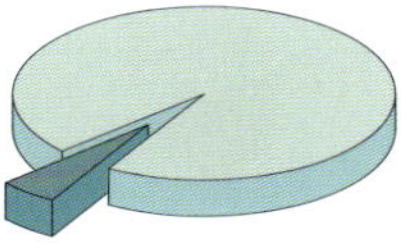 5 %

Nährstoffe | kcal | KE

49 40 g Leberwurst, grob

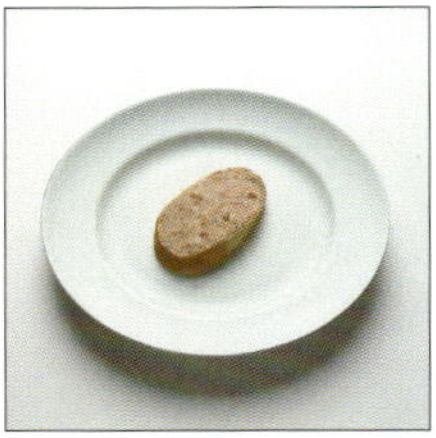

F	12
KH	0
E	6
W	21

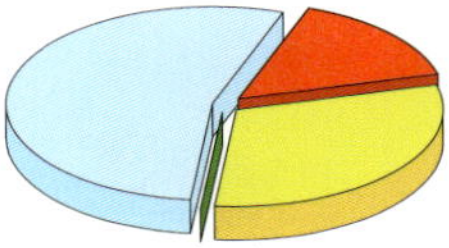

130 kcal | **0** KE

50 30 g Lyoner

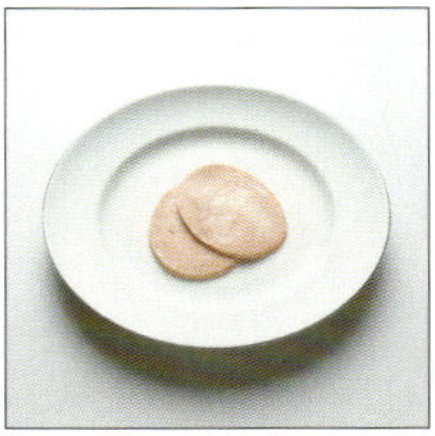

F	8
KH	0,1
E	4
W	17

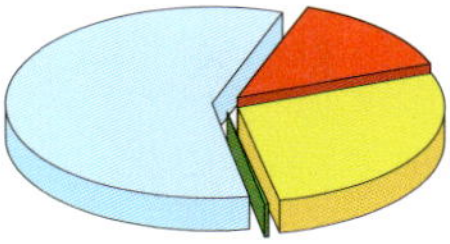

87 kcal | **0** KE

51 25 g Mortadella

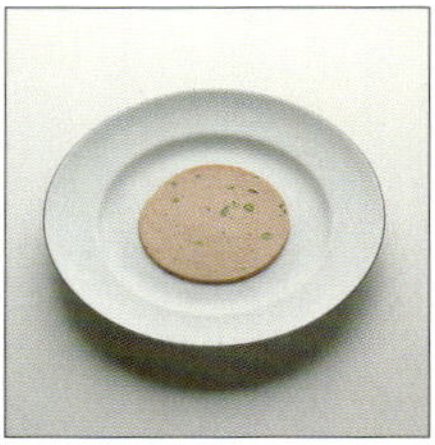

F	8
KH	0
E	3
W	13

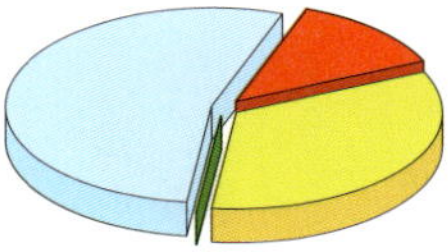

86 kcal | **0** KE

52 20 g Salami

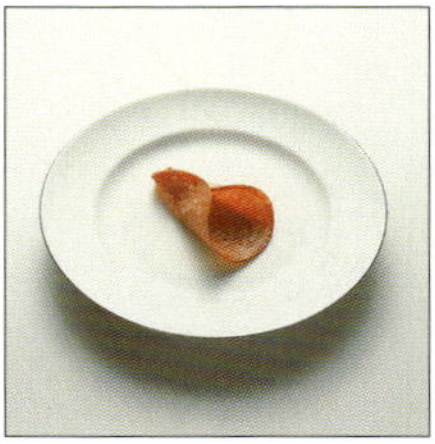

F	7
KH	0
E	4
W	8

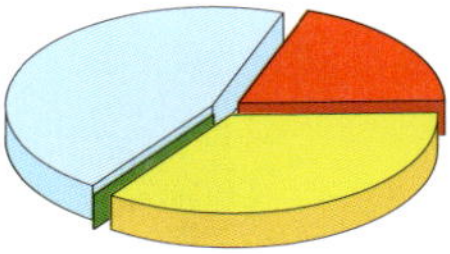

76 kcal | **0** KE

Tipps | Phosphor | Kalium

günstigere Kalium- und Phosphorwerte als feine Leberwurst

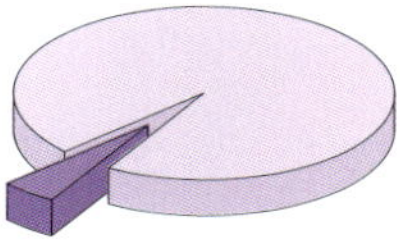

5 %

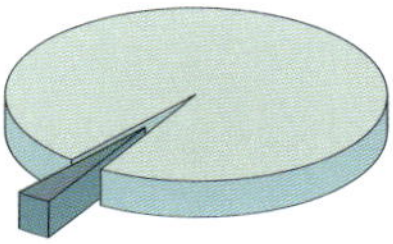

3 %

8 % = 0,8 g

---

viel Fett = ↑ kcal

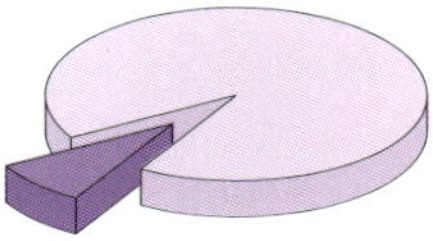

8 %

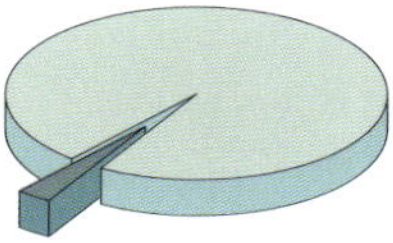

3 %

6 % = 0,6 g

---

viel Fett = ↑ kcal

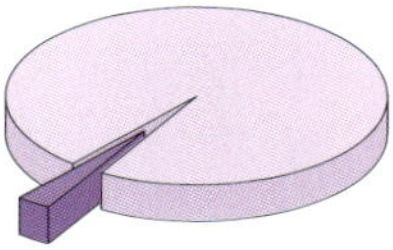

3 %

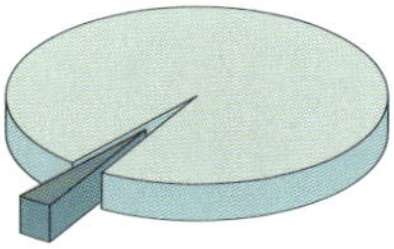

3 %

4 % = 0,4 g

---

viel Fett = ↑ kcal

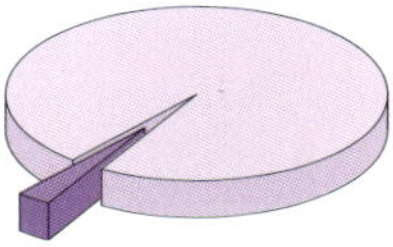

3 %

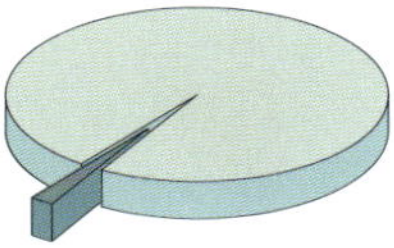

2 %

6 % = 0,6 g

Nährstoffe | kcal | KE

53 45 g Schinken, gekocht

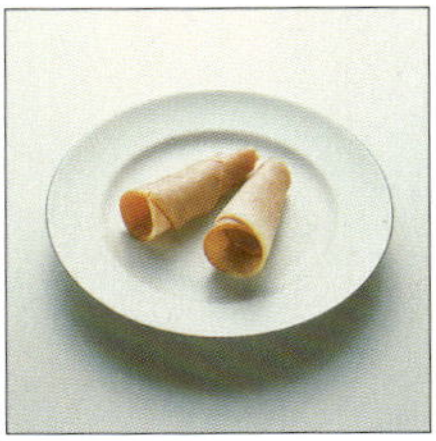

F	2
KH	0
E	11
W	28

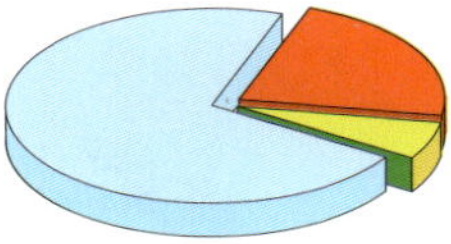

56 kcal | **0** KE

54 20 g Schinken, roh

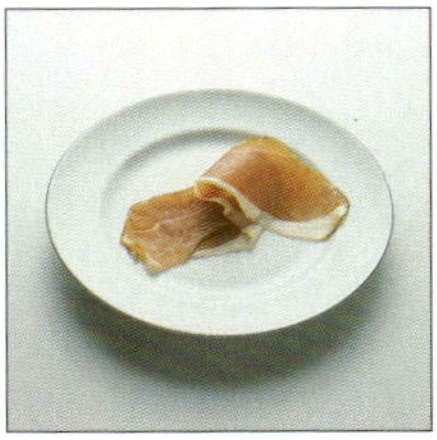

F	4
KH	0
E	7
W	9

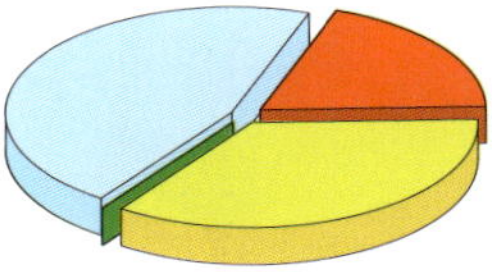

56 kcal | **0** KE

55 40 g Streichmettwurst

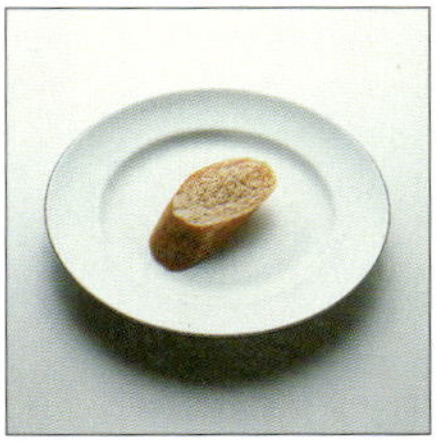

F	15
KH	0
E	6
W	15

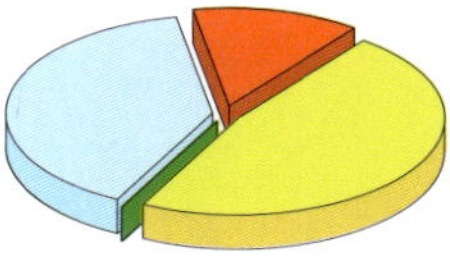

161 kcal | **0** KE

56 30 g Zungenwurst

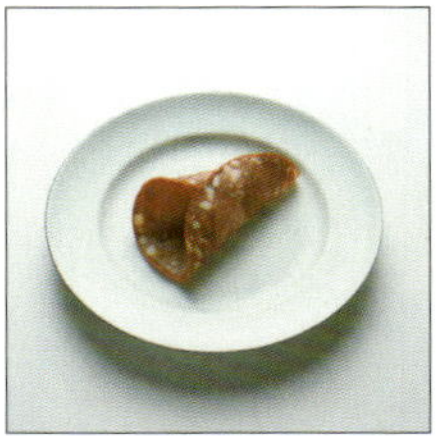

F	7
KH	0,4
E	5
W	17

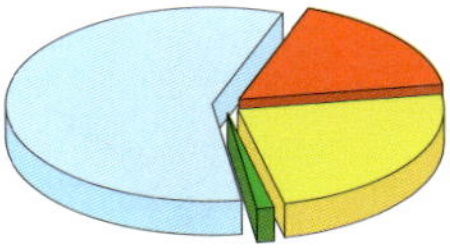

86 kcal | **0** KE

Tipps | Phosphor | Kalium

eiweißreich,
relativ wenig Phosphor

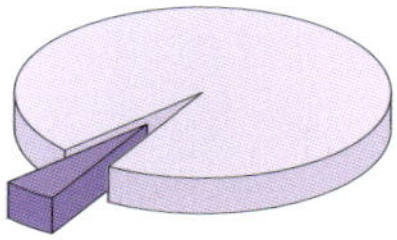

5 %

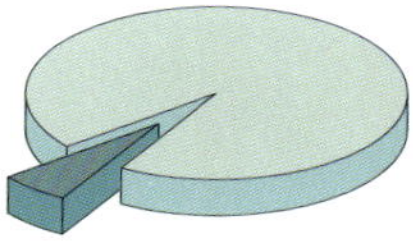

6 %

11 % = 1,1 g

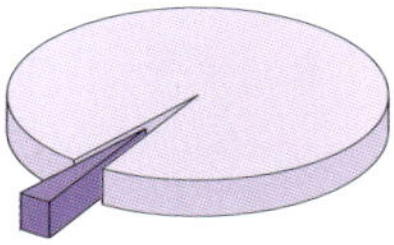

3 %

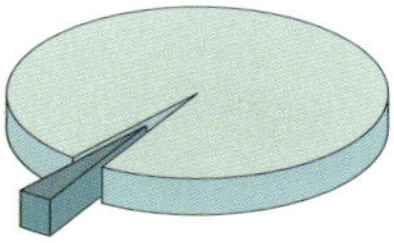

3 %

7 % = 0,7 g

viel Fett = ↑ kcal

Teewurst hat 3 % mehr Kalium

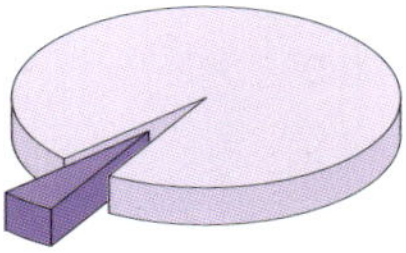

5 %

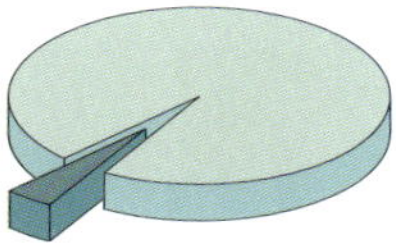

4 %

11 % = 1,1 g

viel Fett = ↑ kcal

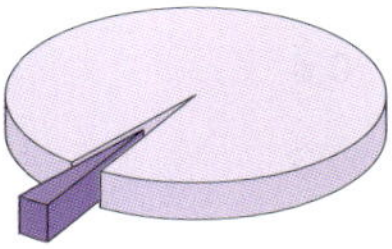

3 %

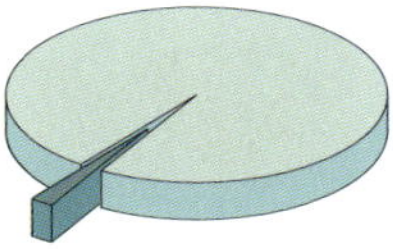

2 %

8 % = 0,8 g

Nährstoffe | kcal | KE

57 100 g Bratwurst (Schwein)

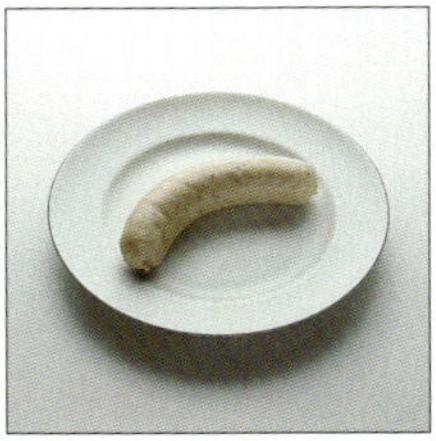

F	17
KH	0,3
E	22
W	57

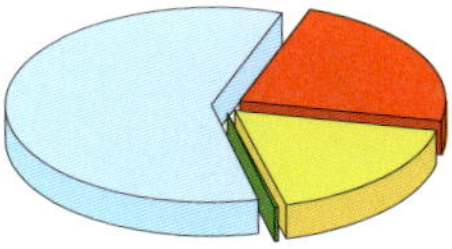

243 kcal

0 KE

58 100 g Brüh-, Heißwurst

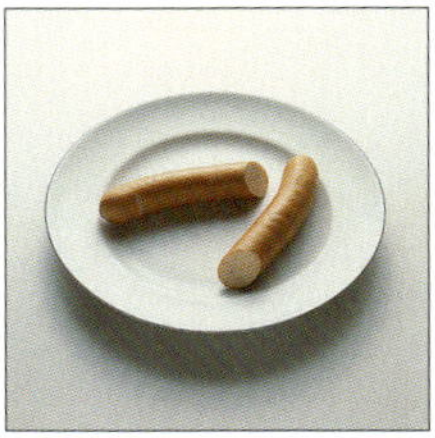

F	19
KH	0
E	17
W	62

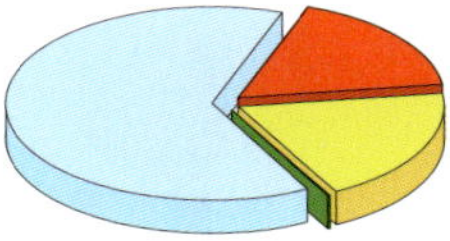

253 kcal

0 KE

59 130 g Weißwurst

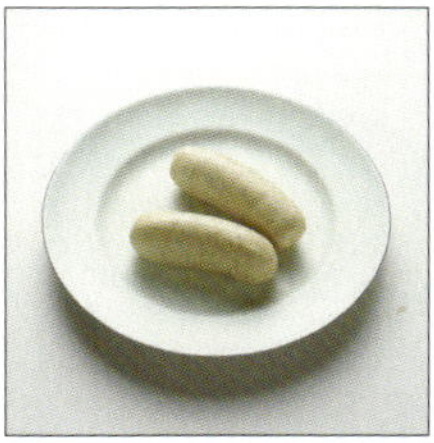

F	33
KH	0,3
E	14
W	78

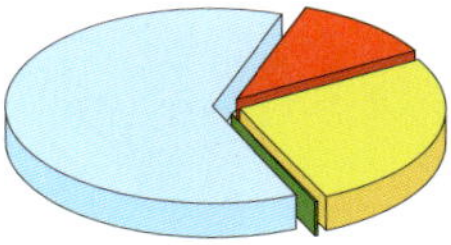

361 kcal

0 KE

60 125 g Leberkäse

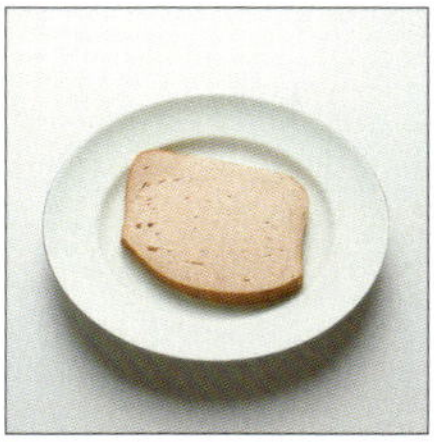

F	33
KH	0,6
E	20
W	65

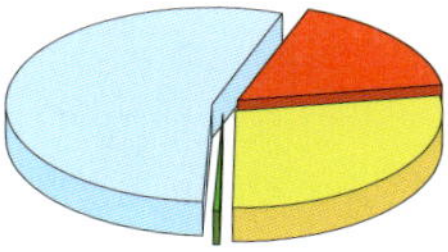

371 kcal

0 KE

Tipps	Phosphor	Kalium

viel Fett = ↑ kcal

hoher Salzgehalt macht durstig

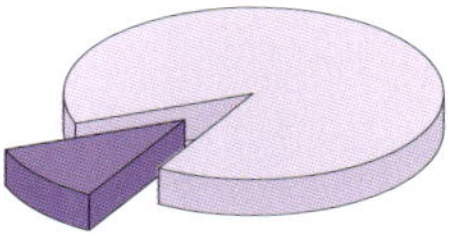

11 %

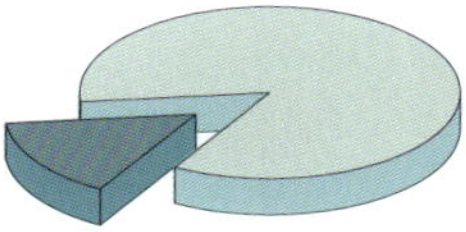

15 %

22 % = 2,2 g

---

eiweißreich

viel Fett = ↑ kcal

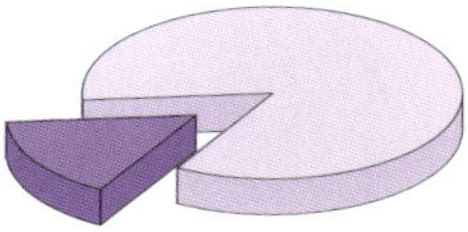

17 %

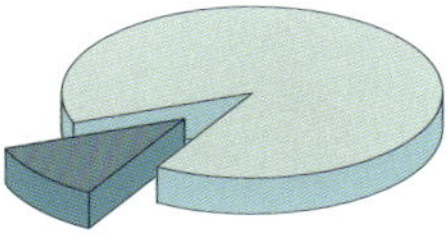

11 %

14 % = 1,4 g

---

phosphorreich
viel Fett = ↑ kcal

hoher Salzgehalt macht durstig

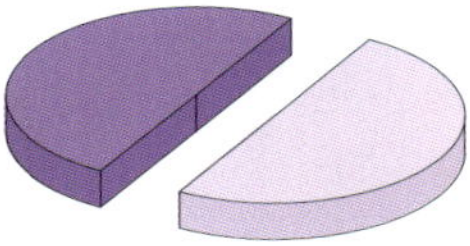

50 %

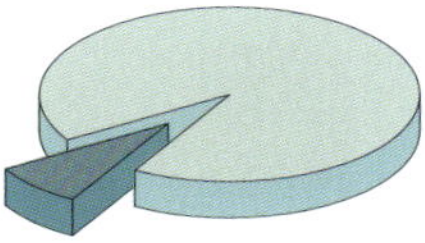

8 %

20 % = 2,0 g

---

viel Fett = ↑ kcal
kalium- und phosphorreich

hoher Salzgehalt macht durstig

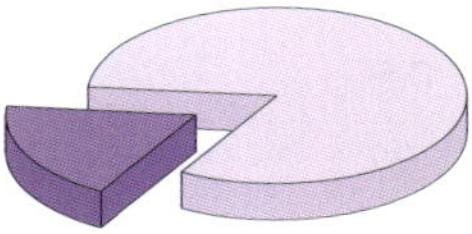

18 %

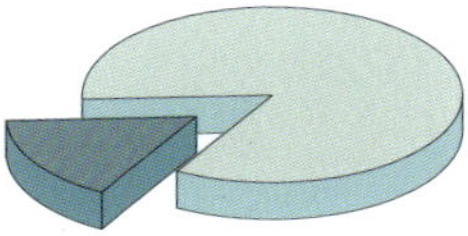

16 %

19 % = 1,9 g

Nährstoffe | kcal | KE

61 100 g Hackfleisch (halb & halb)

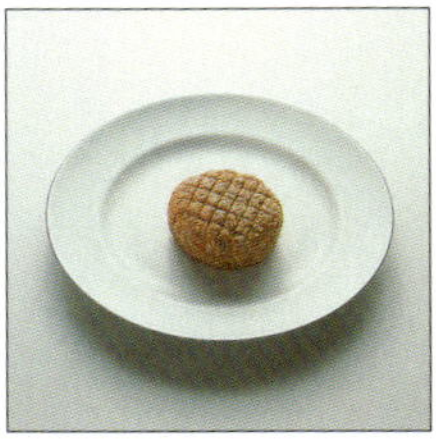

F	10
KH	0
E	20
W	69

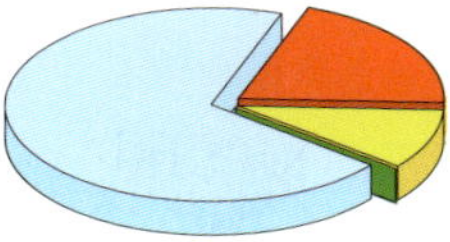

173 kcal | **0** KE

62 150 g (180 g) Schwein (Kassler)

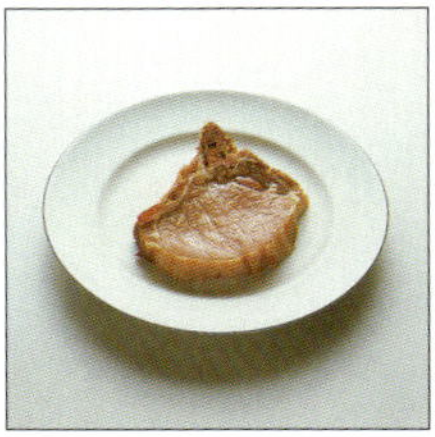

F	11
KH	0
E	32
W	108

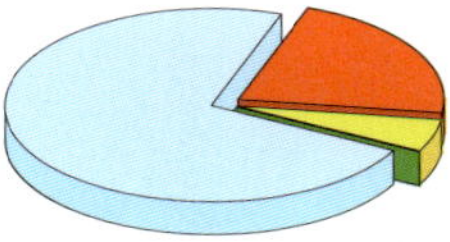

226 kcal | **0** KE

63 150 g (180 g) Schwein (Kotelett)

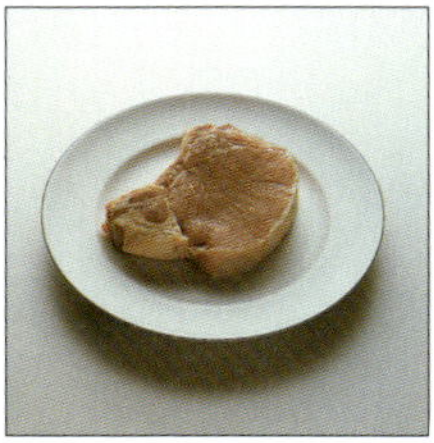

F	8
KH	0
E	32
W	104

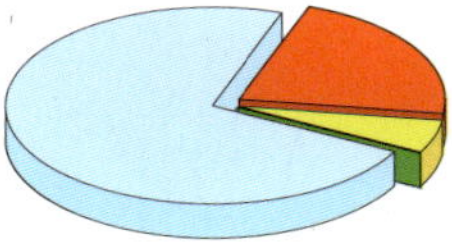

198 kcal | **0** KE

64 150 g Schwein (Schnitzel)

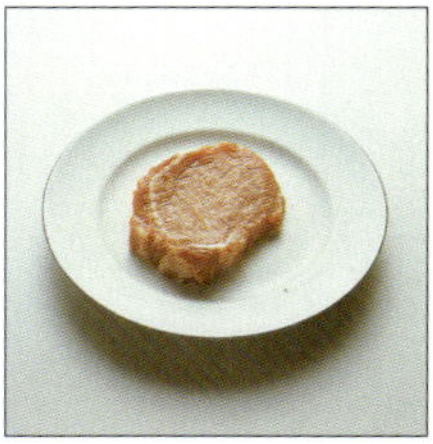

F	3
KH	0
E	32
W	112

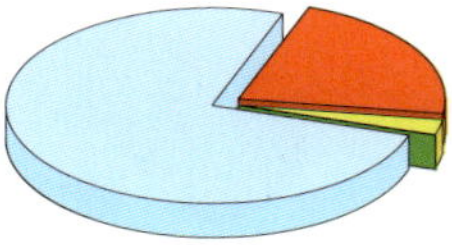

159 kcal | **0** KE

Tipps | **Phosphor** | **Kalium**

eiweißreich

unbedenklich bei ausgeglichenen Phosphat- und Kaliumwerten

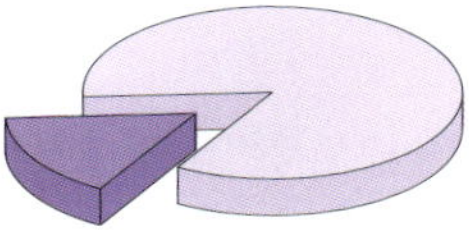

16 %

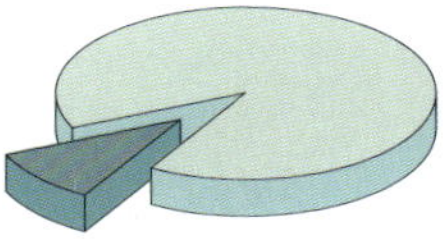

10 %

2 % = 0,2 g

---

eiweißreich

unbedenklich bei ausgeglichenen Phosphat- und Kaliumwerten; zum Pökeln verwendetes Salz macht durstig

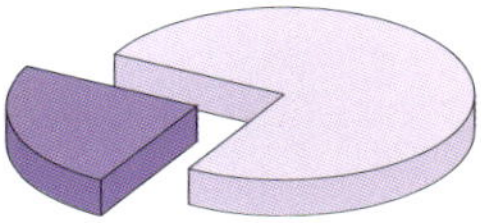

20 %

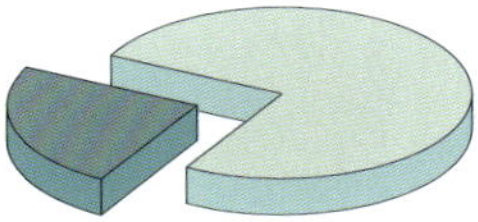

24 %

37 % = 3,7 g

---

eiweißreich

unbedenklich bei ausgeglichenen Phosphat- und Kaliumwerten

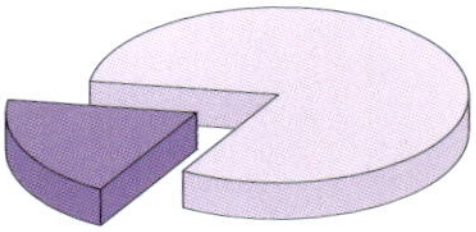

19 %

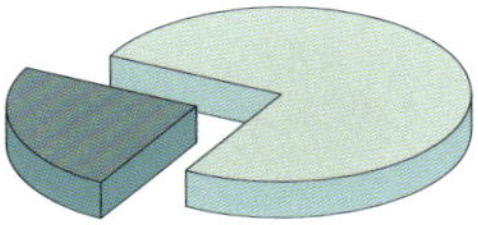

24 %

2 % = 0,2 g

---

eiweißreich

unbedenklich bei ausgeglichenen Phosphat- und Kaliumwerten

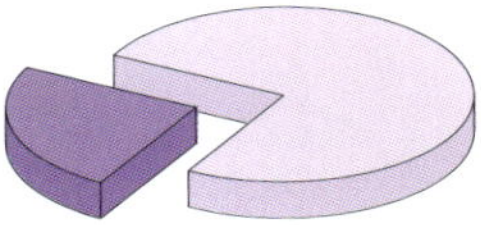

22 %

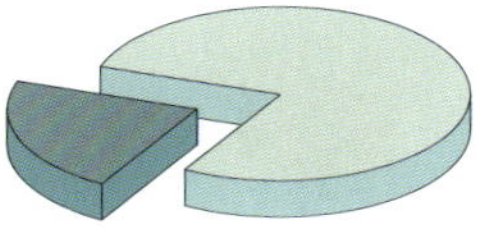

22 %

2 % = 0,2 g

Nährstoffe kcal KE

65 150 g Schwein (Bauch)

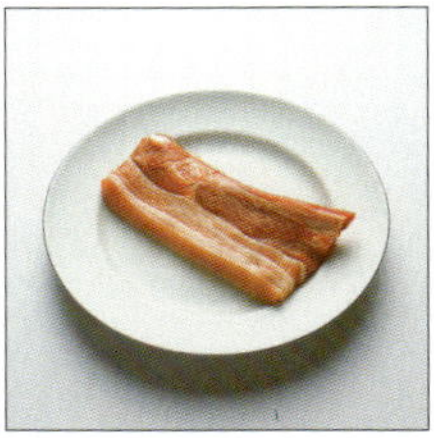

F	48
KH	0
E	21
W	80

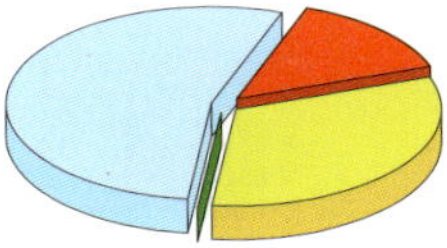

516 kcal

0 KE

66 150 g Schwein (Eisbein/Haxe)

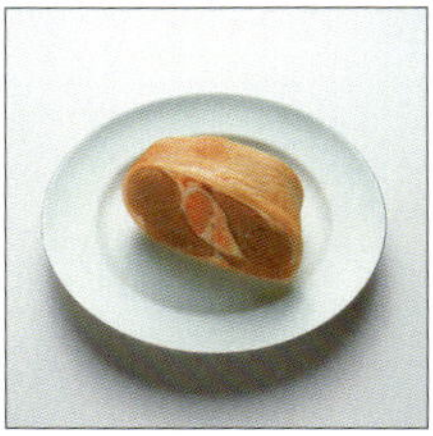

F	18
KH	0
E	28
W	102

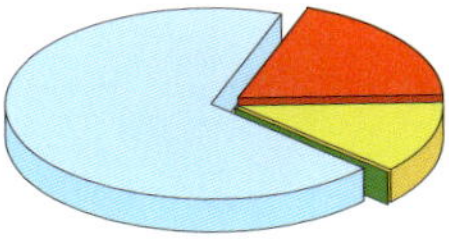

279 kcal

0 KE

67 150 g Schwein (Filet)

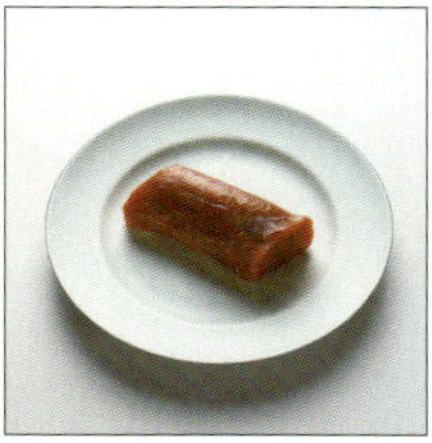

F	4
KH	0
E	30
W	101

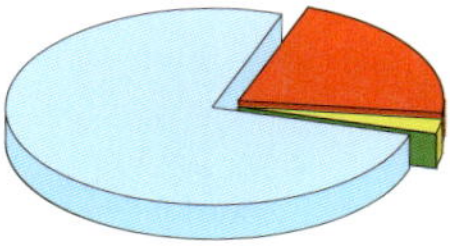

158 kcal

0 KE

68 125 g Rind (Filet)

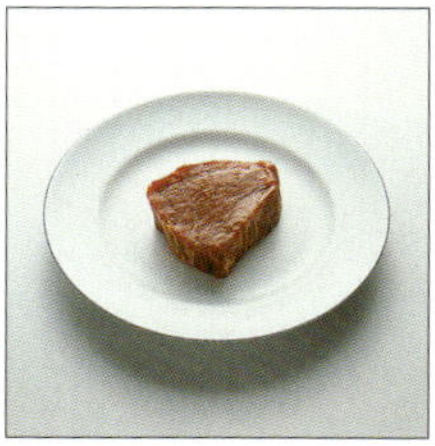

F	5
KH	0
E	27
W	94

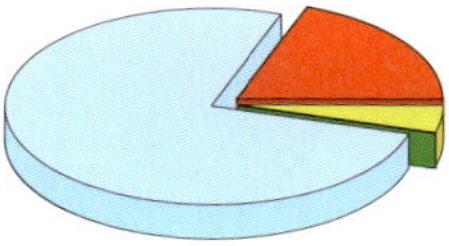

151 kcal

0 KE

Tipps | **Phosphor** | **Kalium**

viel Fett = ↑ kcal

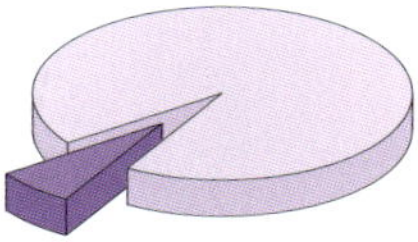

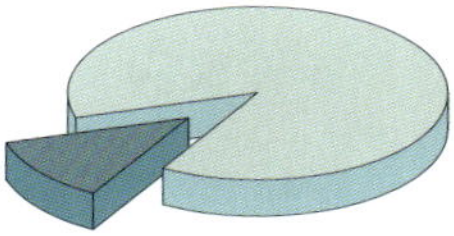

7 % | 12 %

2 % = 0,2 g

viel Fett = ↑ kcal

gepökelt höherer Salzgehalt

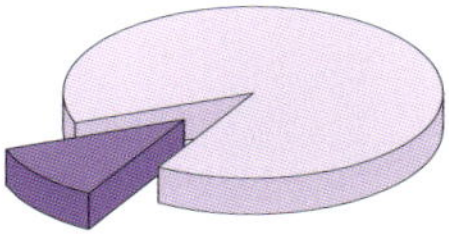

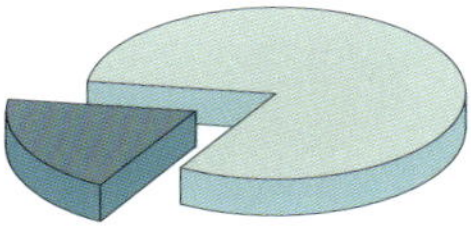

11 % | 19 %

3 % = 0,3 g

eiweißreich, kalorienarm

unbedenklich bei ausgeglichenen Phosphat- und Kaliumwerten

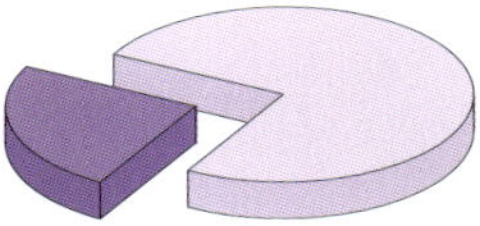

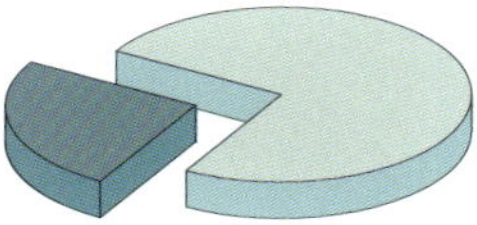

22 % | 25 %

2 % = 0,2 g

eiweißreich, kalorienarm

unbedenklich bei ausgeglichenen Phosphat- und Kaliumwerten

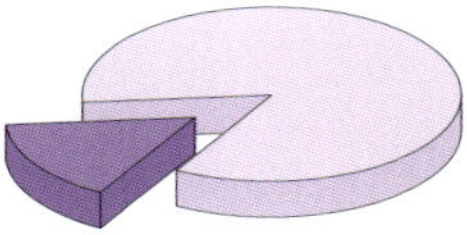

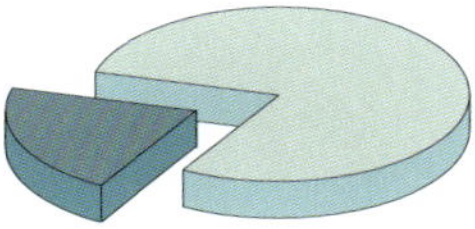

17 % | 21 %

2 % = 0,2 g

	Nährstoffe	kcal	KE

69 150 g Rind (Gulasch)

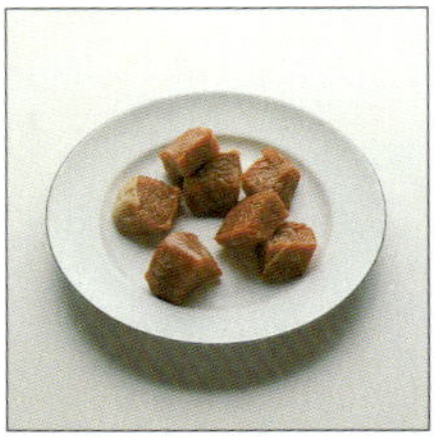

F	12
KH	0
E	31
W	105

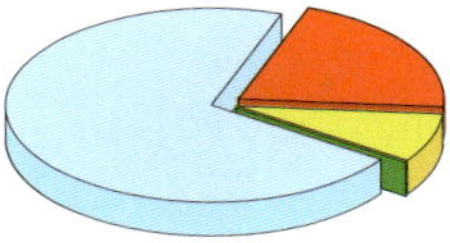

233 kcal

0 KE

70 125 g Rind (Leber)

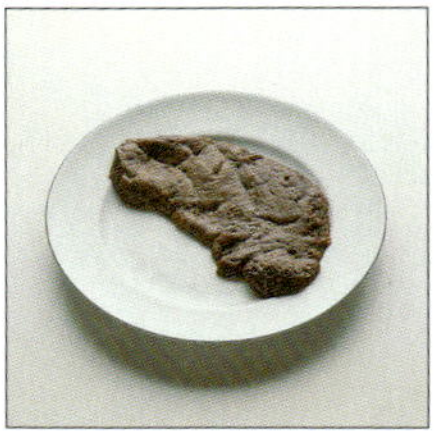

F	3
KH	2
E	25
W	89

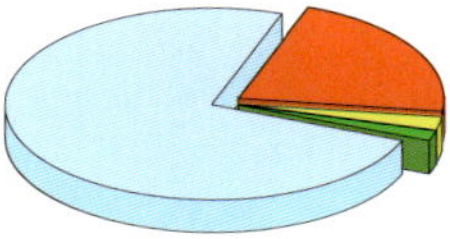

151 kcal

0 KE

71 150 g Rind (Rouladenfleisch)

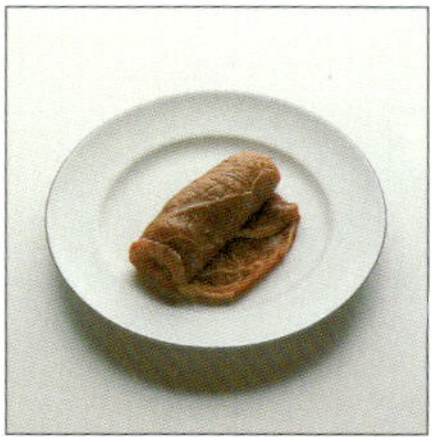

F	7
KH	0
E	29
W	113

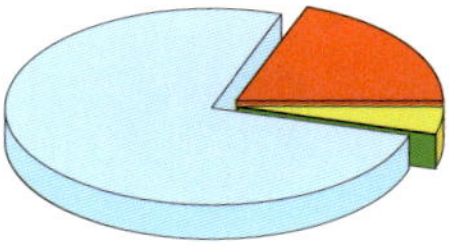

182 kcal

0 KE

72 150 g Rind (Roastbeef)

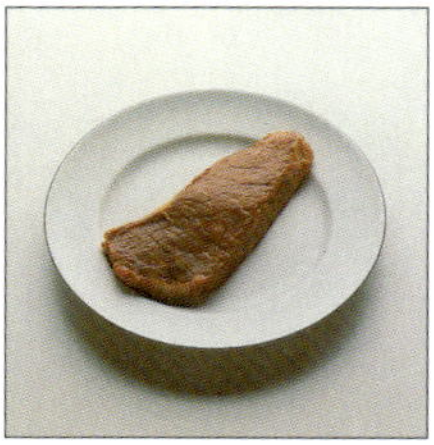

F	7
KH	0
E	34
W	108

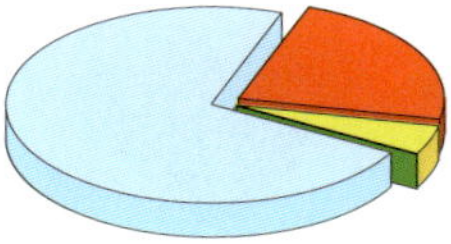

195 kcal

0 KE

Tipps	Phosphor	Kalium

eiweißreich

TIPP Geschmortes Fleisch enthält weniger Kalium als gebratenes Fleisch. Aber: Fleischsud nicht verwerten!

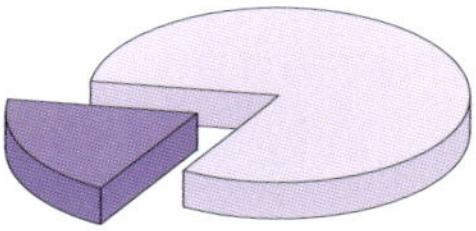

19 %

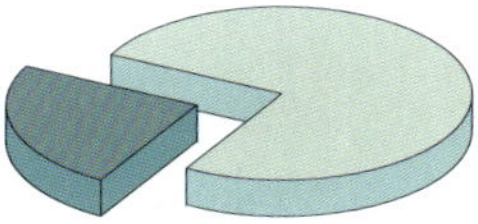

24 %

4 % = 0,4 g

eiweißreich

wenn überhaupt, dann nur einmal im Monat essen

weitere Innereien s. Anhang

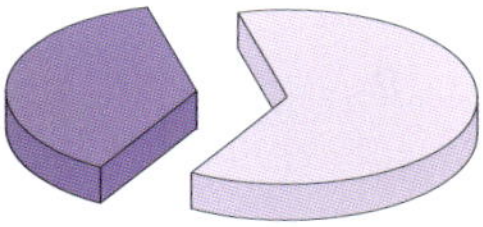

38 %

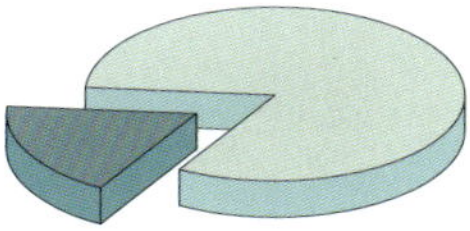

18 %

4 % = 0,4 g

eiweißreich

unbedenklich bei ausgeglichenen Phosphat- und Kaliumwerten

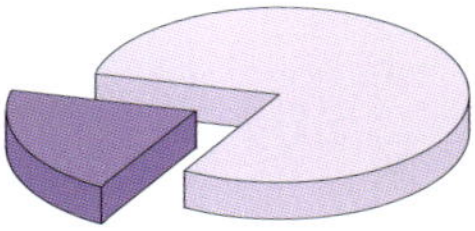

21 %

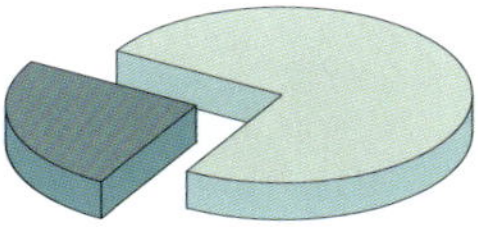

26 %

2 % = 0,2 g

eiweißreich

unbedenklich bei ausgeglichenen Phosphat- und Kaliumwerten

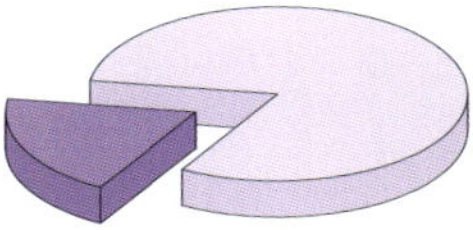

19 %

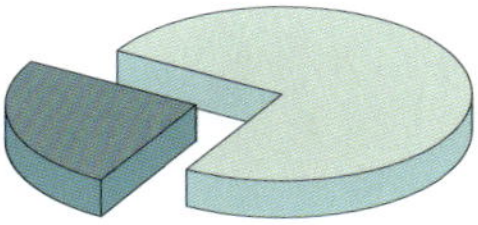

27 %

3 % = 0,3 g

Nährstoffe | kcal | KE

73 150 g (190 g) Rind (Suppenfleisch, Hohe Rippe)

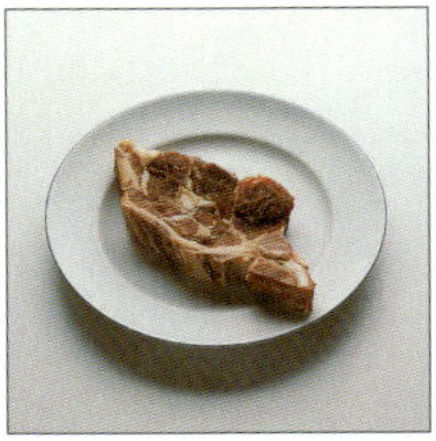

F	12
KH	0
E	31
W	105

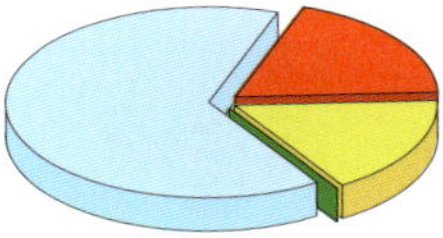

232 kcal

0 KE

74 150 g Kaninchenfleisch

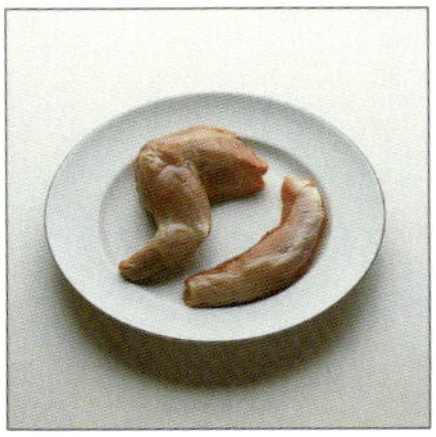

F	11
KH	0
E	31
W	104

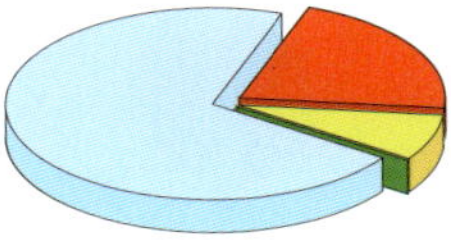

228 kcal

0 KE

75 150 g Hase

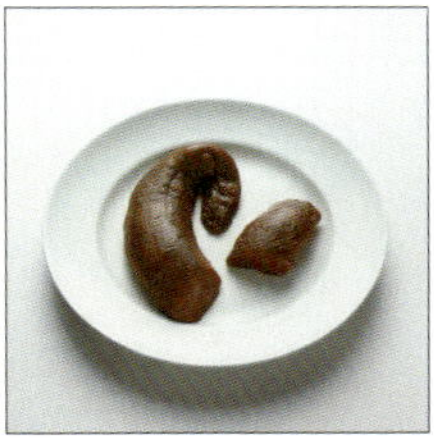

F	5
KH	0
E	32
W	110

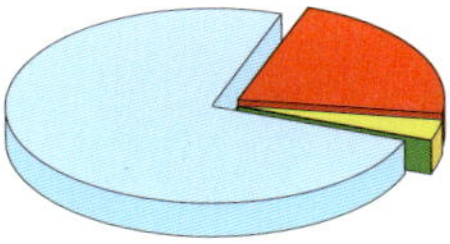

170 kcal

0 KE

76 150 g (180 g) Lamm (Kotelett)

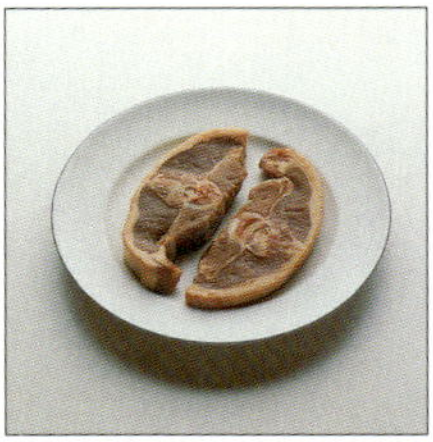

F	48
KH	0
E	22
W	78

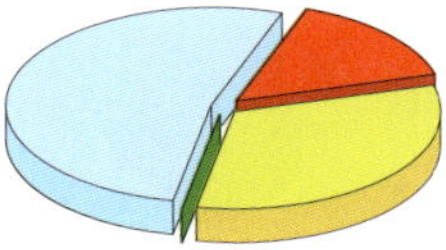

522 kcal

0 KE

Tipps | Phosphor | Kalium

eiweißreich

unbedenklich bei ausgeglichenen Phosphat- und Kaliumwerten

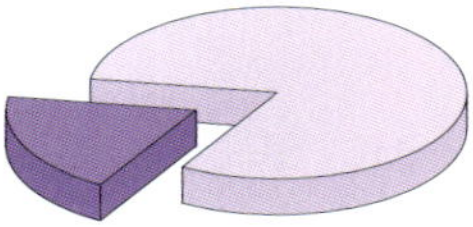

19 %

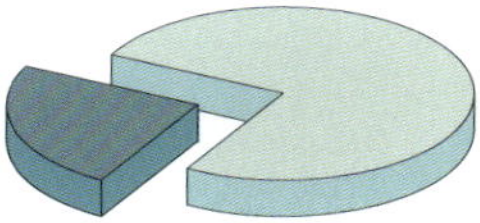

24 %

4 % = 0,4 g

eiweißreich

unbedenklich bei ausgeglichenen Phosphat- und Kaliumwerten

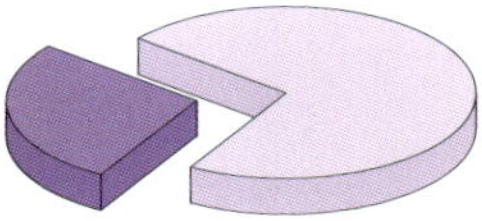

28 %

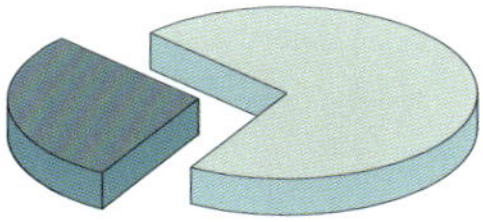

29 %

2 % = 0,2 g

eiweißreich,
kalorienarm

unbedenklich bei ausgeglichenen Phosphat- und Kaliumwerten

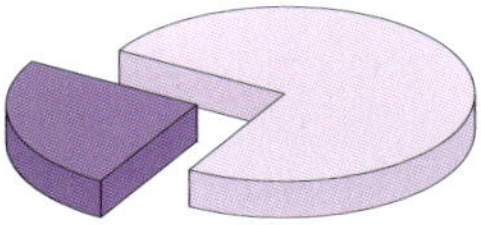

26 %

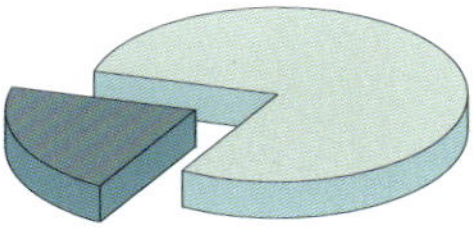

21 %

2 % = 0,2 g

viel Fett = ↑ kcal

unbedenklich bei ausgeglichenen Phosphat- und Kaliumwerten

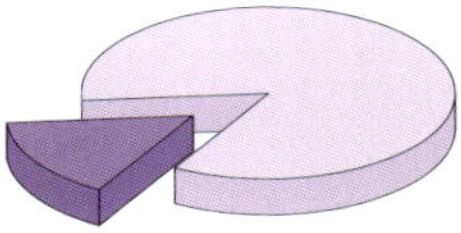

17 %

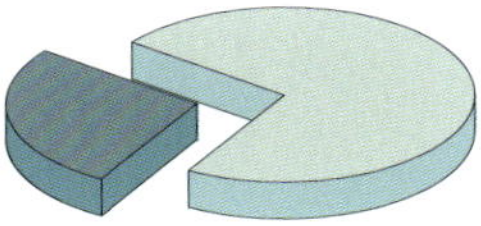

26 %

3 % = 0,3 g

Nährstoffe | kcal | KE

77 150 g Lamm (Filet)

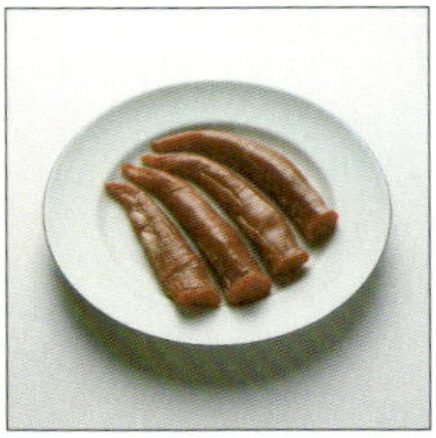

F	5
KH	0
E	31
W	113

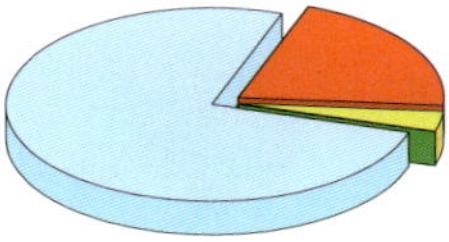

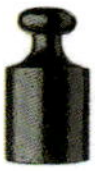

168 kcal

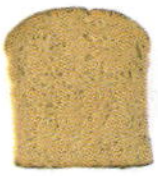

0 KE

78 200 g Lamm (Keule)

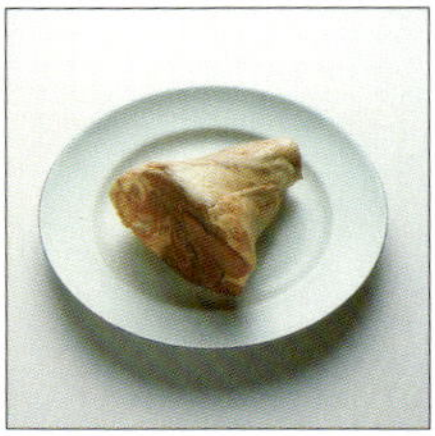

F	36
KH	0
E	36
W	128

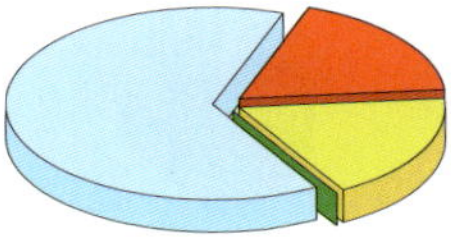

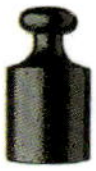

468 kcal

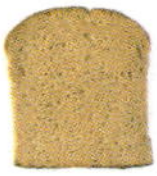

0 KE

Tipps	Phosphor	Kalium

eiweißreich

unbedenklich bei ausgeglichenen Phosphat- und Kaliumwerten

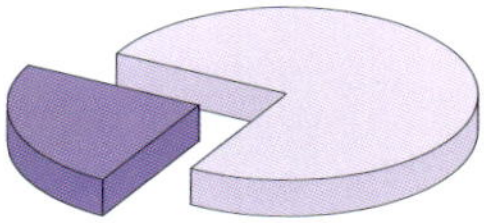

20 %

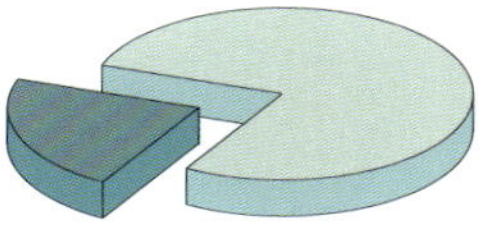

22 %

3 % = 0,3 g

eiweißreich

unbedenklich bei ausgeglichenen Phosphat- und Kaliumwerten

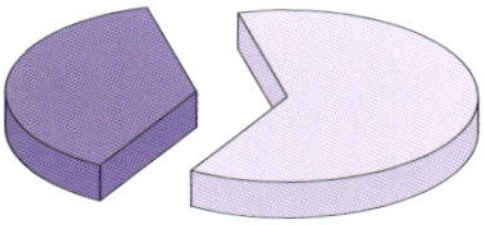

36 %

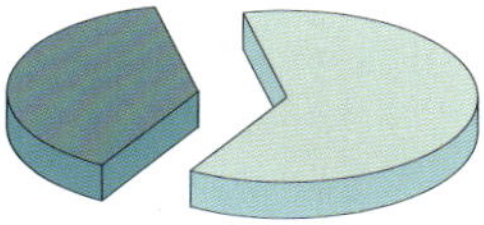

39 %

4 % = 0,4 g

	Nährstoffe	kcal	KE

79 150 g Ente

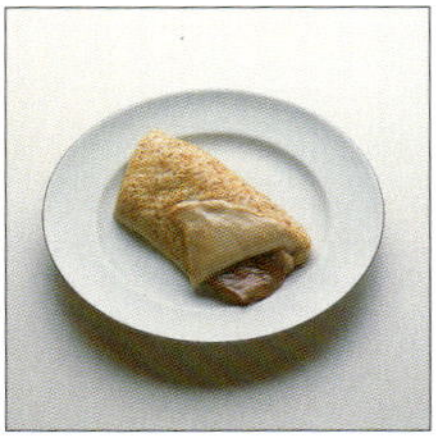

F	26
KH	0
E	27
W	96

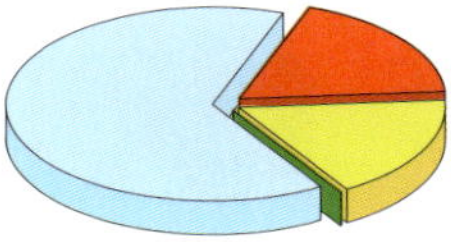

341 kcal **0** KE

80 150 g Putenschnitzel (Brust)

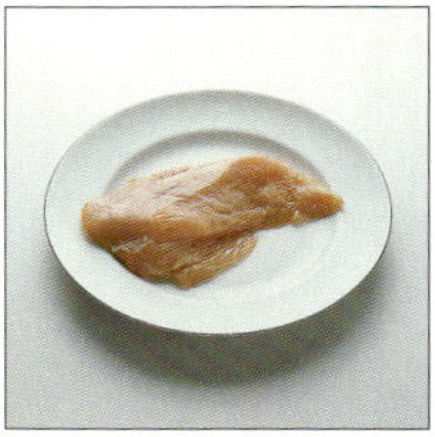

F	2
KH	0
E	36
W	111

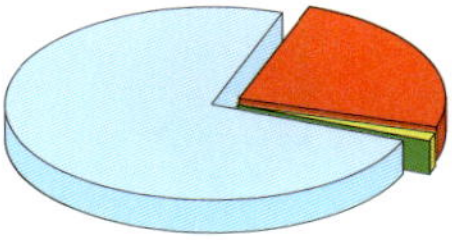

158 kcal **0** KE

81 140 g (200 g) Hähnchenkeule

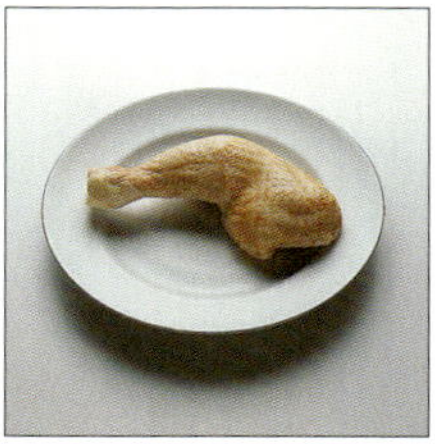

F	16
KH	0
E	25
W	98

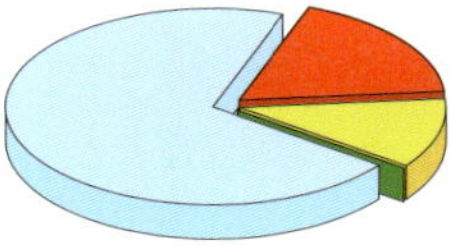

243 kcal **0** KE

82 175 g Hähnchenbrust

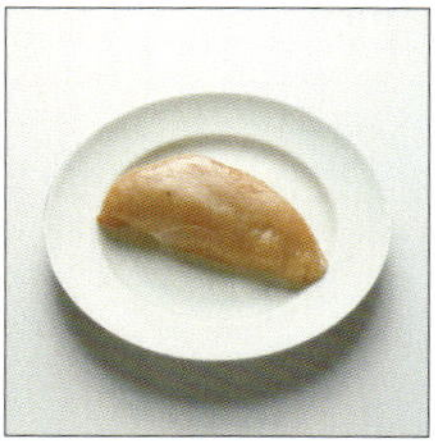

F	2
KH	0
E	40
W	132

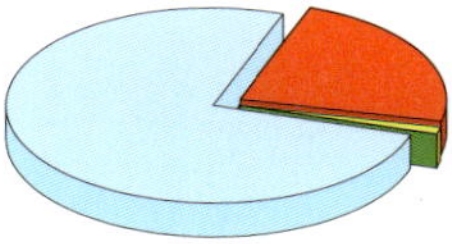

175 kcal **0** KE

Tipps	Phosphor	Kalium

eiweißreich
viel Fett = ↑ kcal

unbedenklich bei ausgeglichenen Phosphat- und Kaliumwerten

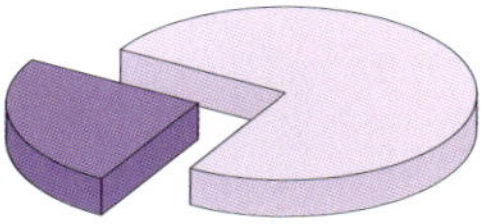

25 %

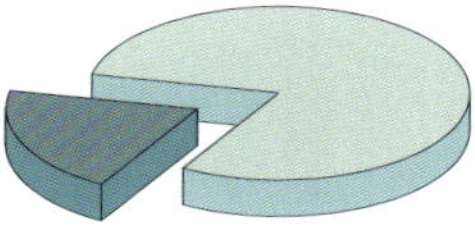

20 %

1 % = 0,1 g

eiweißreich,
kalorienarm

unbedenklich bei ausgeglichenen Phosphat- und Kaliumwerten

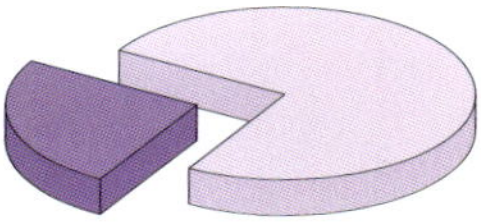

25 %

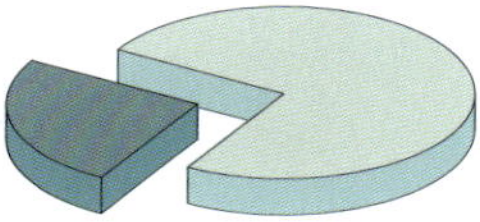

25 %

2 % = 0,2 g

eiweißreich

unbedenklich bei ausgeglichenen Phosphat- und Kaliumwerten

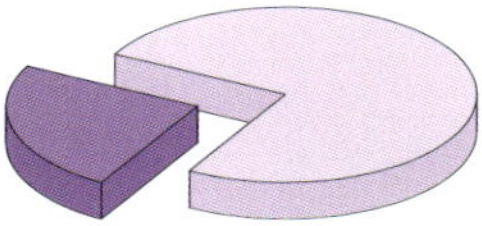

22 %

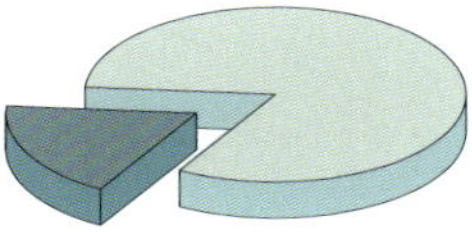

18 %

3 % = 0,3 g

eiweißreich

unbedenklich bei ausgeglichenen Phosphat- und Kaliumwerten

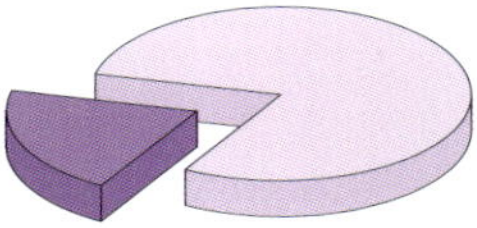

21 %

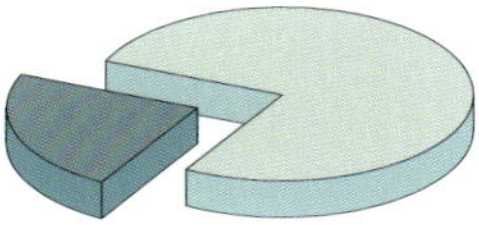

23 %

4 % = 0,4 g

Nährstoffe kcal KE

83 65 g Hühnerei

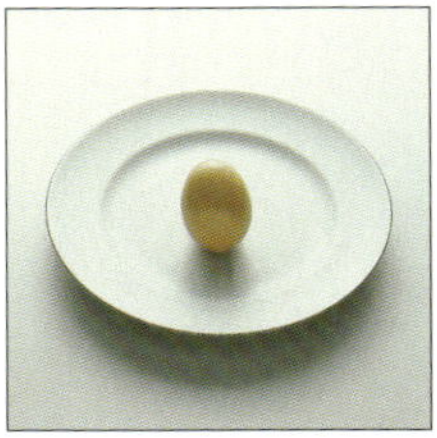

F	7
KH	0,2
E	8
W	48

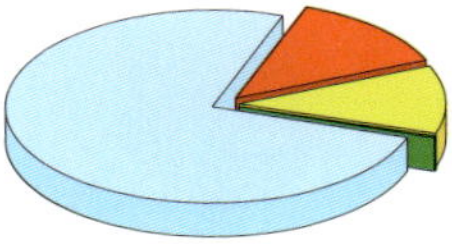

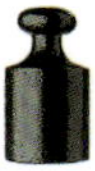

100 kcal

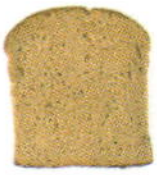

0 KE

84 40 g Spiegelei (M) und 5 g Fett

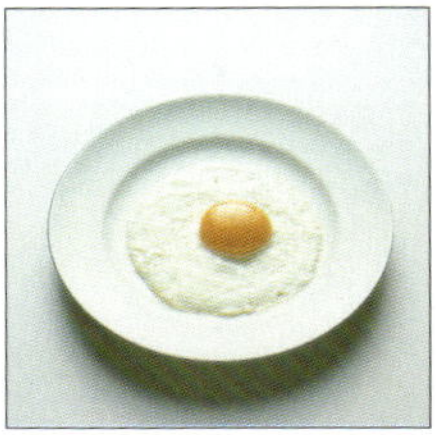

F	9
KH	0,3
E	5
W	30

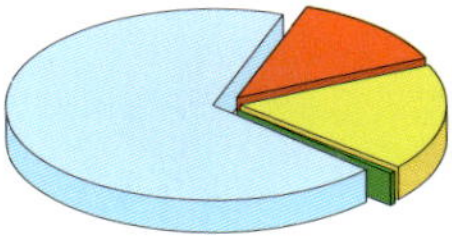

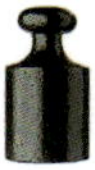

98 kcal

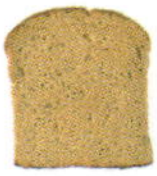

0 KE

Tipps	Phosphor	Kalium

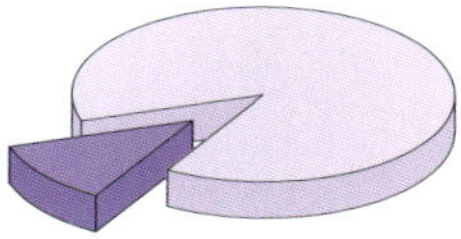

12 %

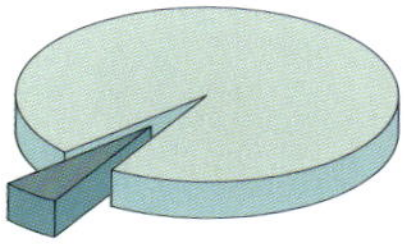

5 %

2 % = 0,2 g

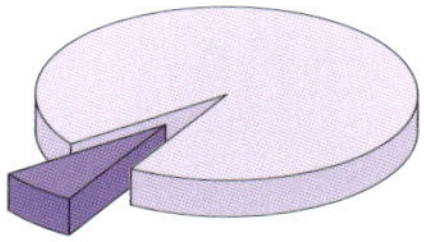

7 %

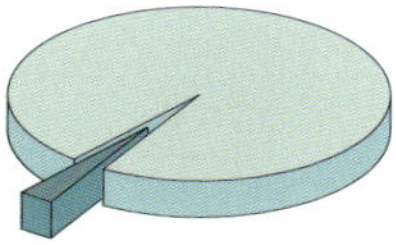

3 %

2 % = 0,2 g

Nährstoffe | kcal | KE

85 250 g (280 g) Forelle

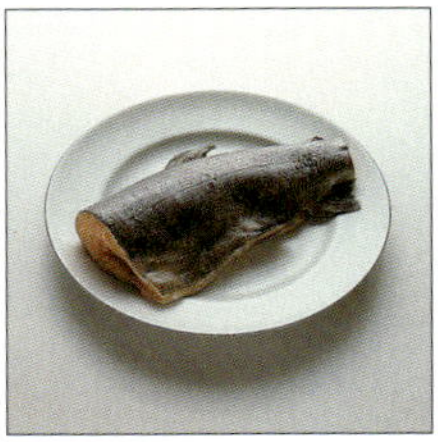

F	7
KH	0
E	49
W	191

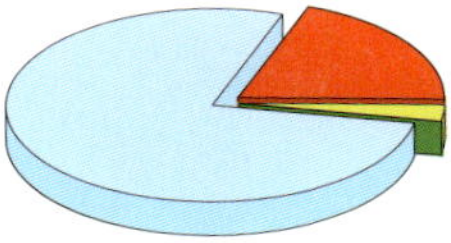

256 kcal

0 KE

86 200 g (220 g) Karpfen

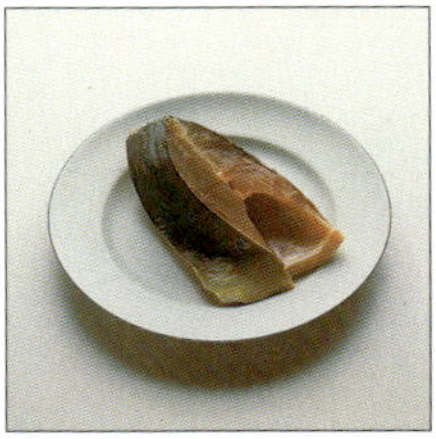

F	10
KH	0
E	36
W	152

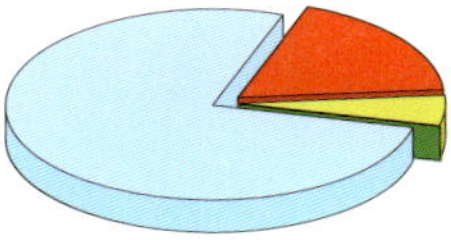

230 kcal

0 KE

87 200 g (220 g) Lachs

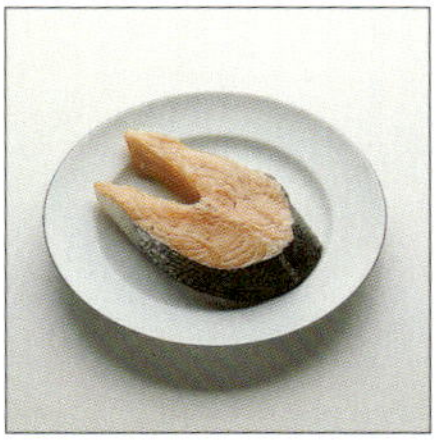

F	27
KH	0
E	40
W	131

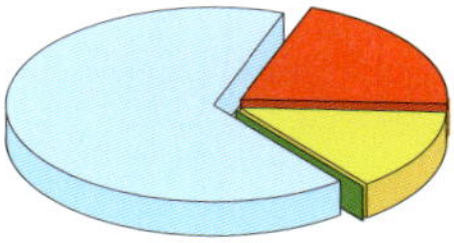

404 kcal

0 KE

88 200 g Rotbarsch

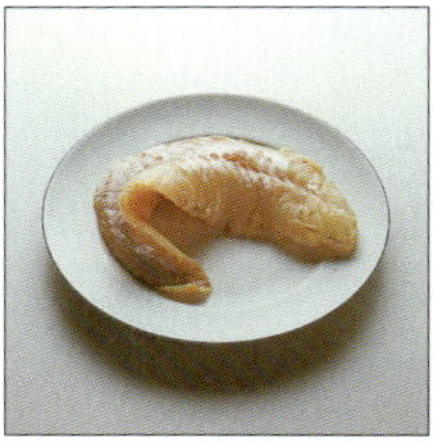

F	7
KH	0
E	36
W	154

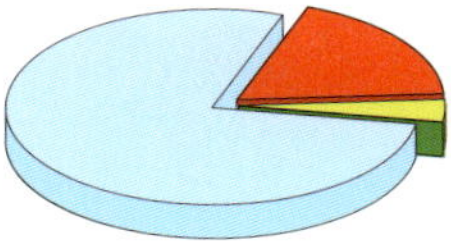

210 kcal

0 KE

Tipps	Phosphor	Kalium

eiweißreich

TIPP Gekochter Fisch (Forelle „blau“) hat weniger Kalium als gebratener. Geräucherte Forelle enthält mehr Phosphor, Kalium und kcal.

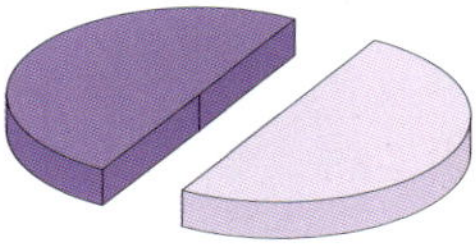

51 %

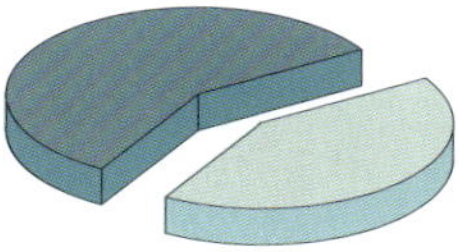

52 %

3 % = 0,3 g

eiweißreich

unbedenklich bei ausgeglichenen Phosphat- und Kaliumwerten

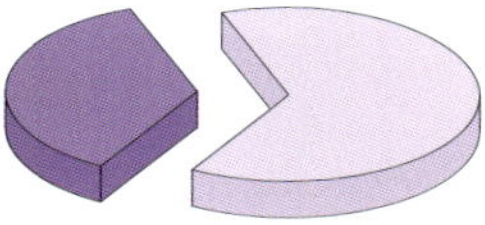

41 %

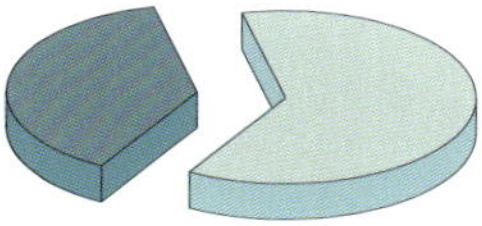

39 %

2 % = 0,2 g

eiweißreich
viel Fett = ↑ kcal

unbedenklich bei ausgeglichenen Phosphat- und Kaliumwerten

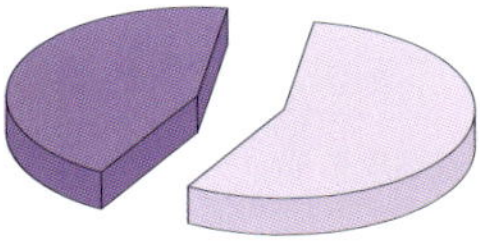

44 %

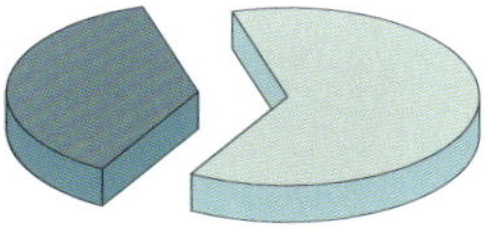

37 %

3 % = 0,3 g

eiweißreich

unbedenklich bei ausgeglichenen Phosphat- und Kaliumwerten

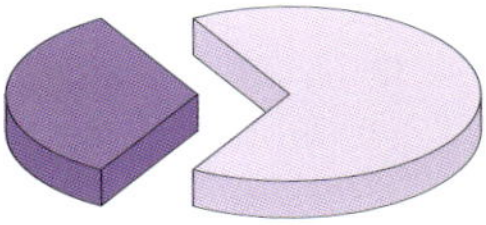

33 %

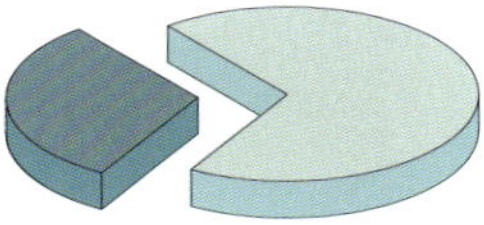

31 %

4 % = 0,4 g

Nährstoffe | kcal | KE

89 200 g Kabeljau/Dorsch

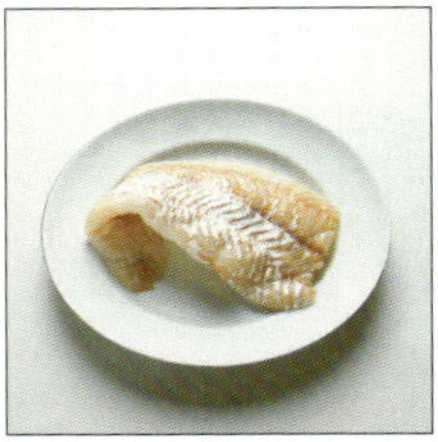

F	0,8
KH	0
E	35
W	162

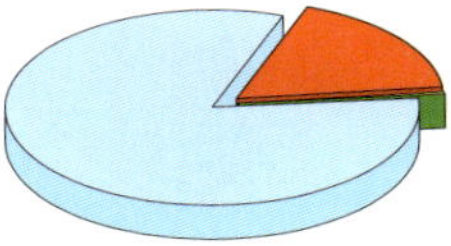

153 kcal

0 KE

90 200 g (250 g) Scholle

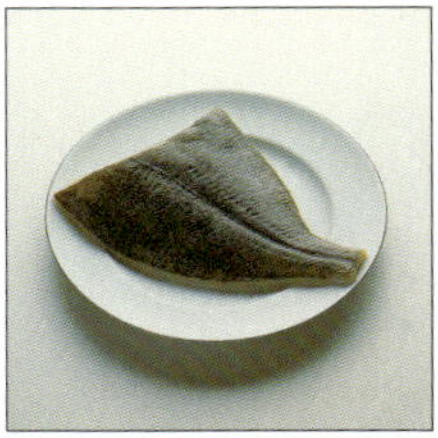

F	4
KH	0
E	34
W	161

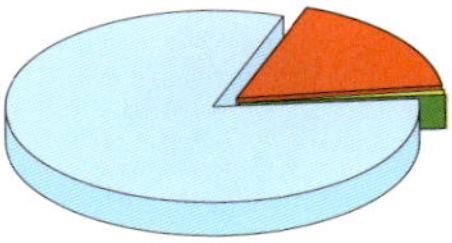

166 kcal

0 KE

91 200 g Seelachs

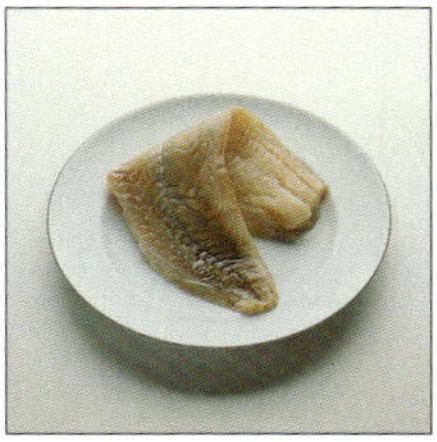

F	2
KH	0
E	36
W	160

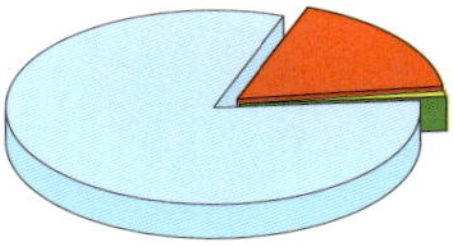

160 kcal

0 KE

92 200 g Zander

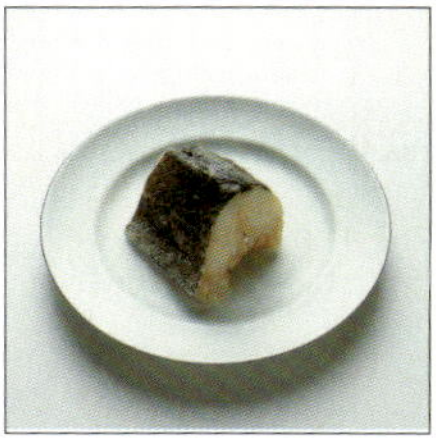

F	1
KH	0
E	38
W	157

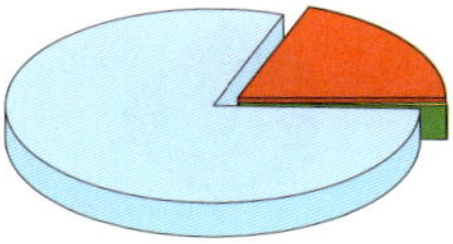

166 kcal

0 KE

Tipps | Phosphor | Kalium

eiweißreich, kalorienarm

unbedenklich bei ausgeglichenen Phosphat- und Kaliumwerten

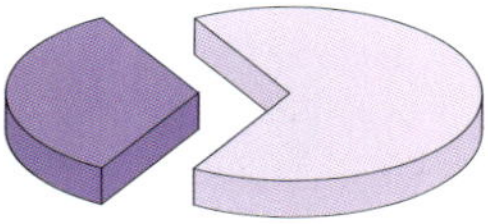
31 %

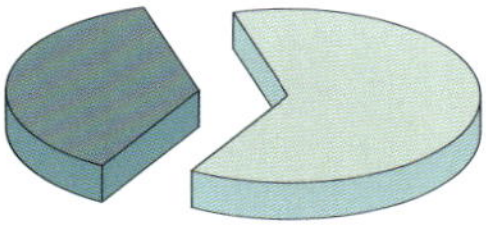
36 %

4 % = 0,4 g

---

eiweißreich, kalorienarm

unbedenklich bei ausgeglichenen Phosphat- und Kaliumwerten

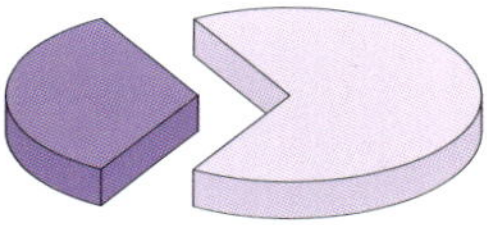
33 %

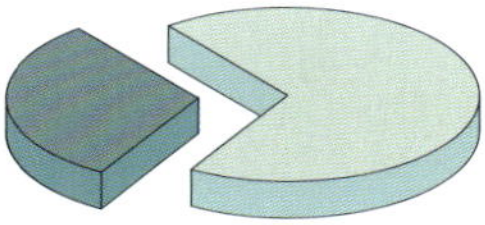
31 %

5 % = 0,5 g

---

eiweißreich, kalorienarm

unbedenklich bei ausgeglichenen Phosphat- und Kaliumwerten

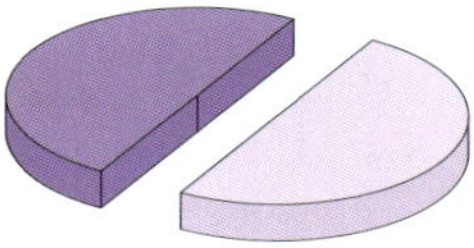
50 %

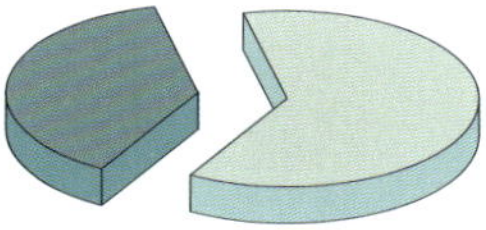
38 %

4 % = 0,4 g

---

eiweißreich, kalorienarm

unbedenklich bei ausgeglichenen Phosphat- und Kaliumwerten

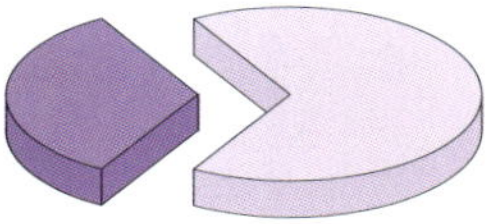
32 %

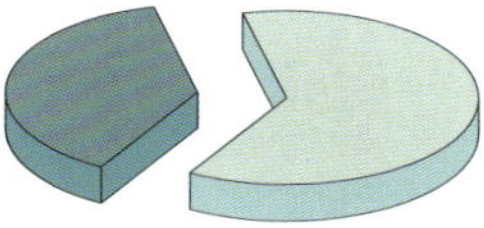
38 %

4 % = 0,4 g

	Nährstoffe	kcal	KE

93 180 g Fischstäbchen, frittiert

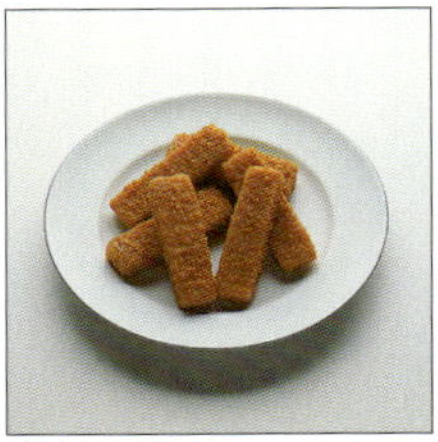

F	17
KH	31
E	24
W	103

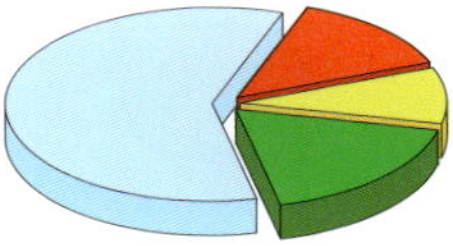

378 kcal **3** KE

94 15 g Auster

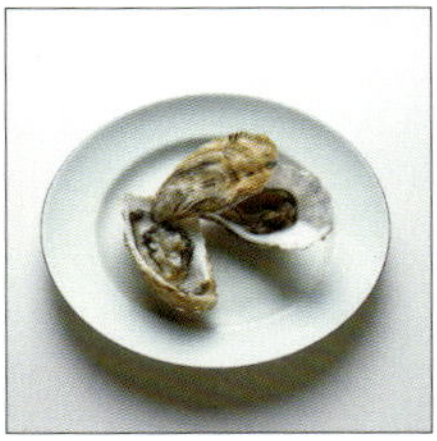

F	0,2
KH	0,6
E	2
W	13

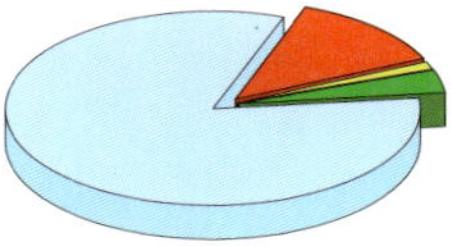

10 kcal **0** KE

95 100 g Miesmuscheln, ausgelöst

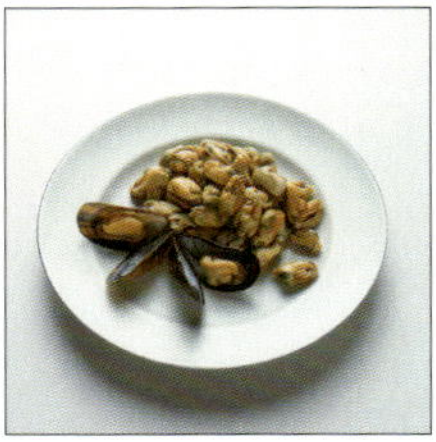

F	1
KH	0
E	10
W	83

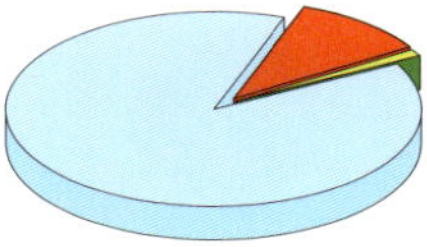

51 kcal **0** KE

Tipps	Phosphor	Kalium

eiweißreich

viel Fett = ↑ kcal

unbedenklich bei ausgeglichenen Phosphat- und Kaliumwerten

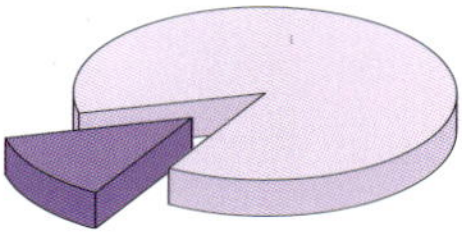

13 %

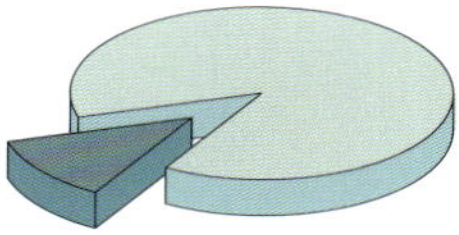

12 %

16 % = 1,6 g

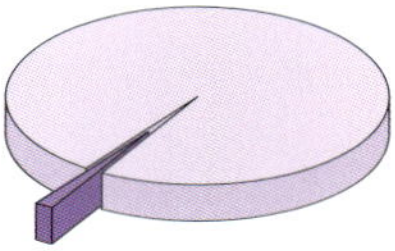

2 %

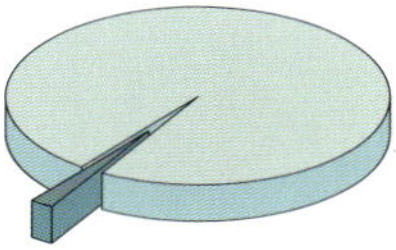

2 %

1 % = 0,1 g

phosphorreich

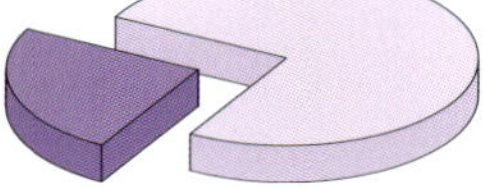

20 %

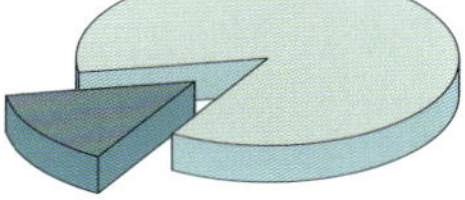

14 %

8 % = 0,8 g

Nährstoffe | kcal | KE

96 50 g Garnelen

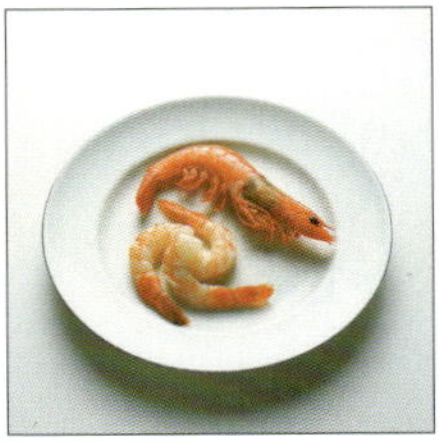

F	0,7
KH	0
E	9
W	39

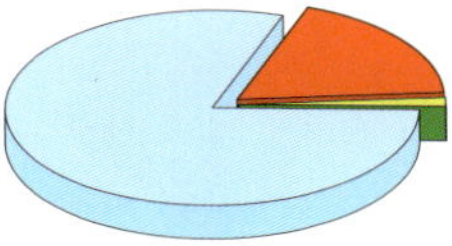

44 kcal **0** KE

97 50 g Krabben

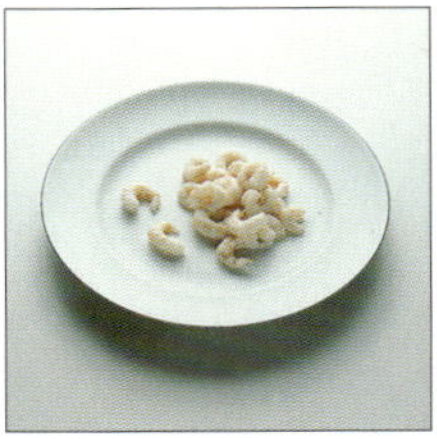

F	1
KH	1
E	9
W	38

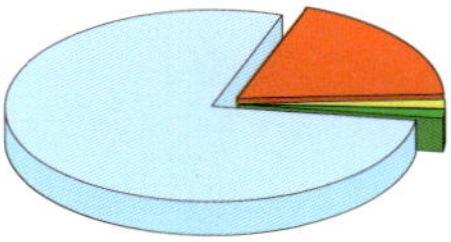

47 kcal **0** KE

98 50 g Hummer, ausgelöst

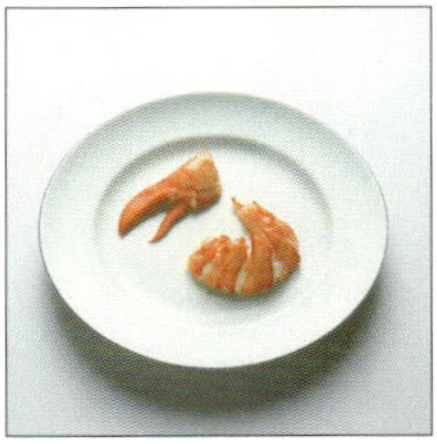

F	1
KH	0
E	8
W	40

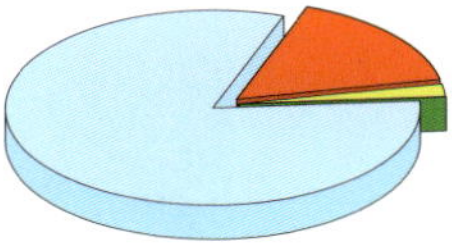

40 kcal **0** KE

99 125 g Brathering

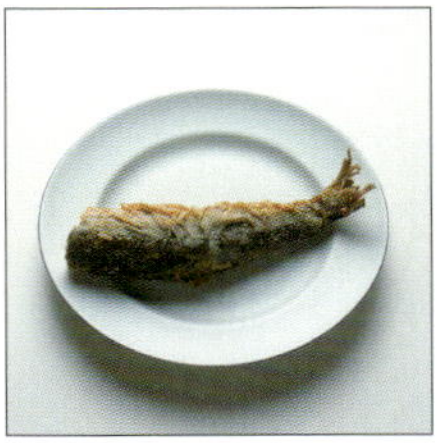

F	19
KH	0
E	21
W	78

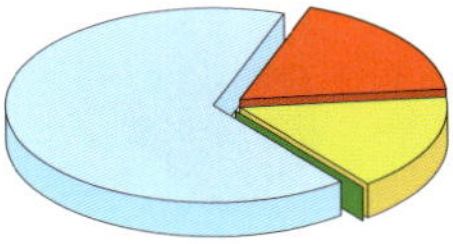

270 kcal **0** KE

Tipps	Phosphor	Kalium

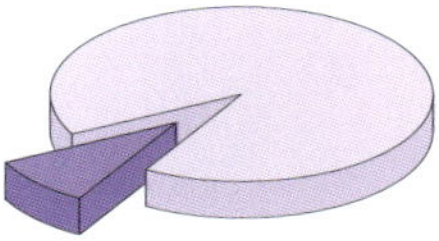
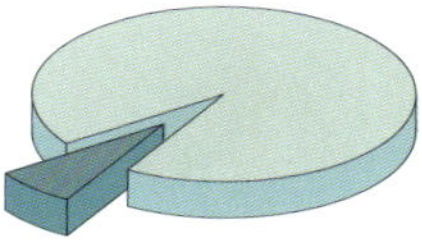

9 % 7 %

2 % = 0,2 g

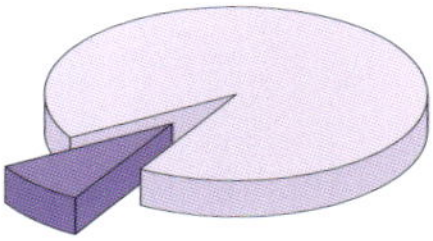
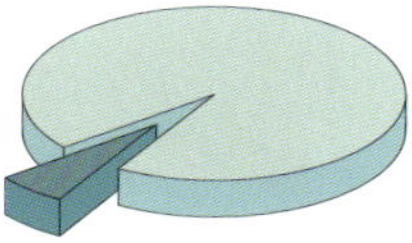

8 % 6 %

2 % = 0,2 g

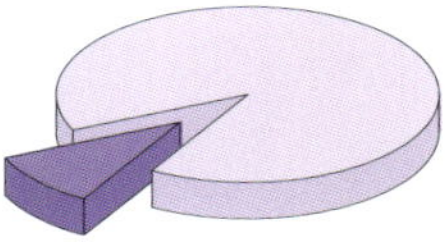
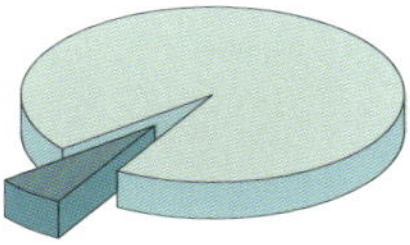

10 % 6 %

3 % = 0,3 g

viel Fett = ↑ kcal

hohe Salzgehalt macht durstig

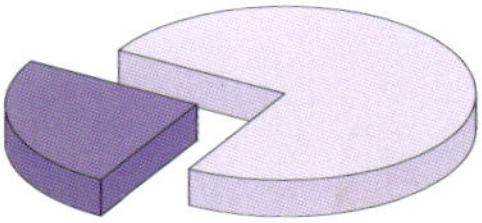
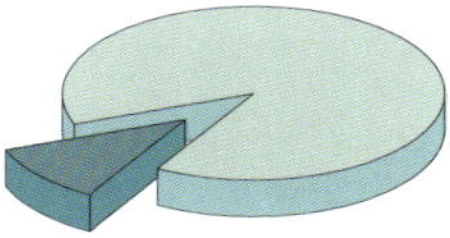

25 % 11 %

19 % = 1,9 g

	Nährstoffe	kcal	KE

100 90 g Bismarckhering

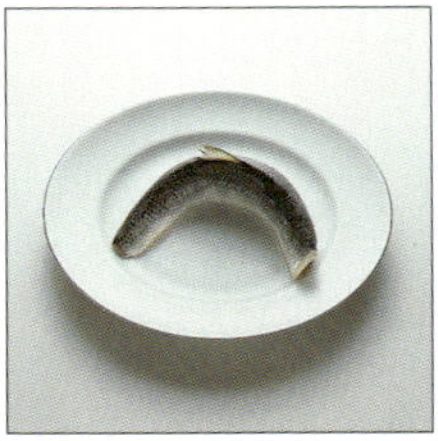

F	14
KH	0
E	15
W	56

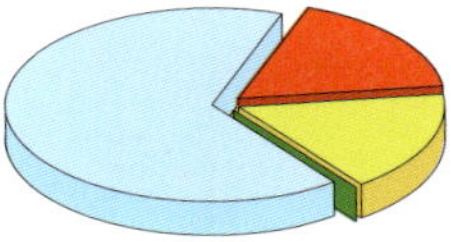

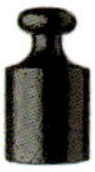

189 kcal

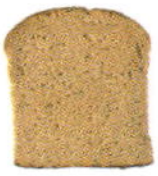

0 KE

101 90 g Matjeshering

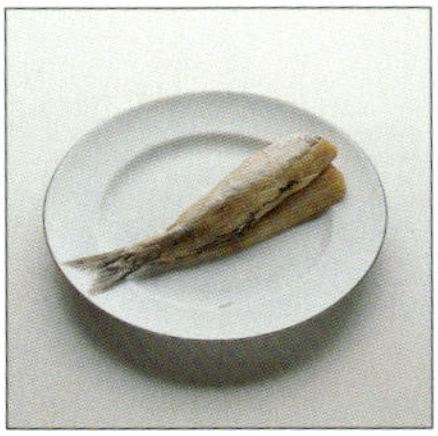

F	20
KH	0
E	14
W	49

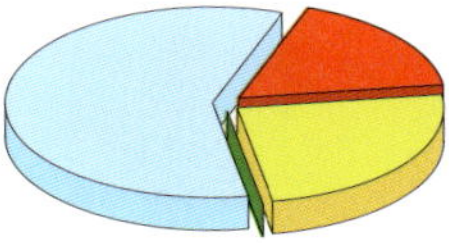

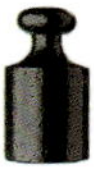

240 kcal

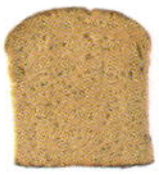

0 KE

102 100 g Heringsfilet (Tomatensauce)

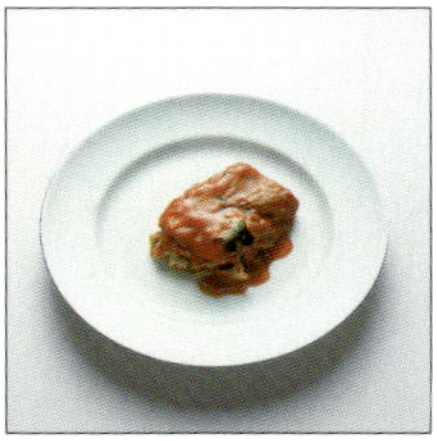

F	15
KH	2
E	15
W	66

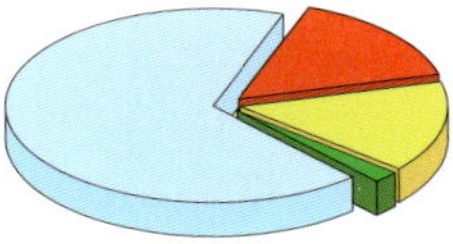

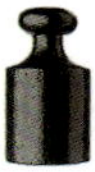

204 kcal

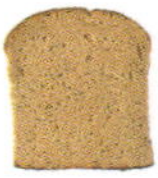

0 KE

103 100 g Aal, geräuchert

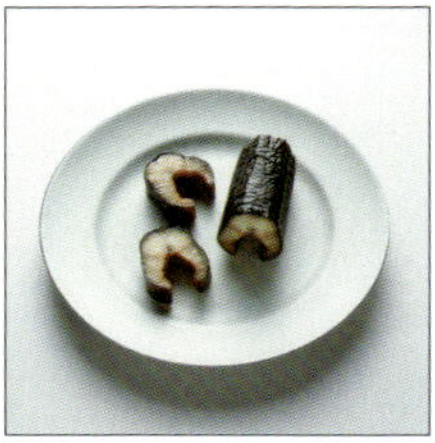

F	27
KH	0
E	18
W	53

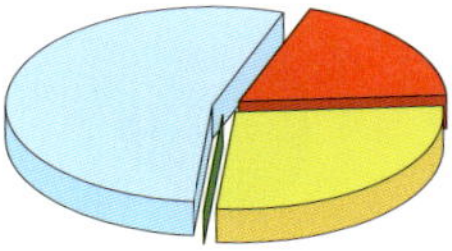

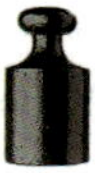

313 kcal

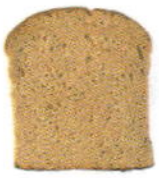

0 KE

Tipps | **Phosphor** | **Kalium**

Bismarckhering enthält wesentlich weniger Kalium und Phosphor als z.B. Salz- oder Brathering

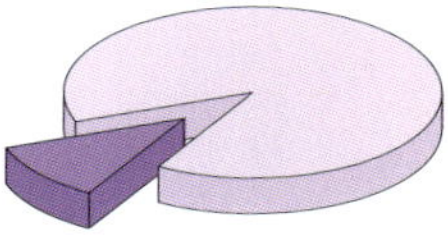

11 %

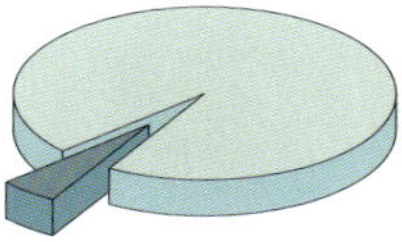

4 %

24 % = 2,4 g

---

viel Fett = ↑ kcal

hoher Salzgehalt macht durstig

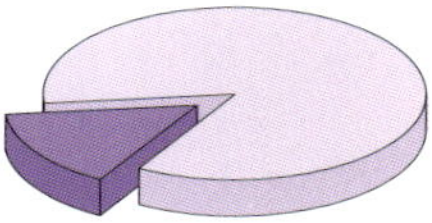

15 %

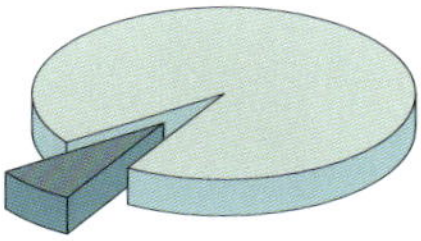

7 %

65 % = 6,5 g

---

hoher Salzgehalt macht durstig

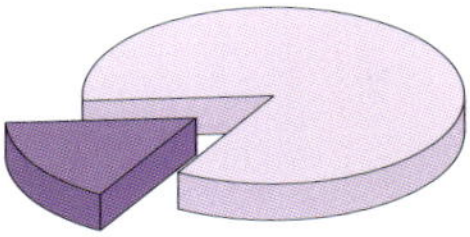

16 %

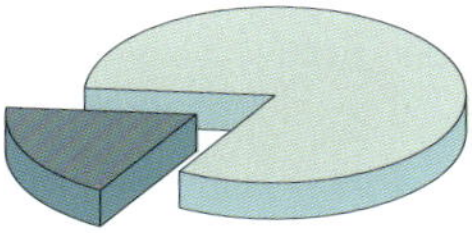

18 %

13 % = 1,3 g

---

viel Fett = ↑ kcal

hoher Salzgehalt macht durstig

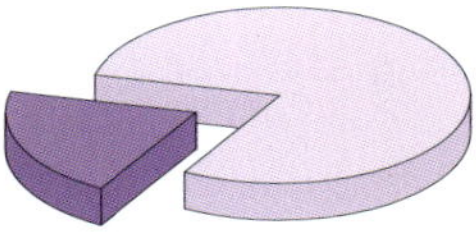

21 %

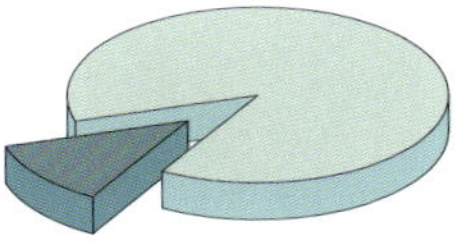

12 %

13 % = 1,3 g

	Nährstoffe	kcal	KE

104 150 g Bückling, geräuchert

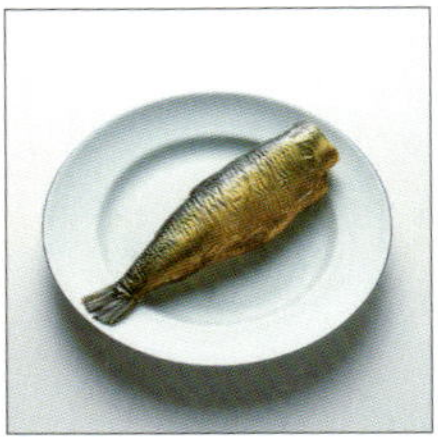

F	23
KH	0
E	32
W	93

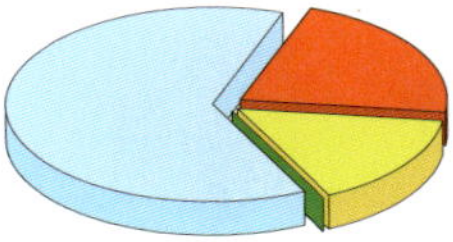

336 kcal **0** KE

105 140 g Heilbutt, geräuchert

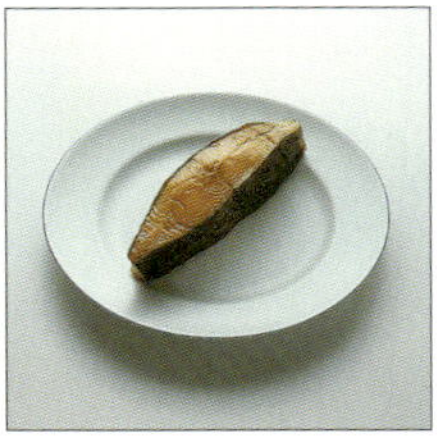

F	24
KH	0
E	24
W	90

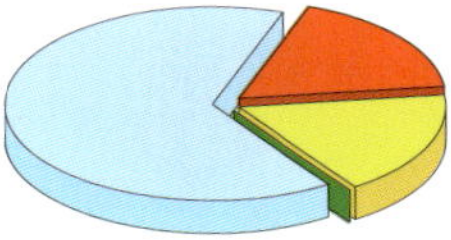

312 kcal **0** KE

106 30 g Lachs, geräuchert

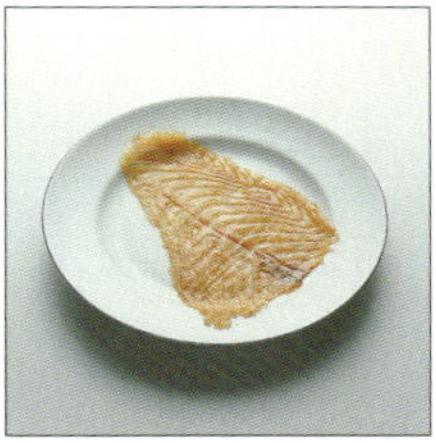

F	6
KH	0
E	9
W	15

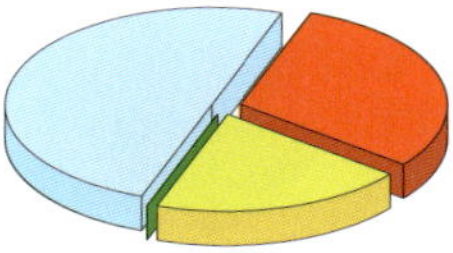

86 kcal **0** KE

107 100 g Makrele, geräuchert

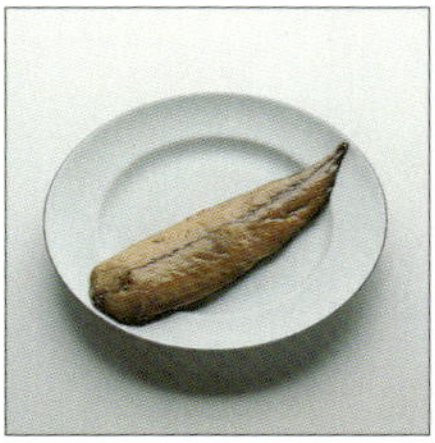

F	16
KH	0
E	21
W	62

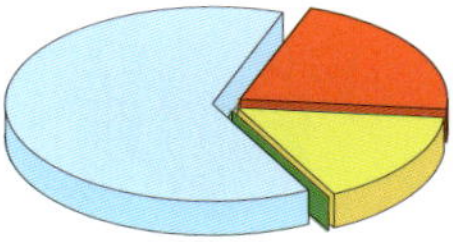

222 kcal **0** KE

Tipps	Phosphor	Kalium
eiweißreich phosphor- und kaliumreich hoher Salzgehalt macht durstig 26 % = 2,6 g	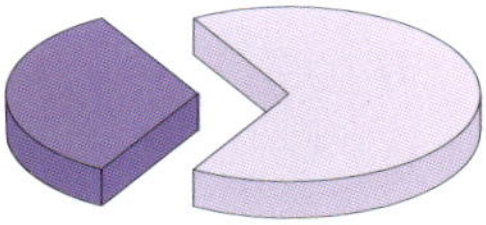 **32 %**	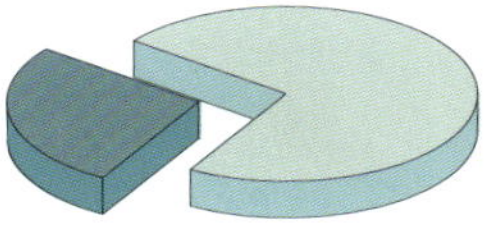 **26 %**
geräuchert mehr Kalium und Kalorien, weniger Phosphor 15 % = 1,5 g	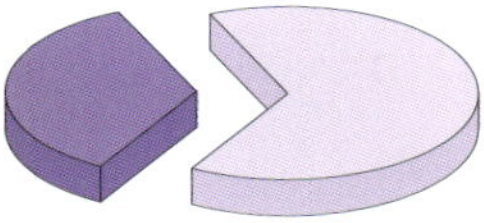 **35 %**	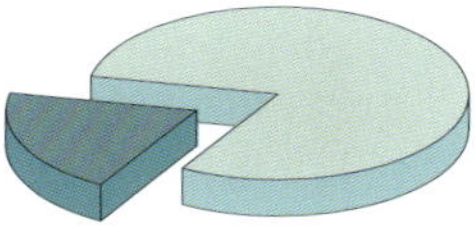 **19 %**
mehr Kalium, Phosphor und Kalorien als geräucherter Seelachs 14 % = 1,4 g	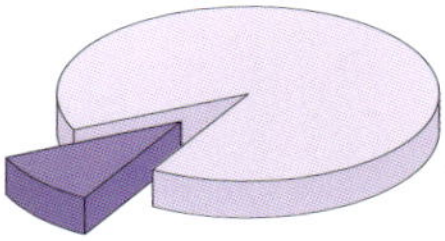 **10 %**	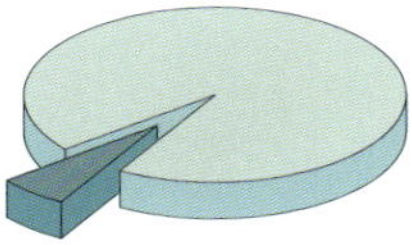 **7 %**
geräuchert mehr Kalium 7 % = 0,7 g	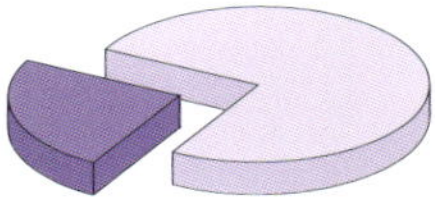 **20 %**	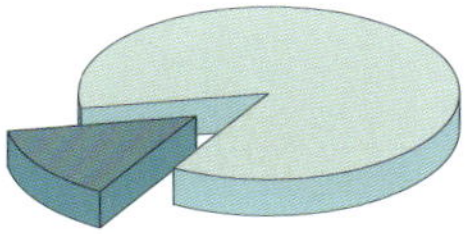 **14 %**

Nährstoffe | kcal | KE

108 25 g Sardinen

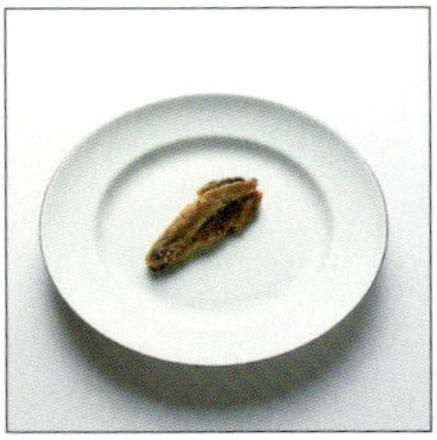

F	4
KH	0
E	6
W	14

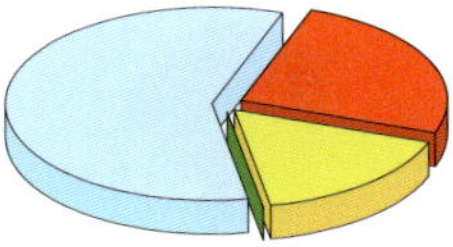

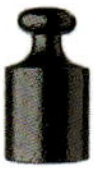

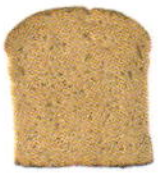

56 kcal

0 KE

109 100 g Schillerlocken

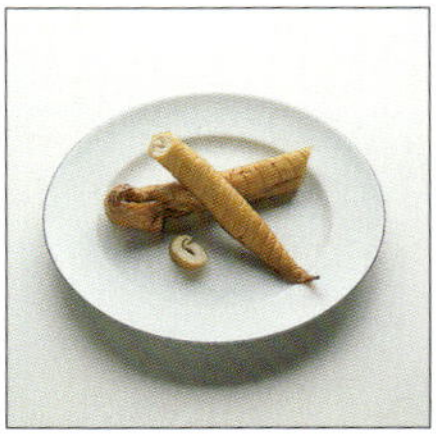

F	24
KH	0
E	21
W	53

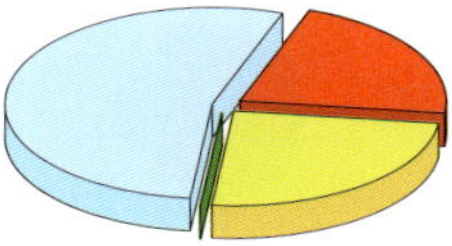

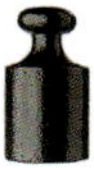

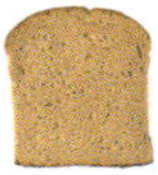

300 kcal

0 KE

110 75 g Thunfisch (in Öl)

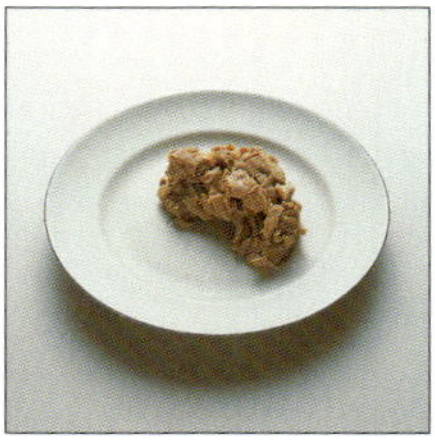

F	16
KH	0
E	18
W	39

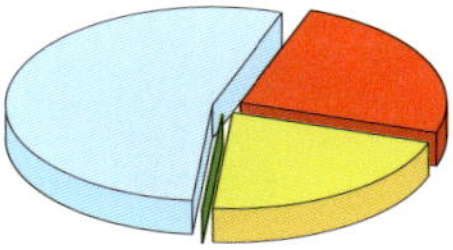

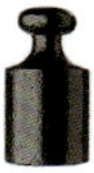

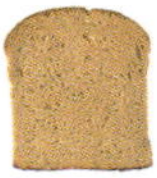

212 kcal

0 KE

Tipps | **Phosphor** | **Kalium**

als Konserve extrem salzhaltig

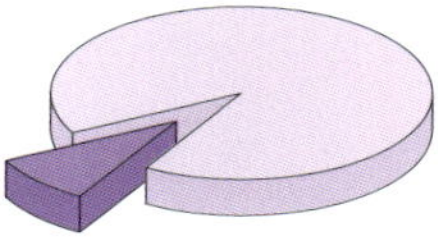

9 %

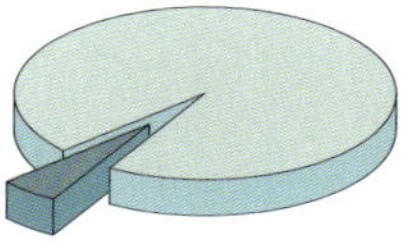

5 %

3 % = 0,3 g

viel Fett = ↑ kcal

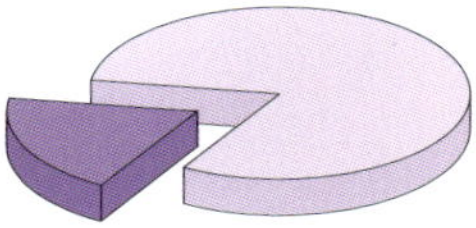

19 %

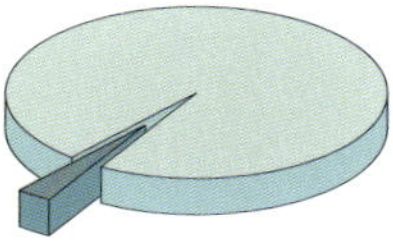

3 %

18 % = 1,8 g

viel Fett = ↑ kcal

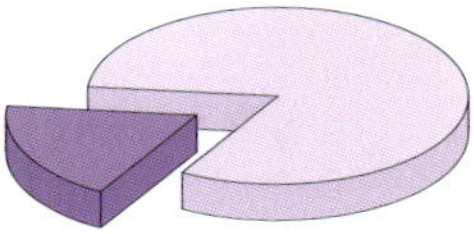

18 %

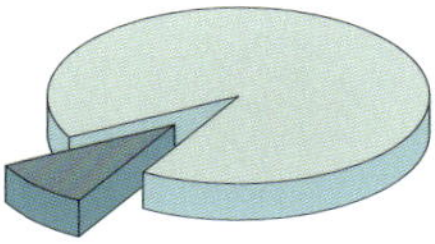

9 %

7 % = 0,7 g

Nährstoffe | kcal | KE

111 200 g Blumenkohl, gekocht

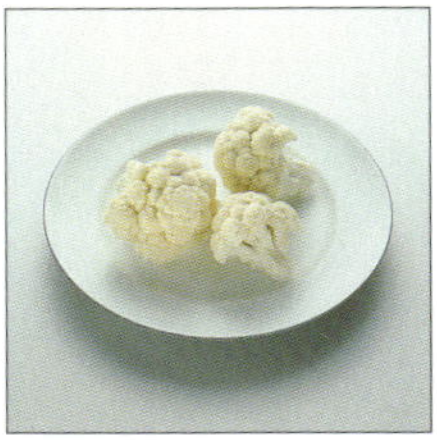

F	0,4
KH	5
E	5
W	186

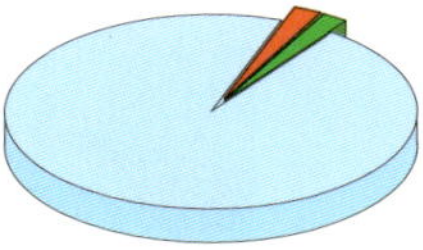

36 kcal

0 KE

112 200 g Broccoli, gekocht

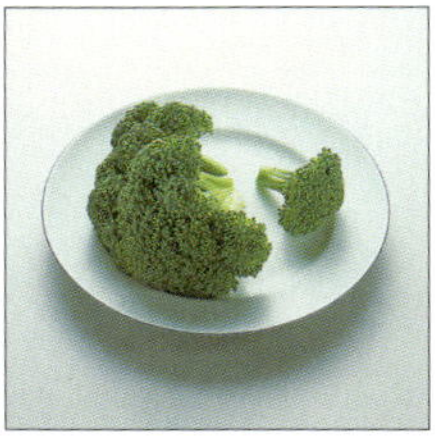

F	0,4
KH	4
E	6
W	183

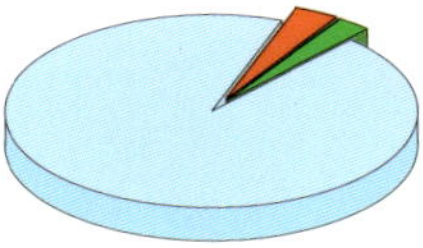

44 kcal

0 KE

113 150 g Rosenkohl, gekocht

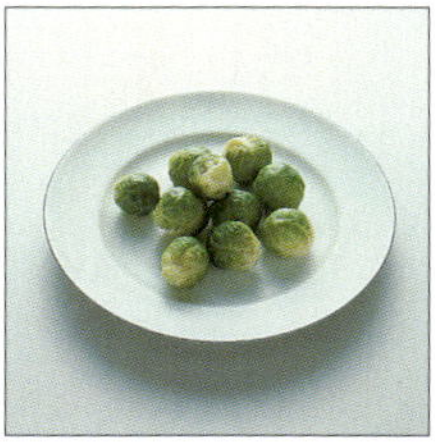

F	0,8
KH	4
E	6
W	132

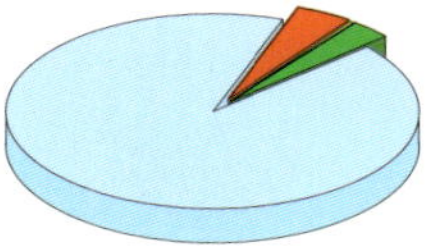

47 kcal

0 KE

114 150 g Erbsen, frisch, gekocht

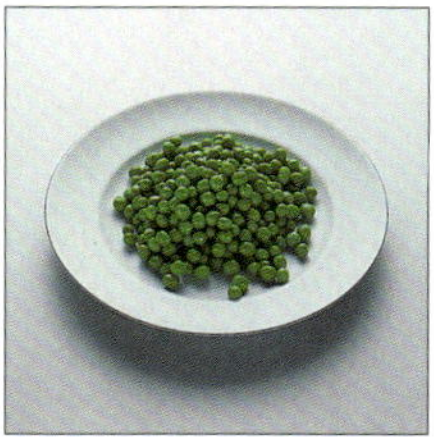

F	0,8
KH	16
E	8
W	122

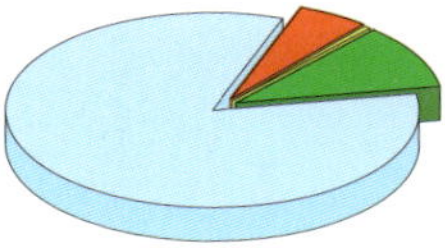

102 kcal

0 KE

Tipps	Phosphor	Kalium

kaliumreich

TIPP wässern oder als TK-Gemüse für einen Auflauf separat kochen

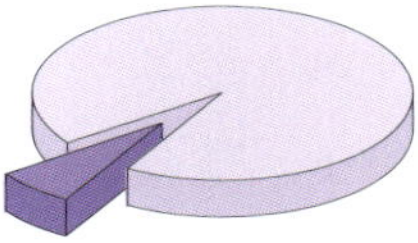

7 %

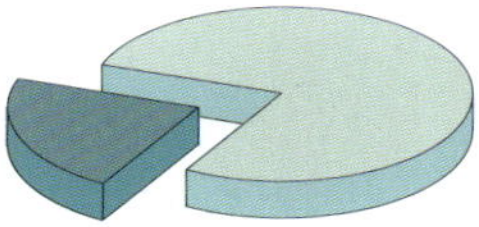

22 %

1 % = 0,1 g

kalium- und phosphorreich

TIPP wässern oder als TK-Gemüse. für einen Auflauf separat kochen.

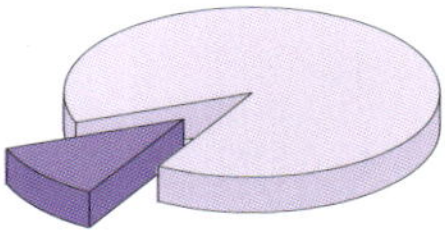

11 %

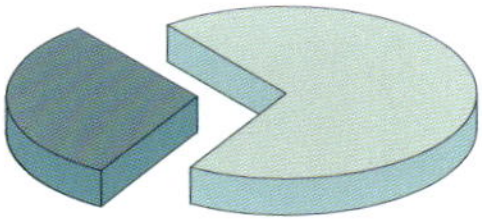

32 %

1 % = 0,1 g

kalium- und phosphorreich

TIPP wässern oder als TK-Gemüse. woanders einsparen.

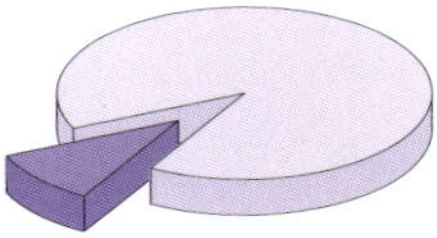

10 %

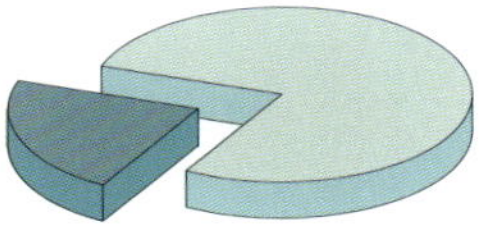

22 %

in Spuren = 0,0 g

kalium- und phosporreich

TIPP günstiger sind tiefgefrorene Erbsen oder Erbsen aus der Konserve

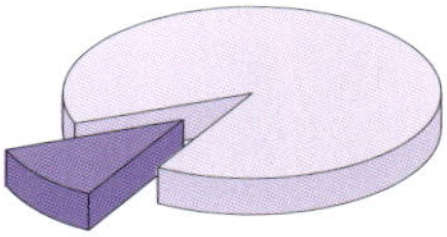

11 %

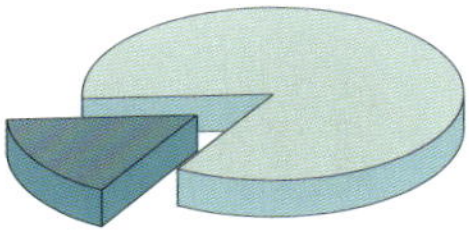

16 %

in Spuren = 0,0 g

Nährstoffe | kcal | KE

115 150 g Erbsen (Konserve)

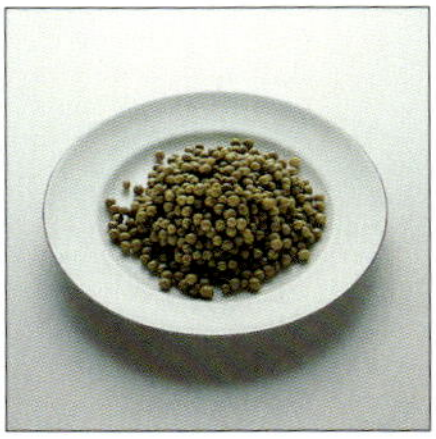

F	0,6
KH	13
E	5
W	126

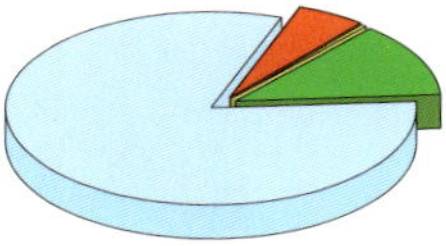

78 kcal **0** KE

116 150 g Möhren (Konserve)

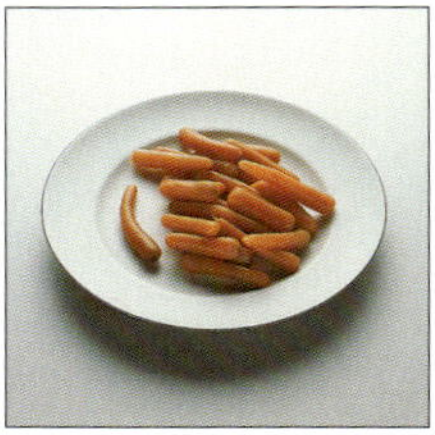

F	0,5
KH	5
E	1
W	137

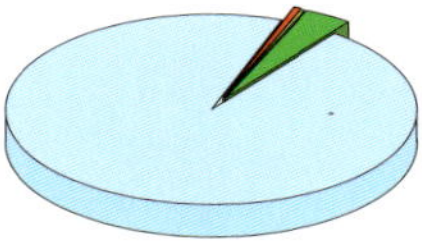

30 kcal **0** KE

117 150 g Erbsen + Möhren (Konserve)

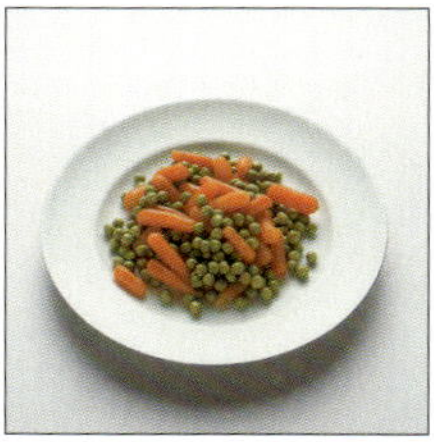

F	0,6
KH	10
E	4
W	128

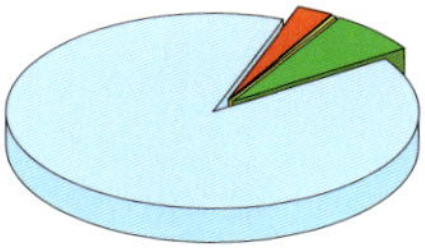

72 kcal **0** KE

118 150 g Möhren

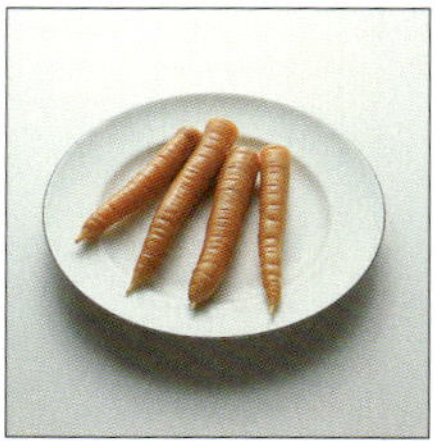

F	0,3
KH	7
E	2
W	132

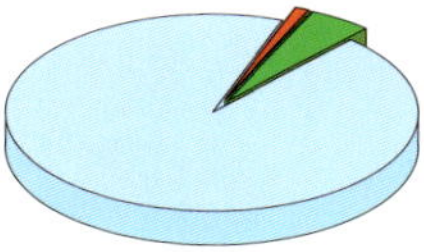

38 kcal **0** KE

Tipps	Phosphor	Kalium
phosphorreich 8 % = 0,8 g	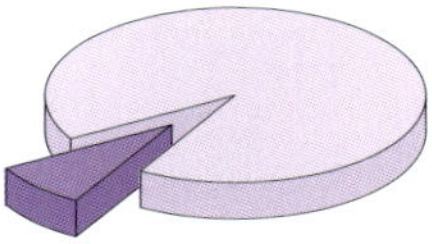 8 %	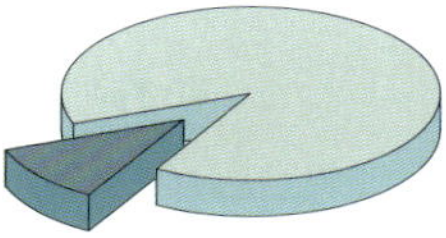 11 %
als Konservengemüse halb soviel Kalium wie die vergleichbare frische Menge 8 % = 0,8 g	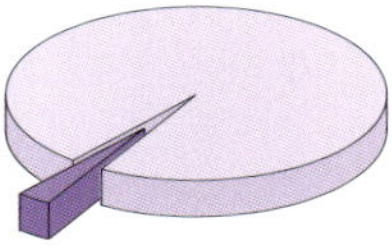 3 %	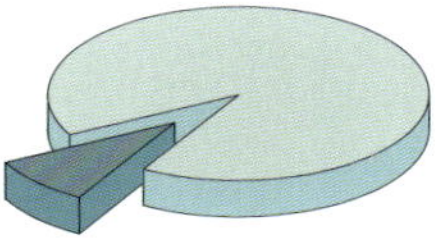 9 %
kaliumärmer als frisches Gemüse, Aufgusswasser nicht weiterverwenden 5 % = 0,5 g	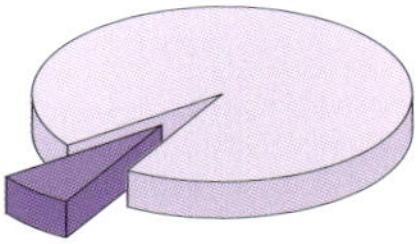 7 %	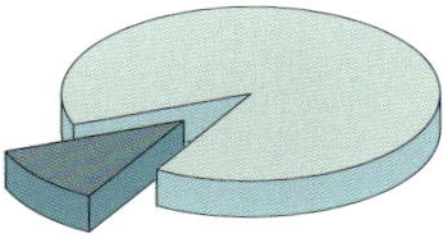 10 %
kaliumreich **TIPP** gekocht 8 % weniger Kalium, bei Rohkost woanders einsparen 2 % = 0,2 g	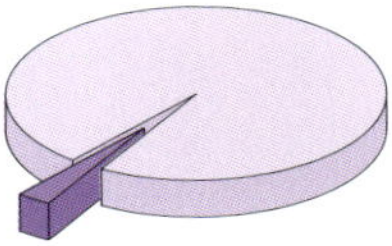 4 %	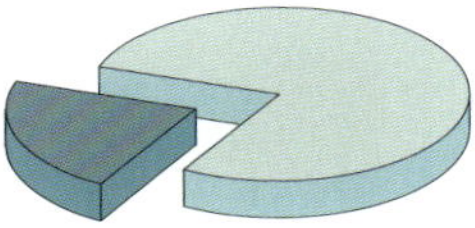 22 %

Nährstoffe | kcal | KE

119 200 g Spargel, gekocht

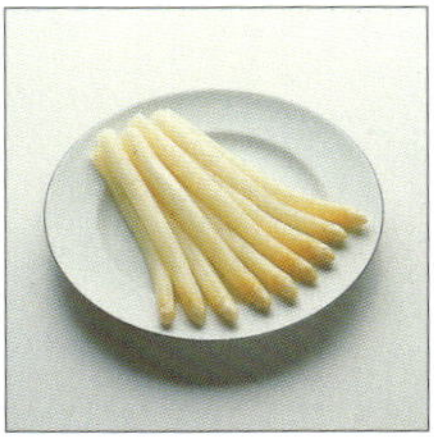

F	0,2
KH	2
E	3
W	190

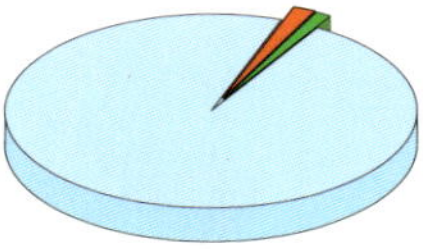

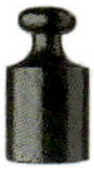

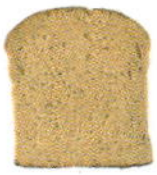

26 kcal **0** KE

120 150 g Bohnen, grün, gekocht

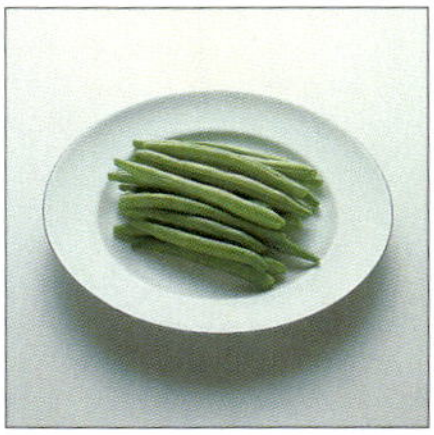

F	0,4
KH	5
E	4
W	133

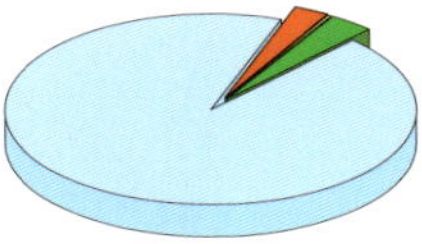

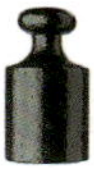

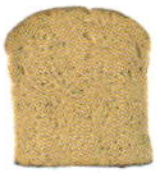

38 kcal **0** KE

121 150 g Spinat, gekocht

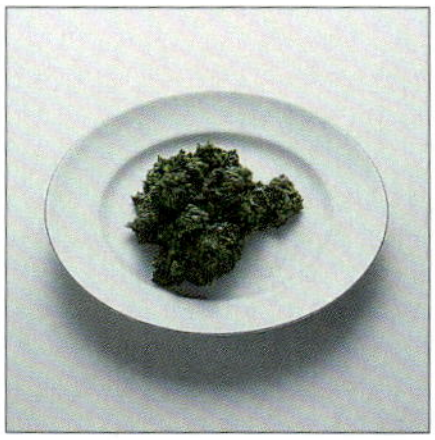

F	0,5
KH	1
E	3
W	141

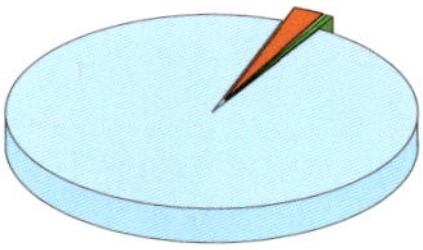

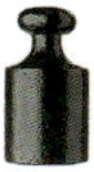

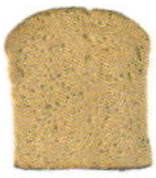

18 kcal **0** KE

122 150 g Grünkohl, gekocht

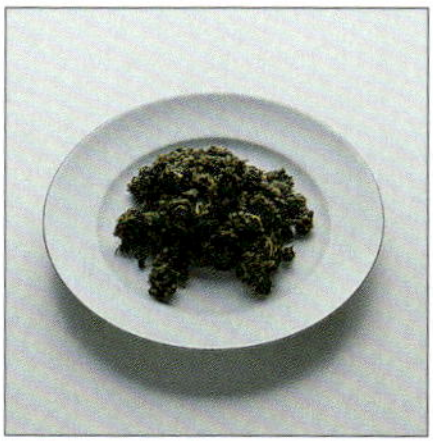

F	1
KH	1
E	7
W	132

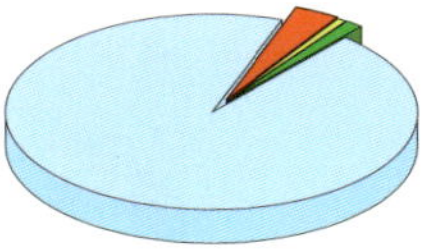

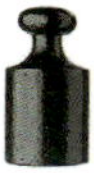

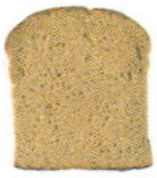

42 kcal **0** KE

Tipps | **Phosphor** | **Kalium**

kein Unterschied im Kaliumgehalt zwischen frisch zubereitetem Spargel und Spargel aus der Konserve

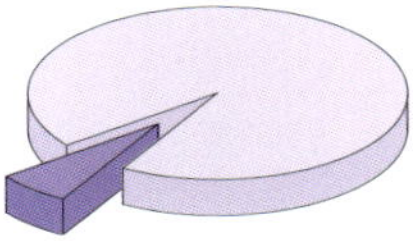

6 %

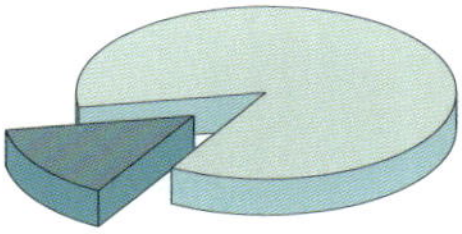

14 %

in Spuren = 0,0 g

Bohnen aus der Konserve sind vergleichbar

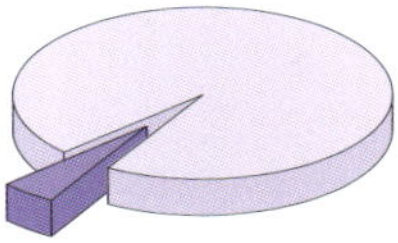

5 %

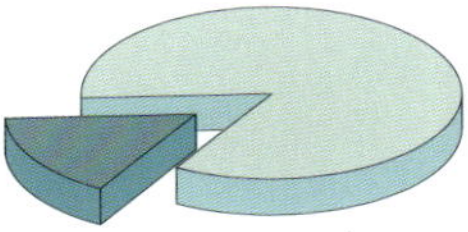

16 %

in Spuren = 0,0 g

---

kaliumreich

TIPP tiefgefrorenen Spinat nehmen, Auftauflüssigkeit nicht verwenden

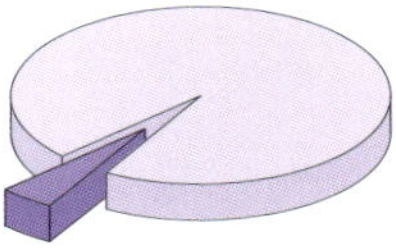

5 %

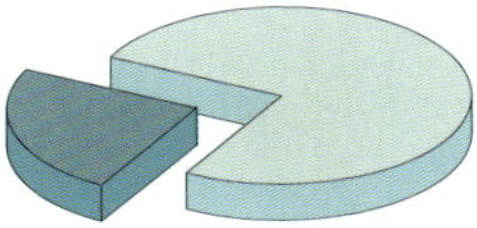

24 %

2 % = 0,2 g

---

kaliumreich

TIPP tiefgefrorenen Grünkohl nehmen, Auftauflüssigkeit nicht verwenden

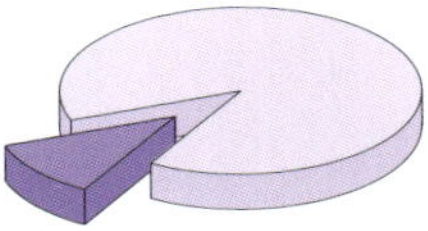

11 %

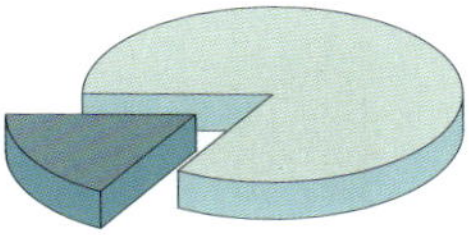

23 %

in Spuren = 0,0 g

	Nährstoffe	kcal	KE

123 150 g Rotkohl (Konserve)

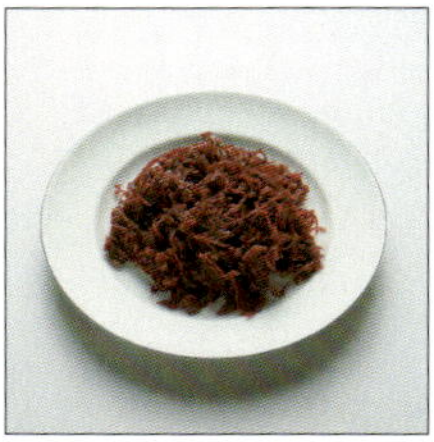

F	0,2
KH	7
E	2
W	136

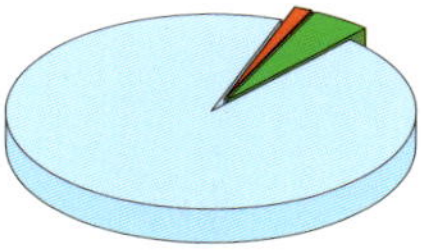

36 kcal **0** KE

124 150 g Sauerkraut (Konserve)

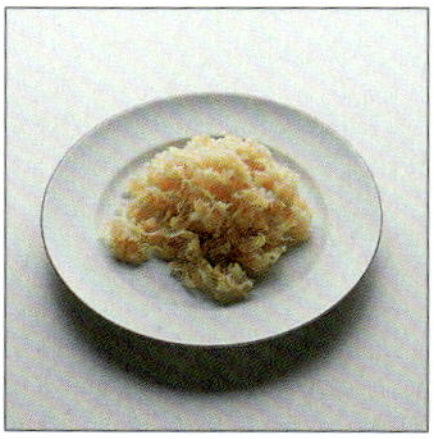

F	0,3
KH	2
E	1
W	141

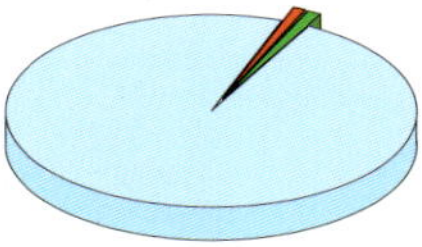

15 kcal **0** KE

125 150 g (180 g) Kohlrabi

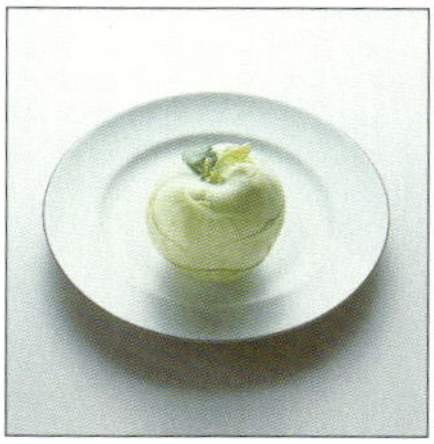

F	0,2
KH	6
E	3
W	137

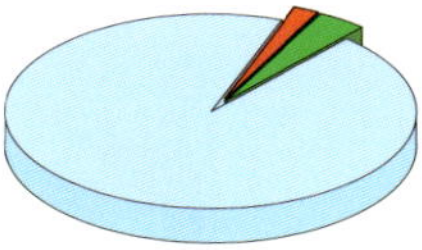

36 kcal **0** KE

126 100 g Weißkohl

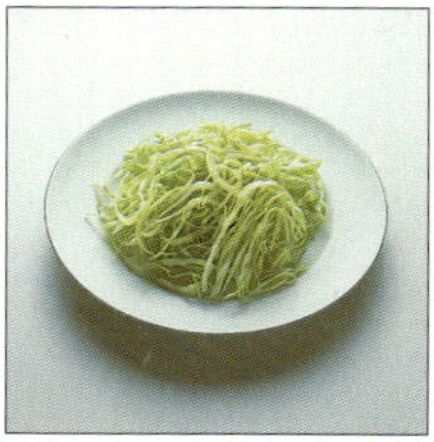

F	0,2
KH	4
E	1
W	92

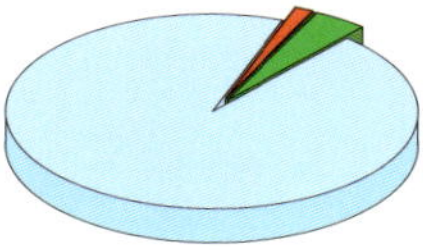

25 kcal **0** KE

Tipps	Phosphor	Kalium

kaliumreich

TIPP woanders einsparen

frisch zubereitet nicht so hoher Salzgehalt

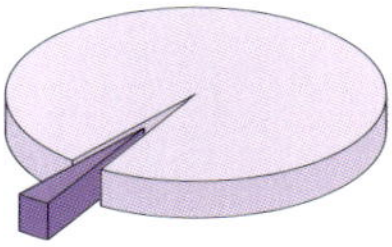

3 %

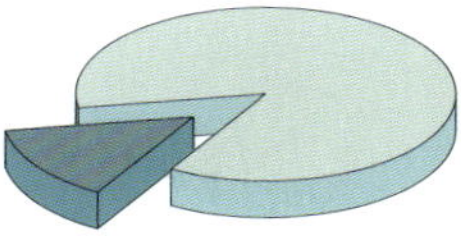

14 %

17 % = 1,7 g

kaliumreich

TIPP woanders einsparen

frisches Sauerkraut hat fast doppelt soviel Kalium

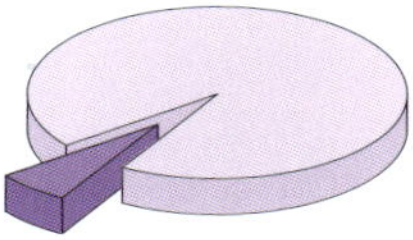

6 %

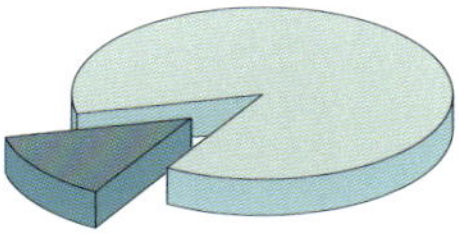

13 %

19 % = 1,9 g

kaliumreich

TIPP gegart 8 % weniger Kalium

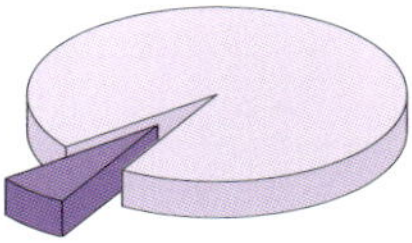

6 %

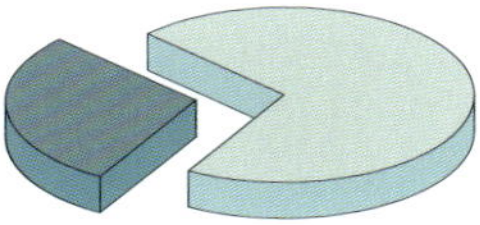

29 %

1 % = 0,1 g

TIPP gegart 3 % weniger Kalium

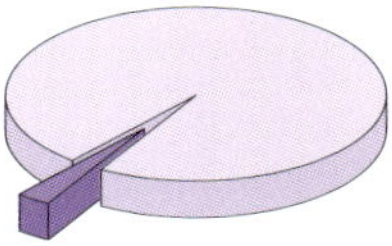

3 %

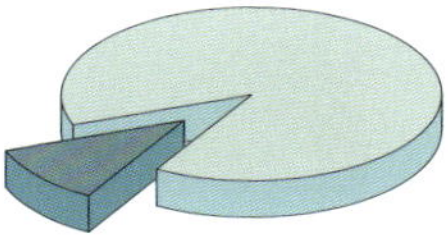

11 %

in Spuren = 0,0 g

Nährstoffe | kcal | KE

127 100 g Krautsalat

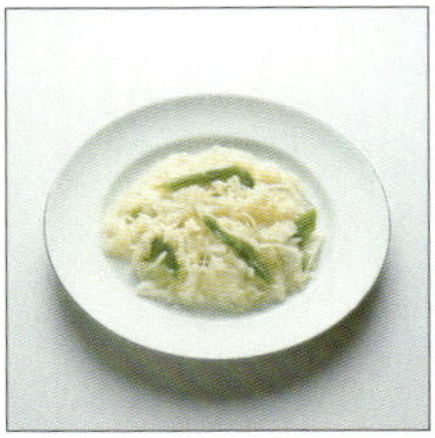

F	4
KH	3
E	1
W	89

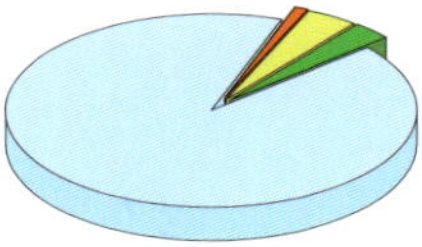

57 kcal **0** KE

128 100 g Lauch/Porree

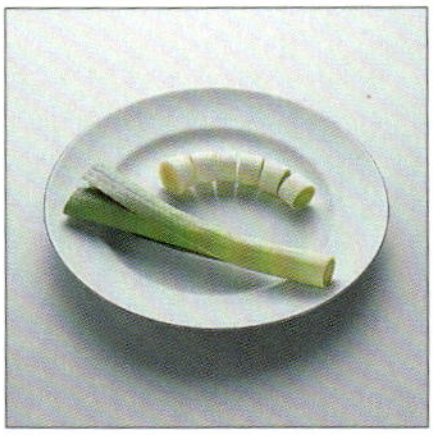

F	0,3
KH	3
E	2
W	89

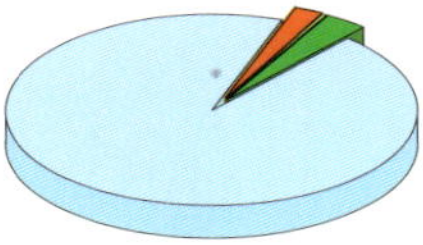

24 kcal **0** KE

129 40 g Zwiebel

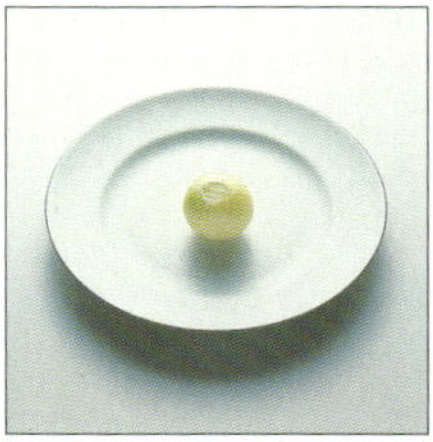

F	0,1
KH	2
E	0,5
W	35

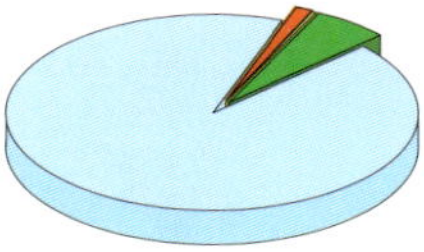

12 kcal **0** KE

130 100 g Zucchini

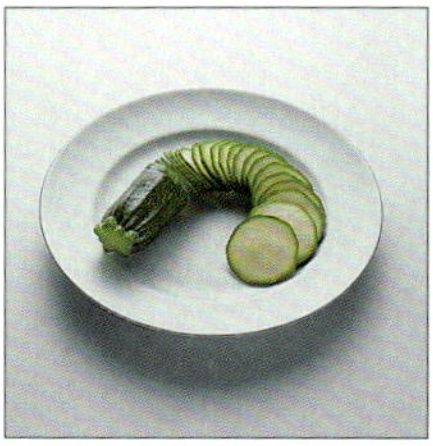

F	0,4
KH	2
E	2
W	92

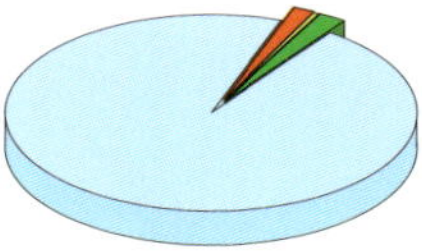

18 kcal **0** KE

Tipps	Phosphor	Kalium

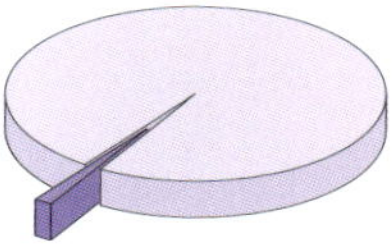

2 %

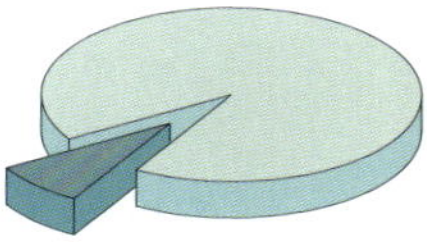

8 %

11 % = 1,1 g

gekocht nur 1 %
weniger Kalium

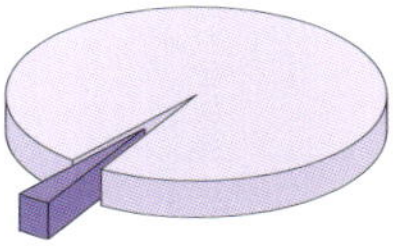

4 %

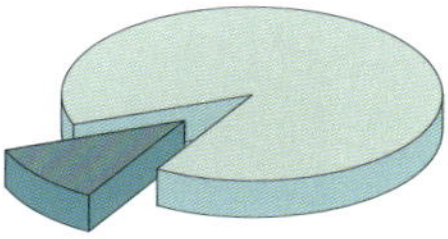

11 %

in Spuren = 0,0 g

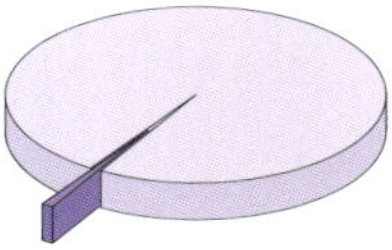

1 %

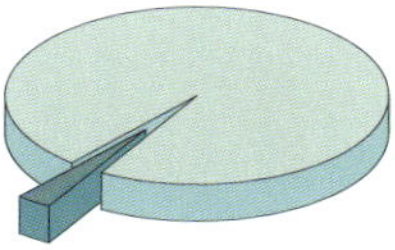

3 %

in Spuren = 0,0 g

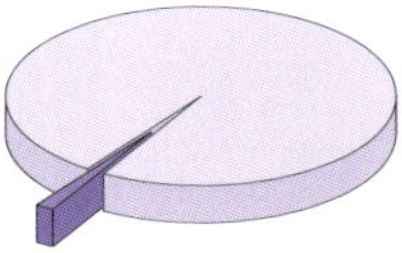

2 %

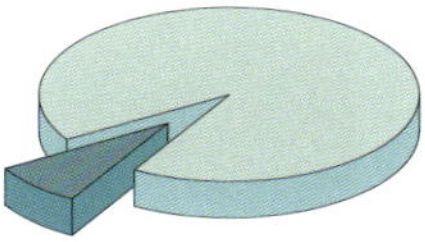

8 %

in Spuren = 0,0 g

	Nährstoffe	kcal	KE

131 150 g Paprika

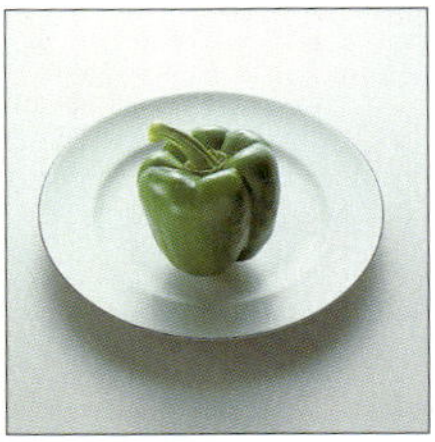

F	0,5
KH	5
E	1
W	137

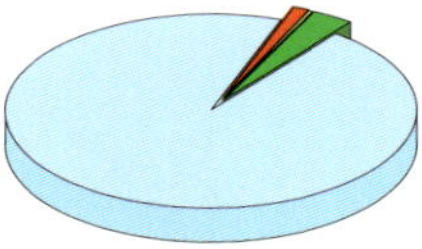

30 kcal

0 KE

132 100 g Chinakohl

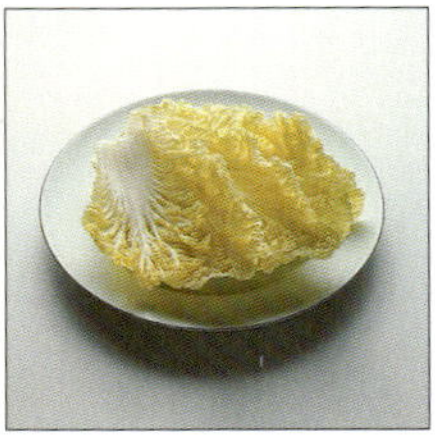

F	0,3
KH	1
E	1
W	95

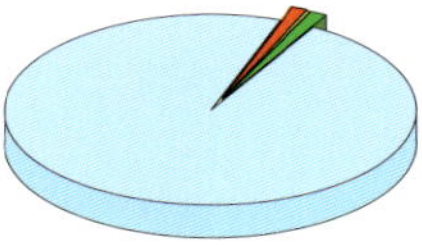

13 kcal

0 KE

133 100 g Chicoree

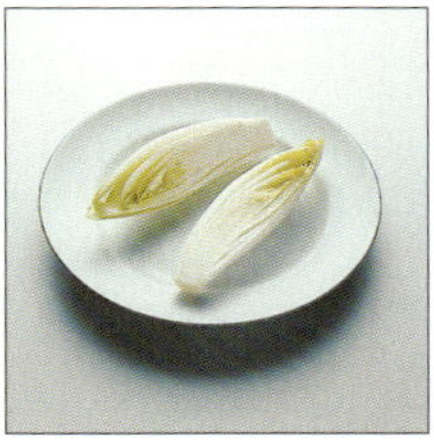

F	0,2
KH	2
E	1
W	94

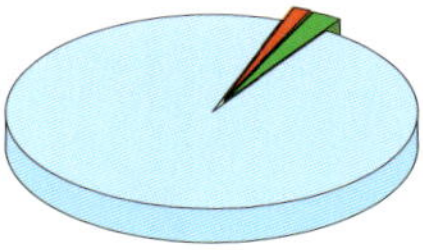

16 kcal

0 KE

134 50 g Kopfsalat

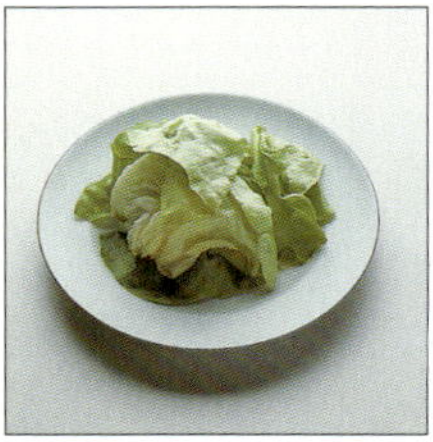

F	0,1
KH	0,6
E	0,7
W	48

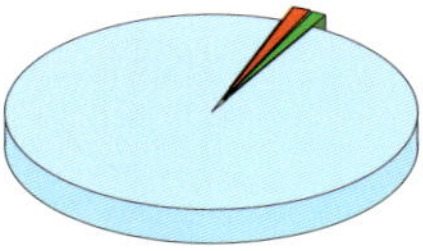

6 kcal

0 KE

Tipps	Phosphor	Kalium
kaliumreich TIPP gegart 5 % weniger Kalium in Spuren = 0,0 g	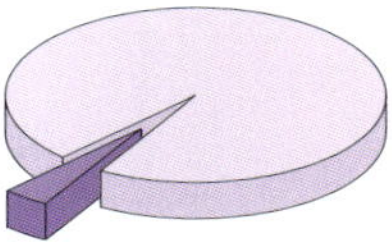 4 %	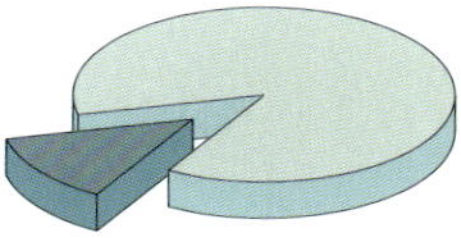 13 %
in Spuren = 0,0 g	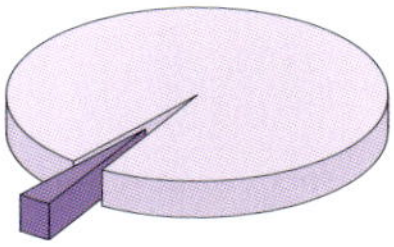 3 %	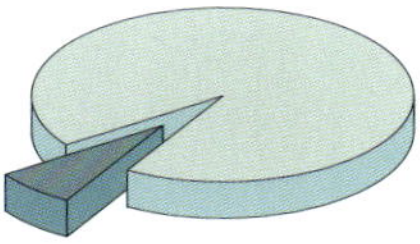 7 %
in Spuren = 0,0 g	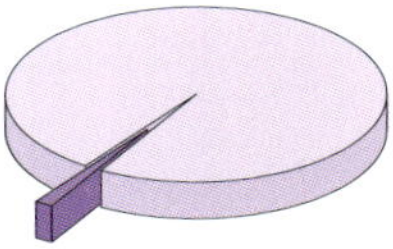 2 %	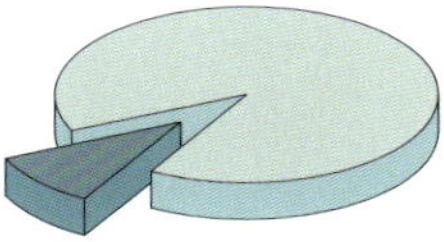 10 %
kaliumarm Endiviensalat hat doppelt soviel Kalium in Spuren = 0,0 g	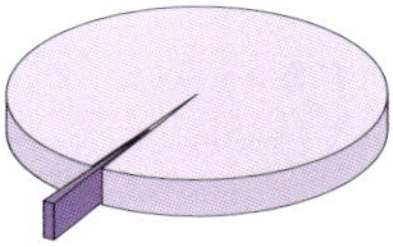 1 %	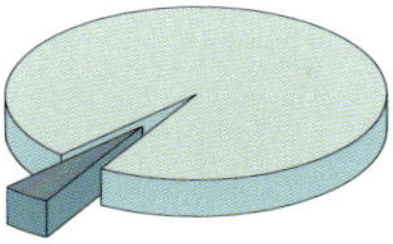 4 %

	Nährstoffe	kcal	KE

135 20 g Feldsalat, Rapunzel

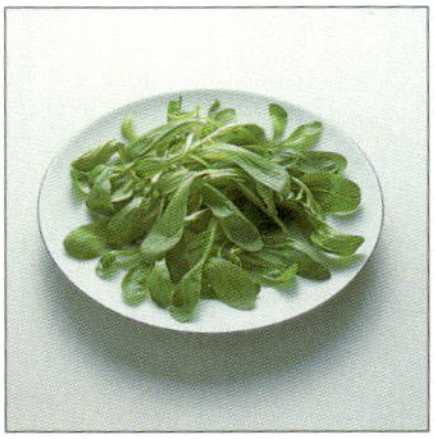

F	0
KH	0,1
E	0,4
W	19

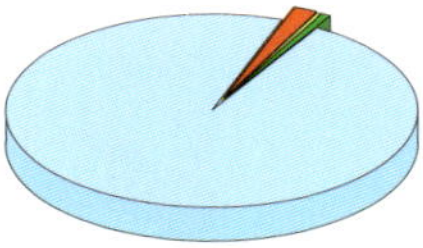

3 kcal **0** KE

136 100 g Salatgurke

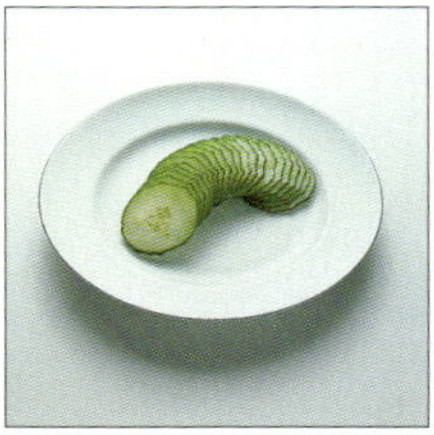

F	0,2
KH	2
E	0,6
W	97

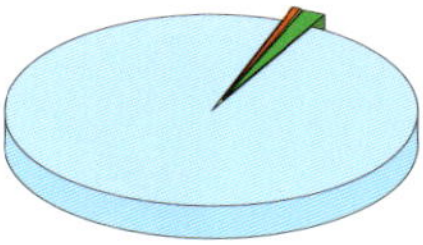

12 kcal **0** KE

137 70 g Tomate

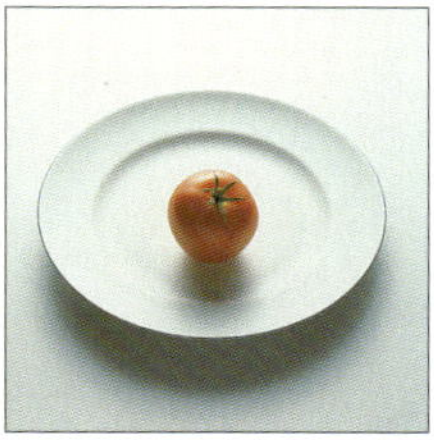

F	0,1
KH	2
E	0,7
W	66

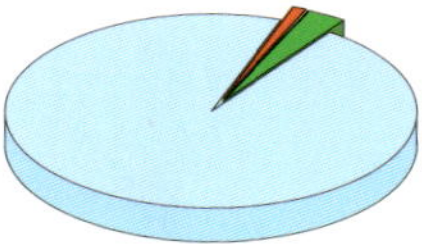

13 kcal **0** KE

138 70 g Tomate (Konserve)

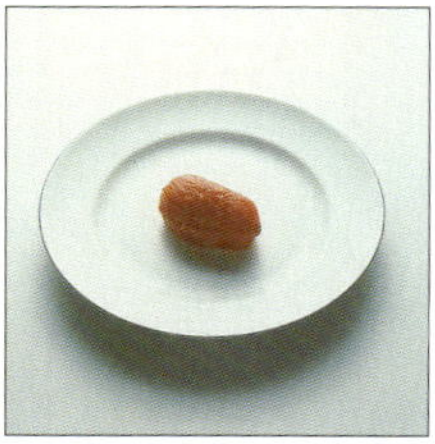

F	0,1
KH	3
E	0,7
W	66

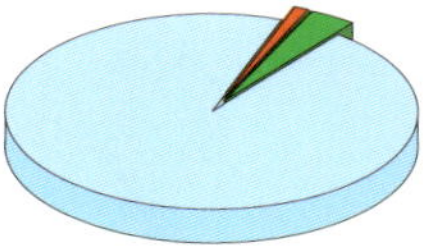

15 kcal **0** KE

Tipps	Phosphor	Kalium

kaliumarm

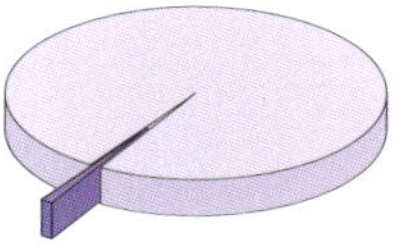

1 %

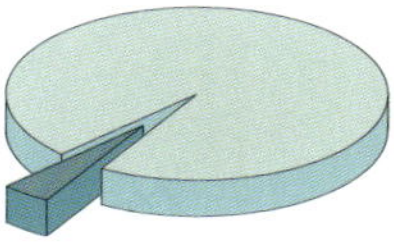

4 %

in Spuren = 0,0 g

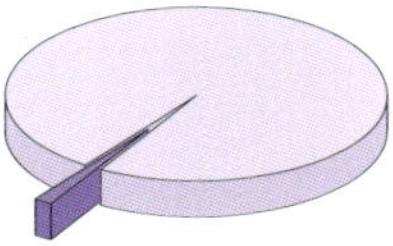

2 %

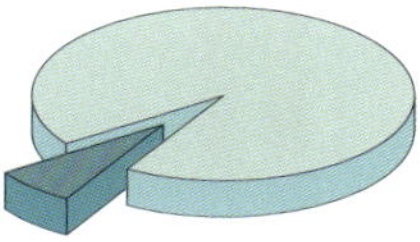

7 %

in Spuren = 0,0 g

kaliumreich

TIPP gegart weniger Kalium, zum Kochen sind Tomaten aus der Konserve günstiger

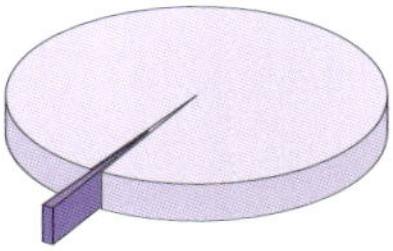

1 %

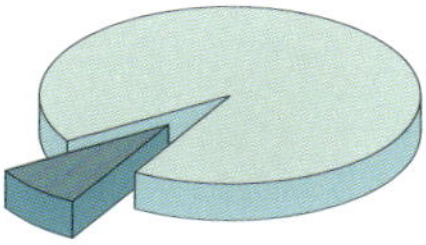

8 %

in Spuren = 0,0 g

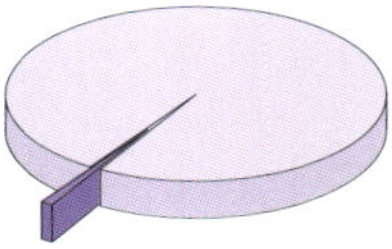

1 %

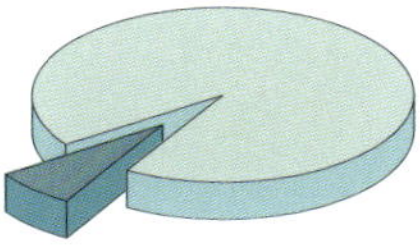

7 %

in Spuren = 0,0 g

	Nährstoffe	kcal	KE

139 50 g Mais (Konserve)

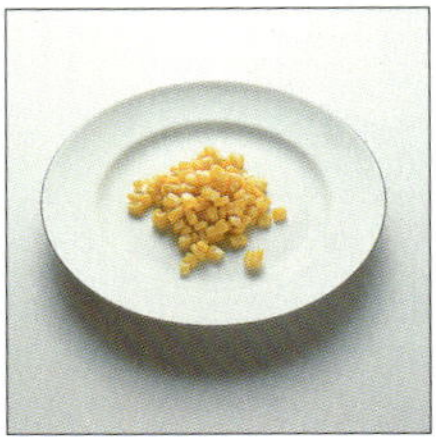

F	0,8
KH	11
E	2
W	36

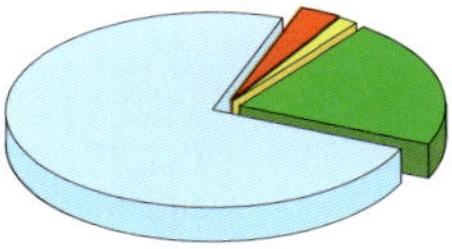

55 kcal **1** KE

140 30 g Radieschen

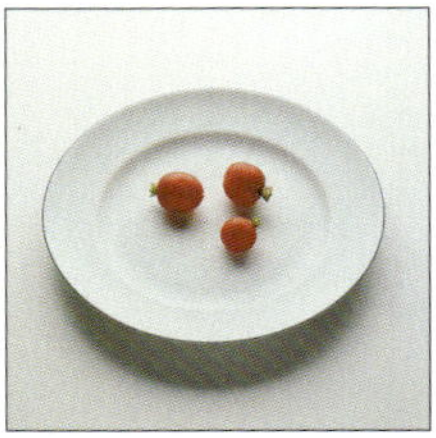

F	0
KH	0,6
E	0,3
W	28

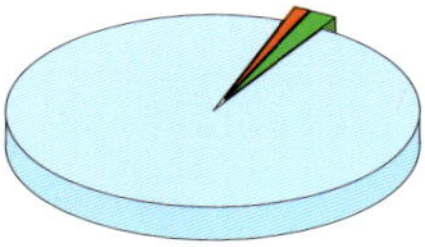

4 kcal **0** KE

141 100 g Avocado

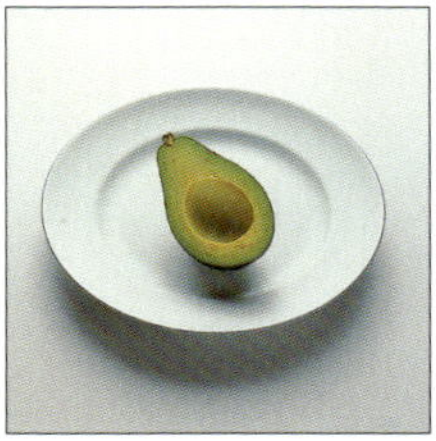

F	24
KH	0,4
E	2
W	68

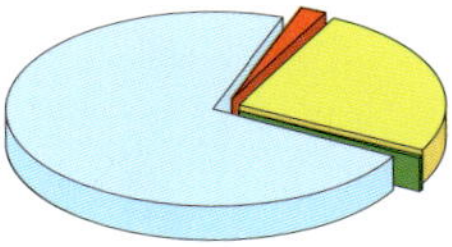

221 kcal **0** KE

142 30 g Bambussprossen (Konserve)

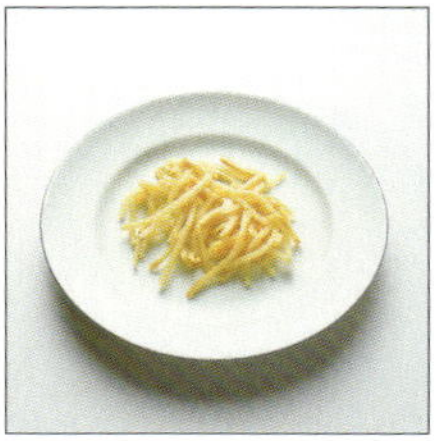

F	0,1
KH	0,2
E	0,5
W	28

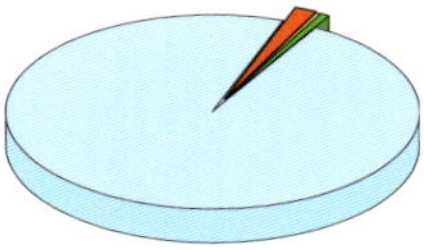

6 kcal **0** KE

Tipps	Phosphor	Kalium

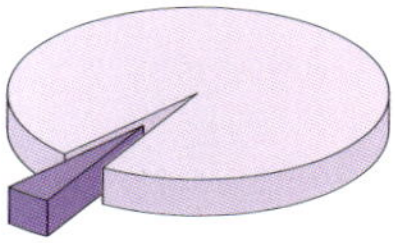

4 %

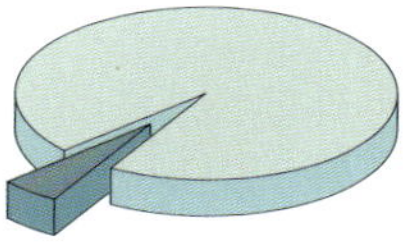

5 %

3 % = 0,3 g

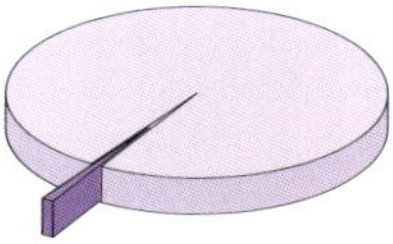

1 %

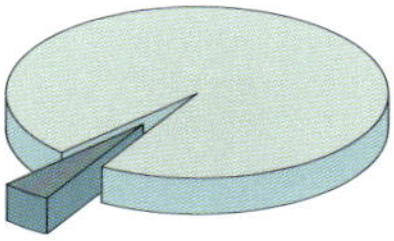

4 %

in Spuren = 0,0 g

kalium- und fettreich

TIPP woanders einsparen

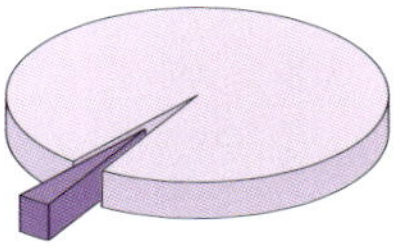

3 %

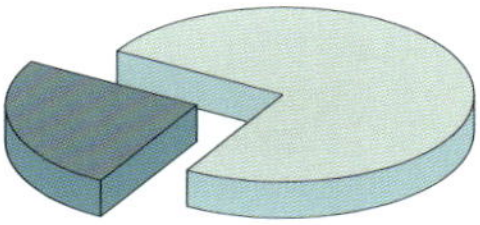

25 %

in Spuren = 0,0 g

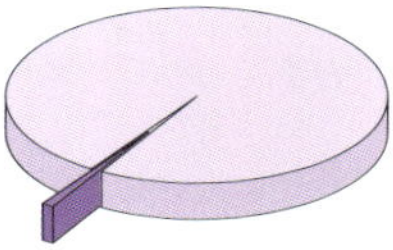

1 %

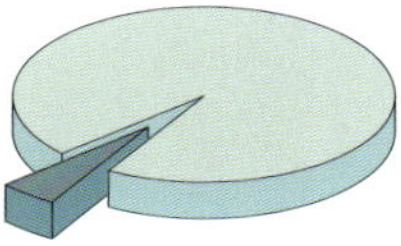

5 %

2 % = 0,2 g

Nährstoffe | kcal | KE

143 25 g Kürbis (Konserve)

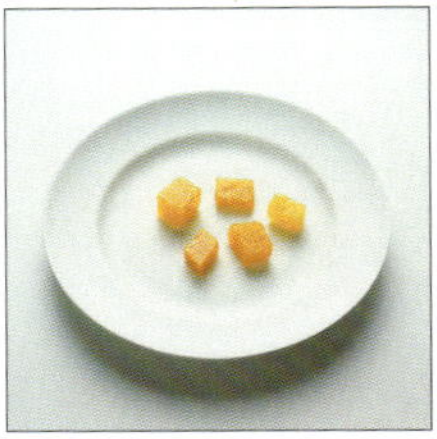

F	0
KH	0,7
E	0,3
W	24

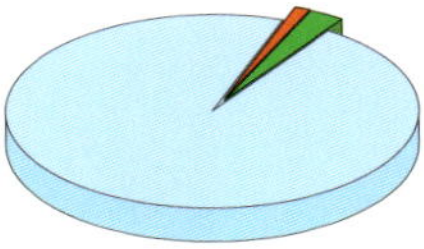

4 kcal | **0** KE

144 50 g Rote Bete (Konserve)

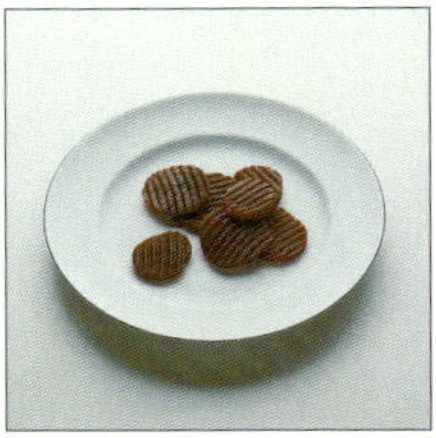

F	0
KH	2
E	0,6
W	45

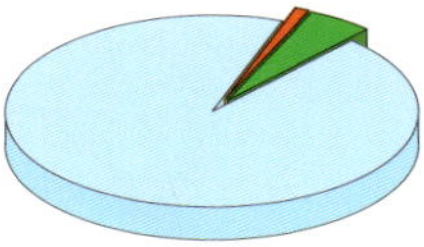

12 kcal | **0** KE

145 50 g Gewürzgurke

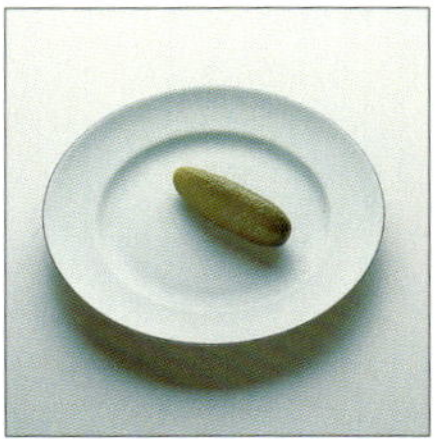

F	0,1
KH	1,3
E	0,5
W	46

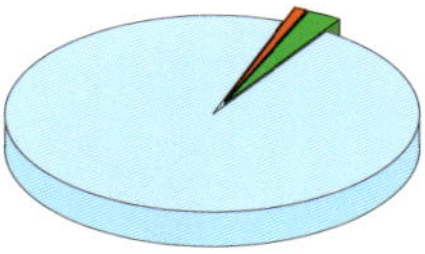

7 kcal | **0** KE

146 10 g Oliven

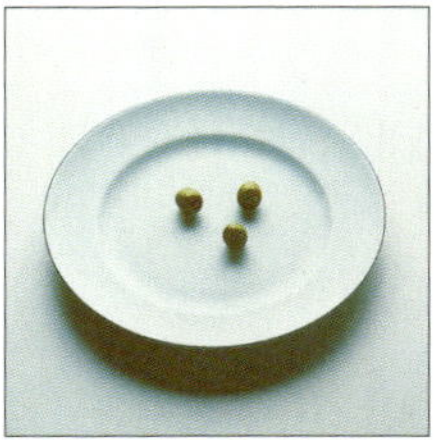

F	1
KH	0,2
E	0,1
W	8

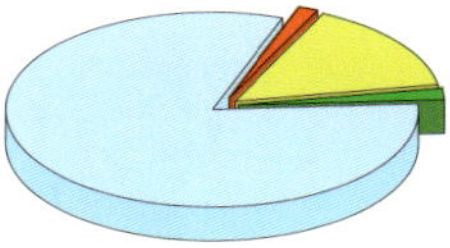

14 kcal | **0** KE

Tipps | **Phosphor** | **Kalium**

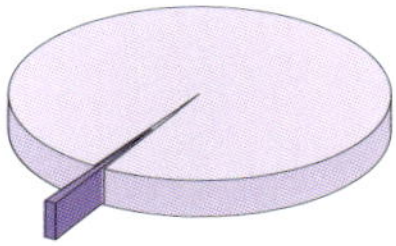

1 %

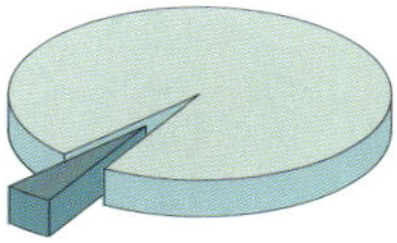

4 %

in Spuren = 0,0 g

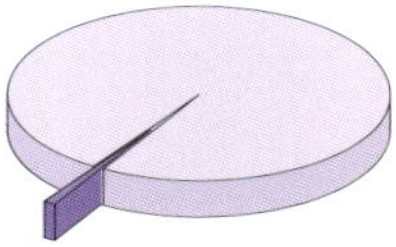

1 %

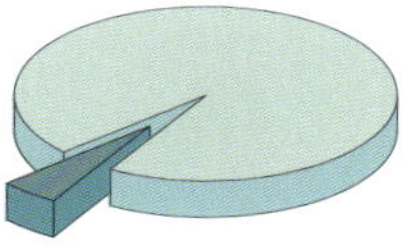

5 %

6 % = 0,6 g

Salzgurken enthalten viermal soviel Kochsalz

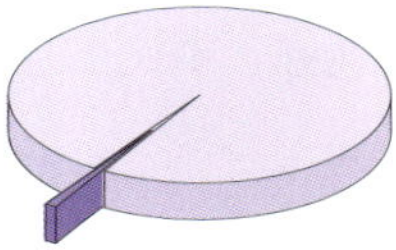

1 %

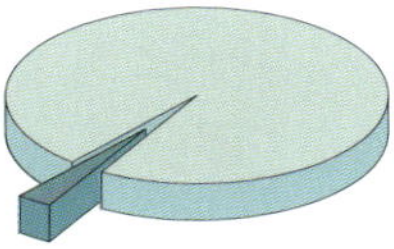

3 %

9 % = 0,9 g

---

viel Salz, macht durstig

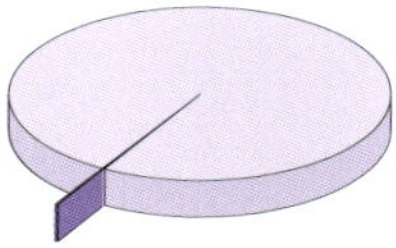

0 %

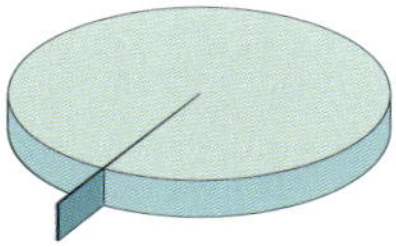

0 %

5 % = 0,5 g

Nährstoffe | kcal | KE

147 2 g Petersilie

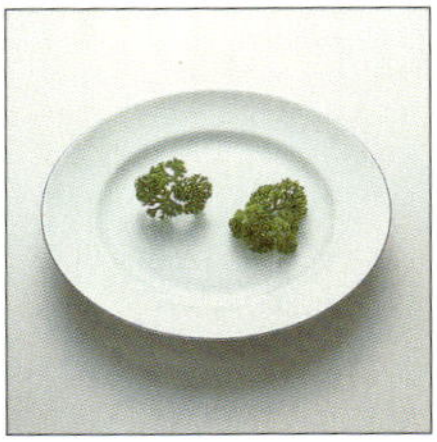

F	0
KH	0
E	0,1
W	1,6

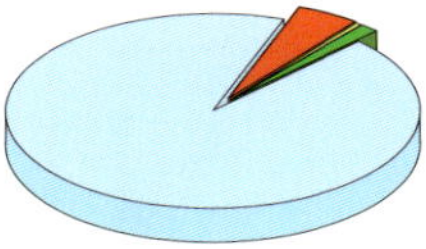

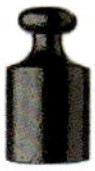

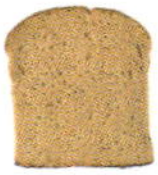

1 kcal **0** KE

148 2 g Schnittlauch

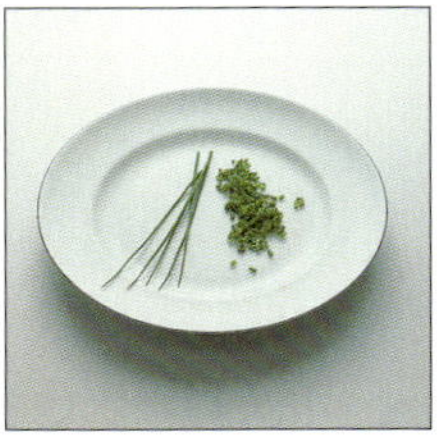

F	0
KH	0
E	0,1
W	1,7

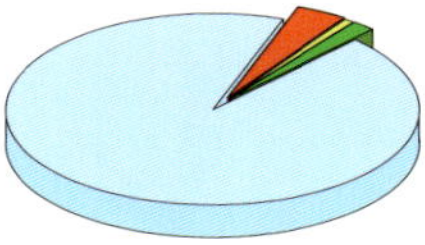

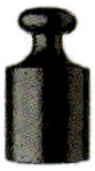

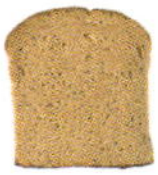

0 kcal **0** KE

149 2 g Knoblauch

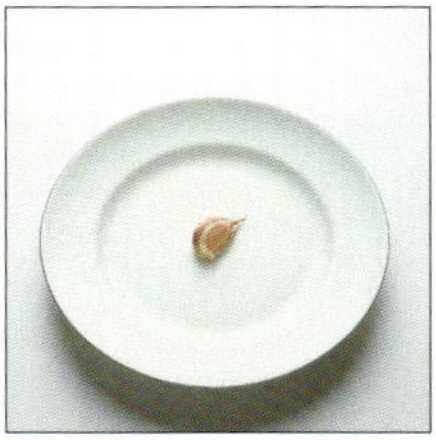

F	0
KH	0,6
E	0,1
W	1

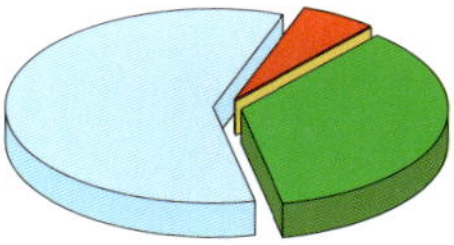

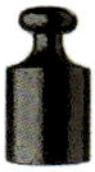

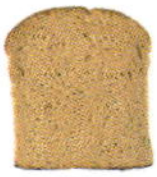

3 kcal **0** KE

Tipps	Phosphor	Kalium

kaliumarm

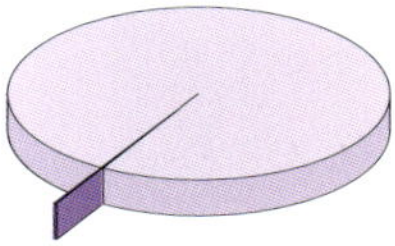

0 %

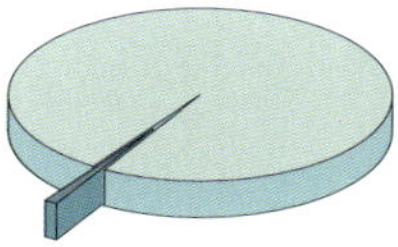

1 %

in Spuren = 0,0 g

kaliumarm

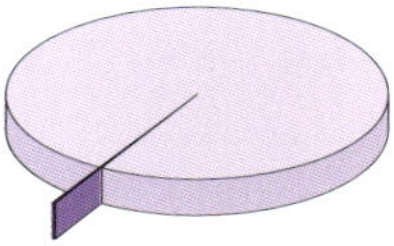

0 %

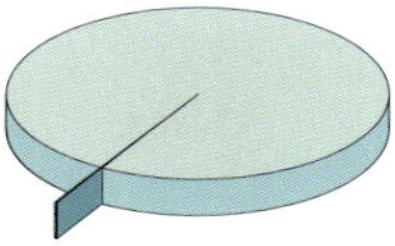

0 %

in Spuren = 0,0 g

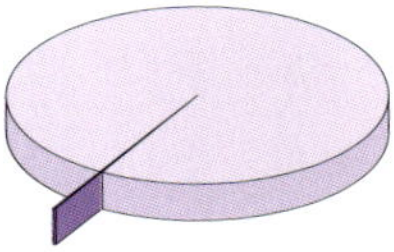

0 %

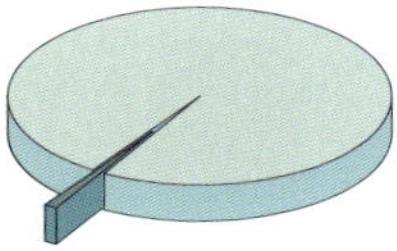

1 %

in Spuren = 0,0 g

	Nährstoffe	kcal	KE

150 150 g Champignons

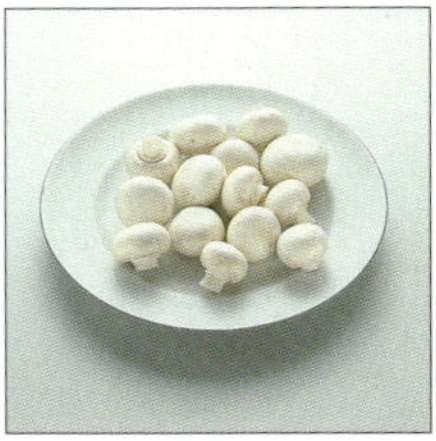

F	0,5
KH	0,9
E	4
W	140

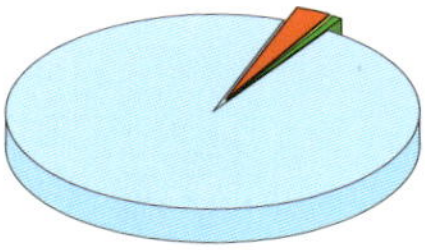

23 kcal

0 KE

151 150 g Champignons (Konserve)

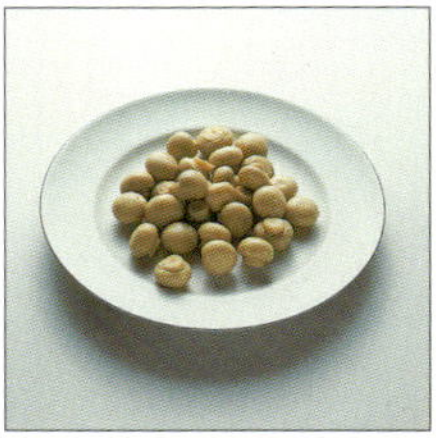

F	0,5
KH	0,9
E	3
W	141

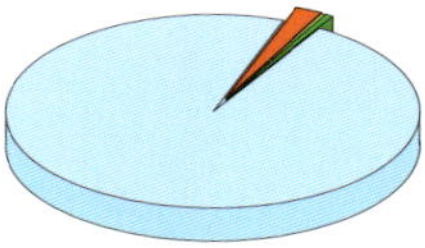

24 kcal

0 KE

152 100 g Linsen (Konserve)

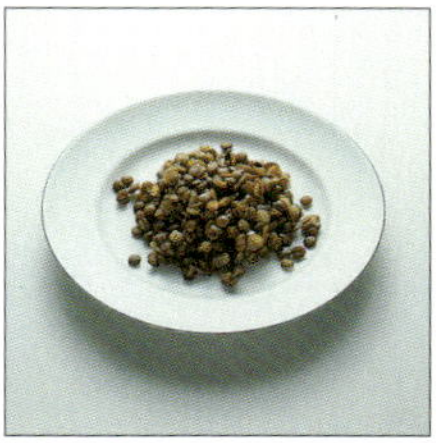

F	0,4
KH	18
E	8
W	70

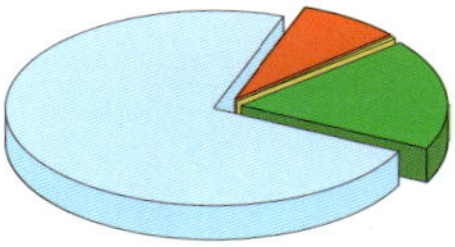

100 kcal

0 KE

Tipps | **Phosphor** | **Kalium**

besonders kalium- und phosphorreich

TIPP günstiger sind Pilze aus der Konserve

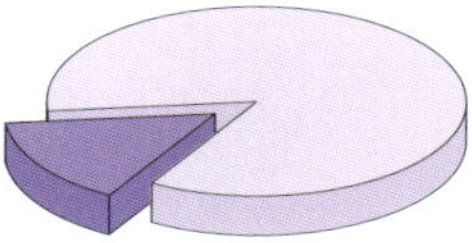

15 %

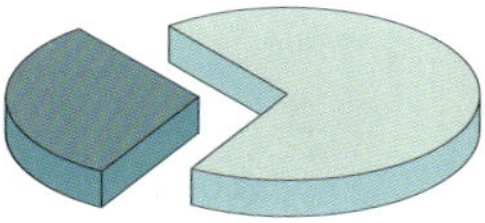

31 %

in Spuren = 0,0 g

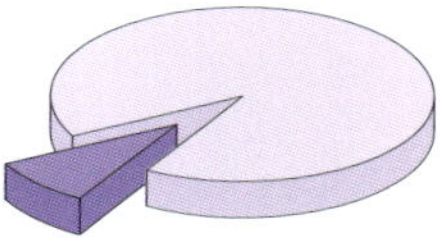

9 %

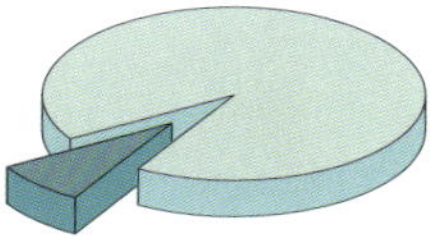

9 %

14 % = 1,4 g

TIPP Kartoffeln für Eintopf wässern und separat kochen

weitere Hülsenfrüchte siehe Anhang

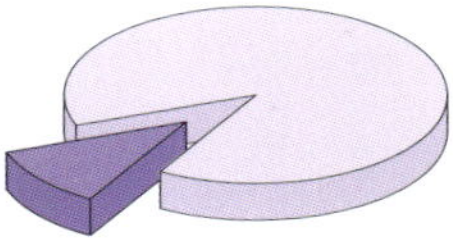

11%

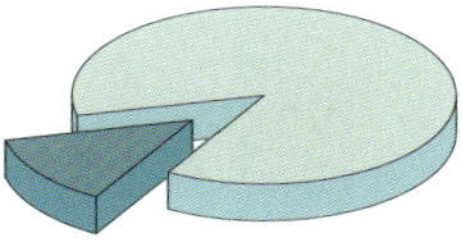

13 %

6 % = 0,6 g

Nährstoffe | kcal | KE

153 80 g Kartoffel (gewässert, gekocht, gesalzen, geschält)

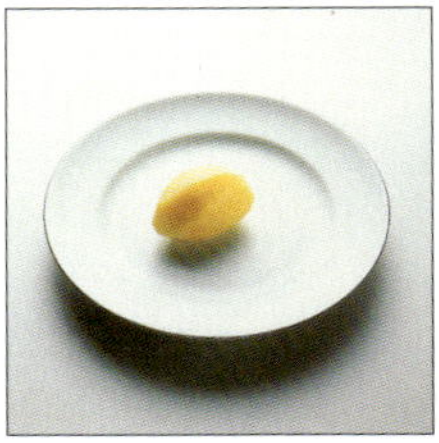

F	0,1
KH	12
E	2
W	64

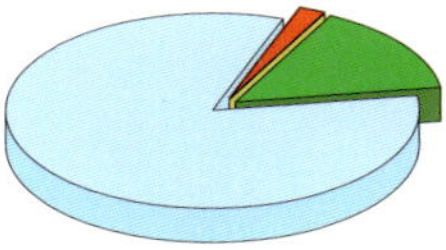

55 kcal **1** KE

154 80 g Kartoffel (gekocht, gesalzen, ungeschält)

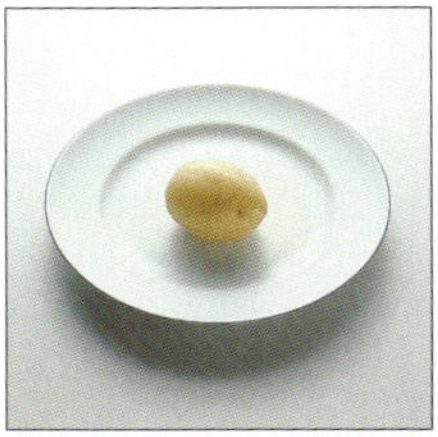

F	0,1
KH	12
E	1
W	62

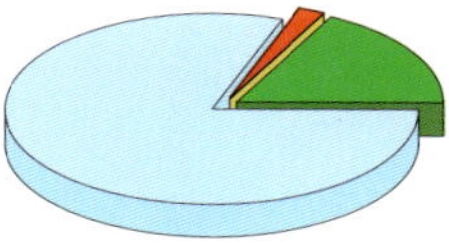

56 kcal **1** KE

155 90 g Kartoffelkloß, halb & halb

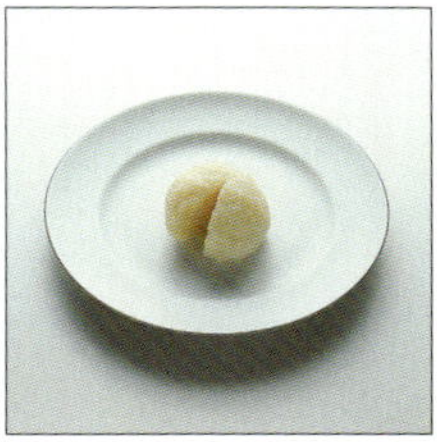

F	0,6
KH	19
E	2
W	66

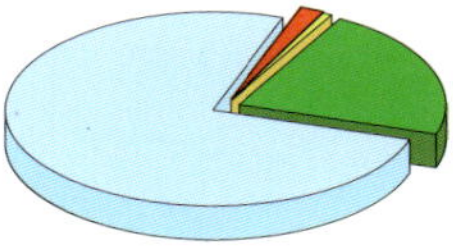

90 kcal **2** KE

156 200 g Kartoffelflockenpüree (Pulver)

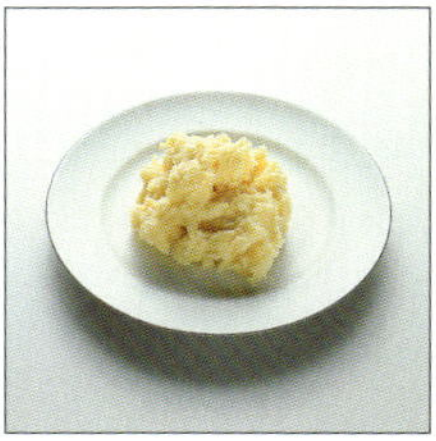

F	2
KH	24
E	4
W	165

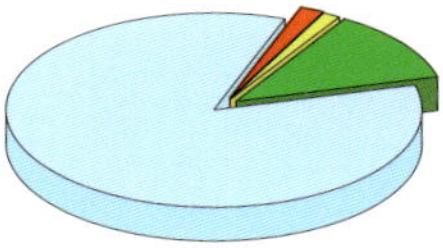

134 kcal **2,5** KE

Tipps | **Phosphor** | **Kalium**

herkömmlich zubereitete Kartoffeln haben 11 % Kalium

TIPP Kartoffeln geschnitten kochen, Wasser nicht verwerten

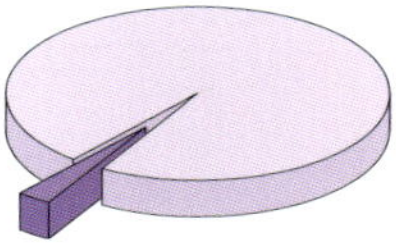

3 %

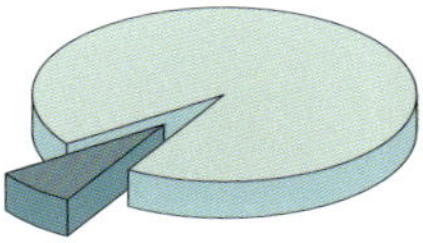

7 %

3 % = 0,3 g

kaliumreich

herkömmlich zubereitete Kartoffeln haben 11 % K, gewässerte 7 % K

TIPP woanders einsparen

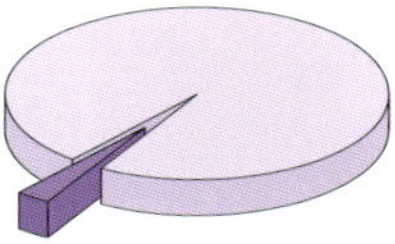

3 %

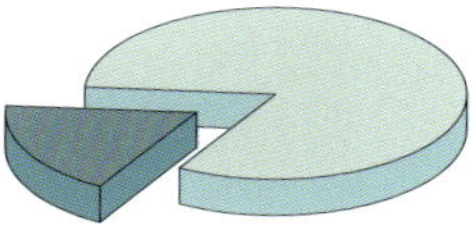

18 %

4 % = 0,4 g

kalium- und phosphorreich

Klöße aus gekochten Kartoffeln enthalten doppelt soviel Kalium, ein Semmelkloß hat ca. 5 % K und 6 % P

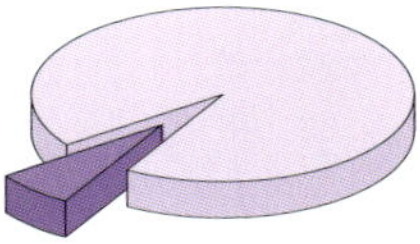

7 %

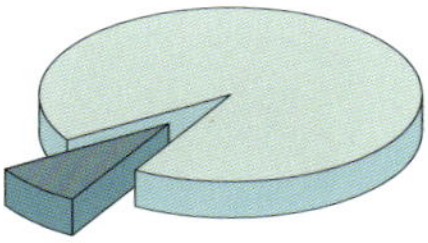

8 %

6 % = 0,6 g

kalium- und phosphorreich

TIPP selbstgemachtes Kartoffelpüree aus in Scheiben gekochten Kartoffeln und Sahne-Wasser-Gemisch hat ein Viertel weniger Kalium und Phosphor

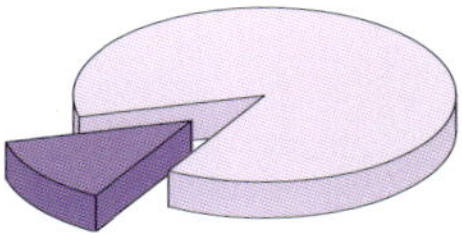

14 %

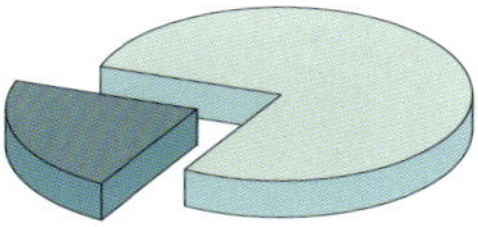

22 %

12 % = 1,2 g

	Nährstoffe	kcal	KE

157 100 g Kartoffelsalat (Essig + Öl)

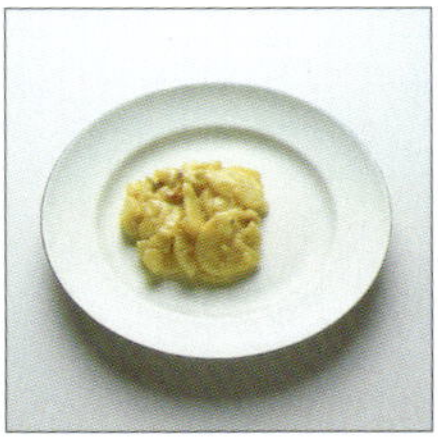

F	7
KH	12
E	2
W	72

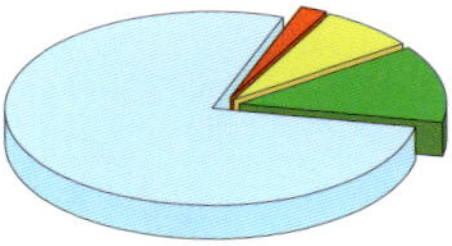

123 kcal **1** KE

158 100 g Kartoffelsalat (Majonäse)

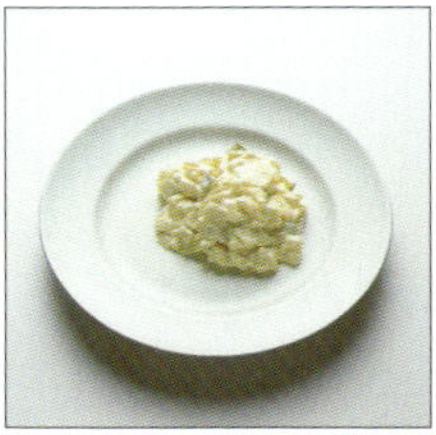

F	5
KH	15
E	4
W	73

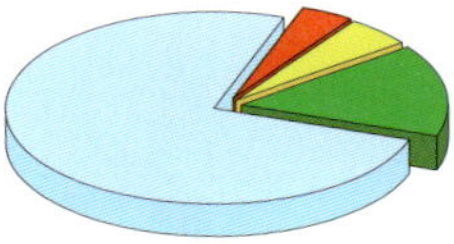

120 kcal **1,5** KE

159 50 g Kroketten

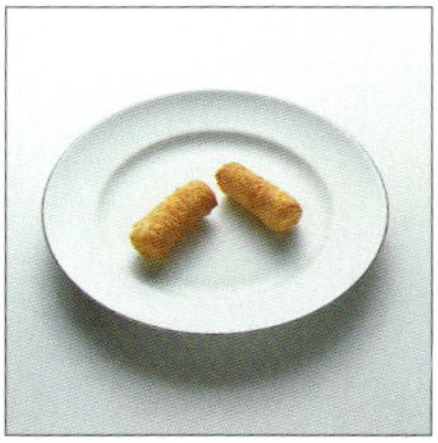

F	9
KH	12
E	1
W	27

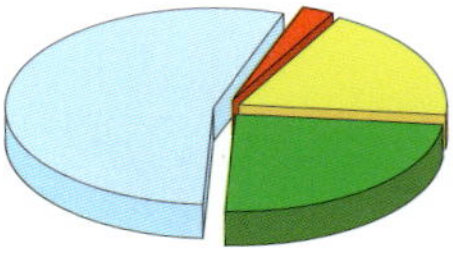

134 kcal **1** KE

160 45 g Kartoffelpuffer (Pulver)

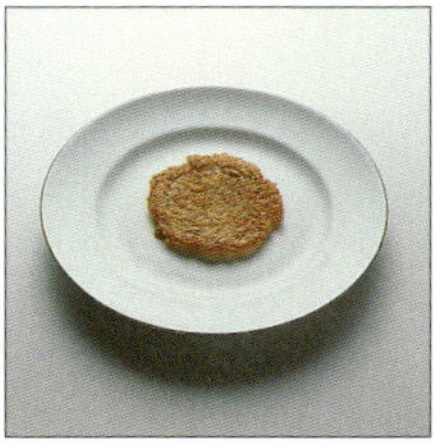

F	5
KH	10
E	1
W	27

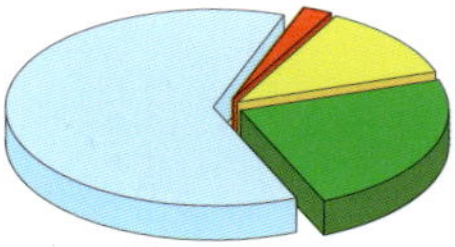

93 kcal **1** KE

Tipps	Phosphor	Kalium

TIPP Kartoffeln geschnitten kochen

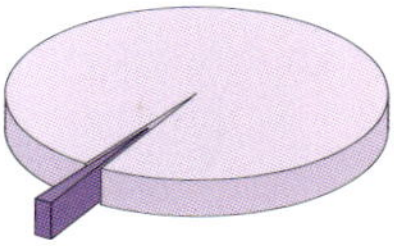

2 %

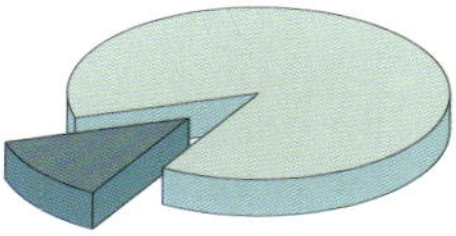

12 %

3 % = 0,3 g

---

kaliumreich,
hoher Salzgehalt
viel Fett = ↑ kcal

TIPP Kartoffeln geschnitten kochen

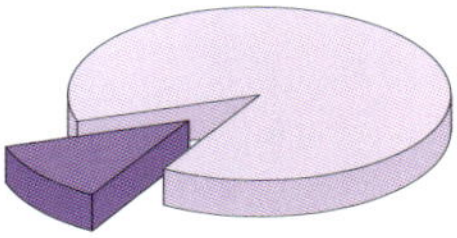

12 %

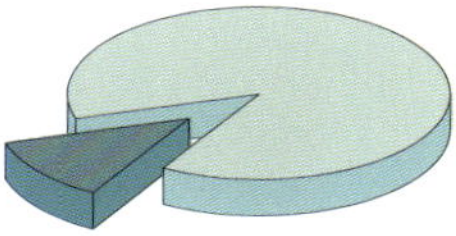

12 %

24 % = 2,4 g

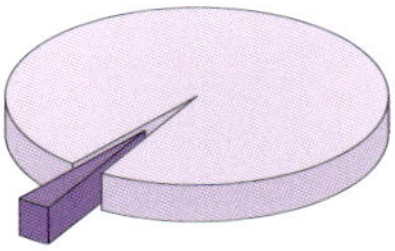

3 %

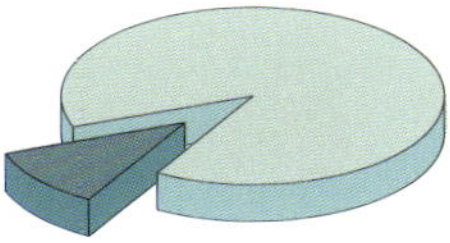

11 %

5 % = 0,5 g

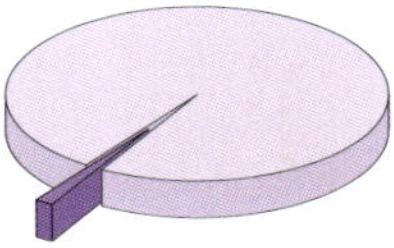

2 %

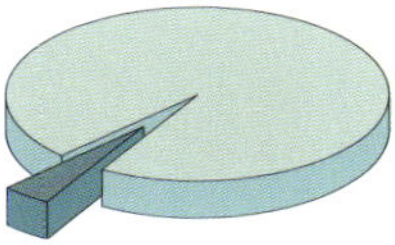

4 %

3 % = 0,3 g

Nährstoffe | kcal | KE

161 150 g Pommes frites (gesalzen)

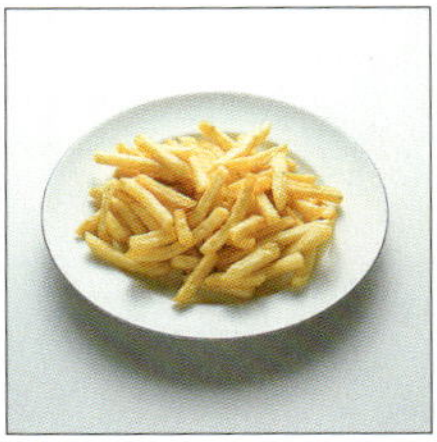

F	22
KH	49
E	6
W	65

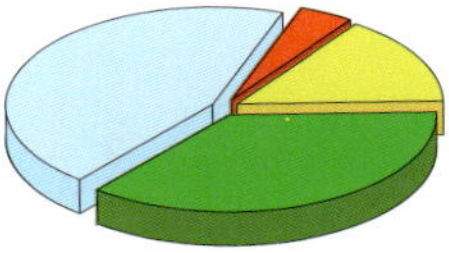

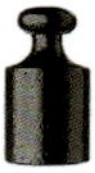

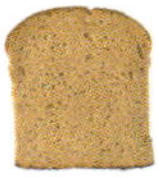

409 kcal **5** KE

162 80 g Semmelknödel

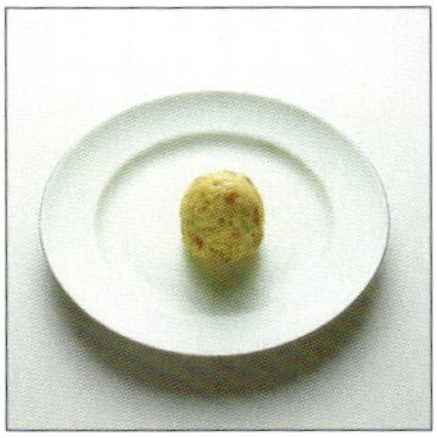

F	0,9
KH	22
E	4
W	65

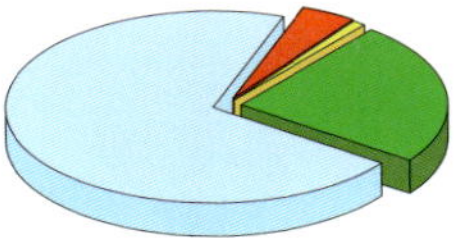

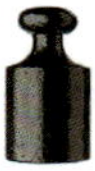

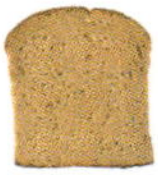

109 kcal **2** KE

Tipps	Phosphor	Kalium

sehr kaliumreich

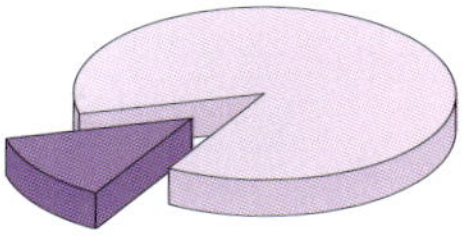
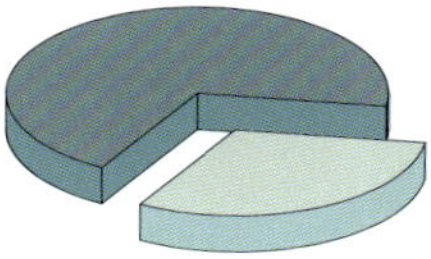

13 % **69 %**

11 % = 1,1 g (in Spuren, wenn ungesalzen)

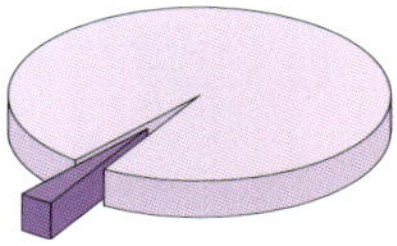
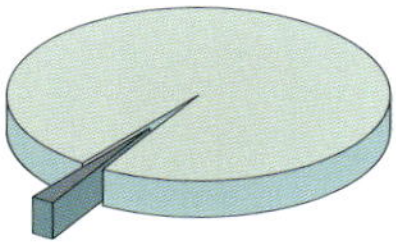

3 % **2 %**

8 % = 0,8 g

Nährstoffe | kcal | KE

163 100 g Nudeln (gekocht, gesalzen)

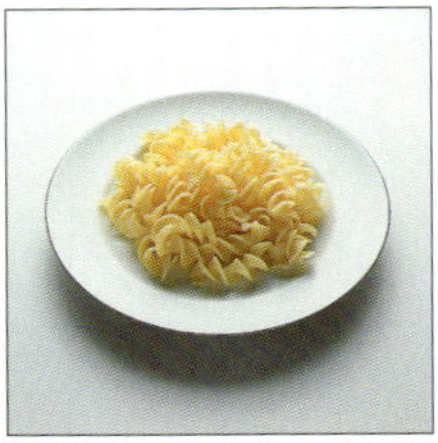

F	1
KH	28
E	5
W	64

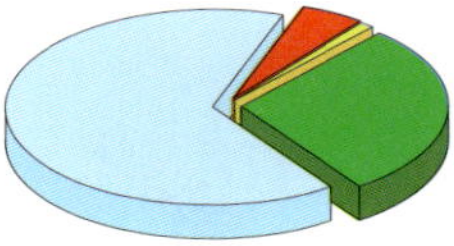

145 kcal

3 KE

164 100 g Nudeln (Vollkorn, gekocht, gesalzen)

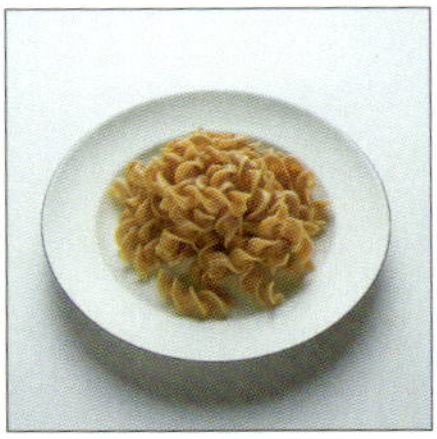

F	2
KH	24
E	5
W	65

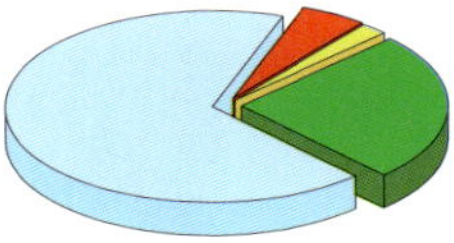

129 kcal

2,5 KE

165 100 g Spaghetti, eifrei, gekocht, gesalzen

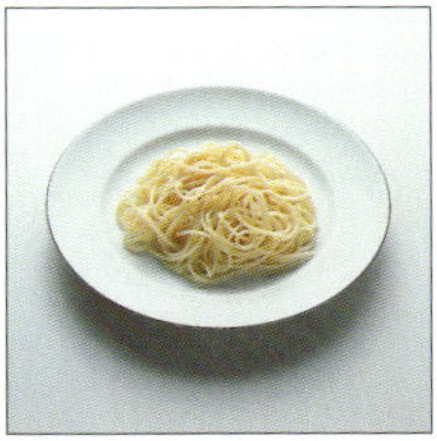

F	1
KH	32
E	5
W	60

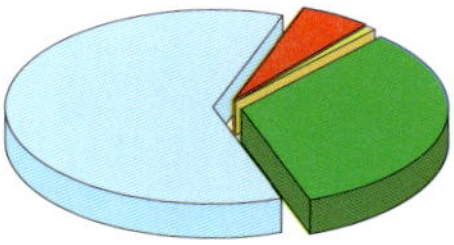

152 kcal

3 KE

166 100 g Spätzle, gekocht

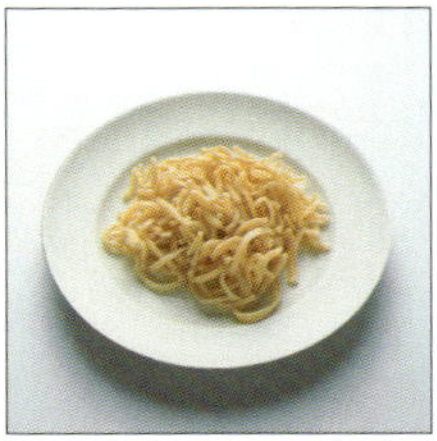

F	5
KH	25
E	5
W	62

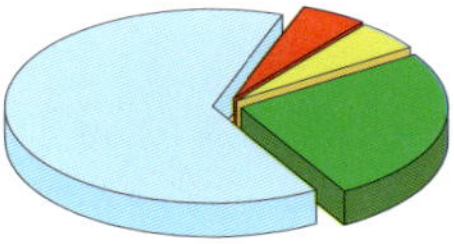

167 kcal

2,5 KE

Tipps | Phosphor | Kalium

kaliumarme Beilage

Nudeln mit besonders hohem Eianteil haben 2 % mehr Phosphor, Vollkornnudeln sind vergleichbar

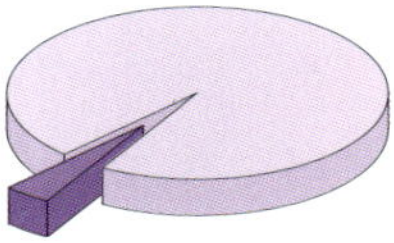

4 %

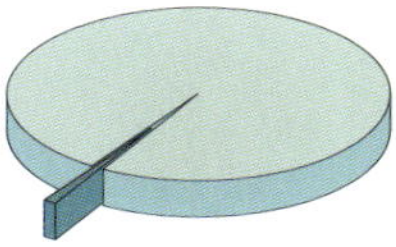

1 %

4 % = 0,4 g (in Spuren, wenn ungesalzen)

---

kaliumarme Beilage

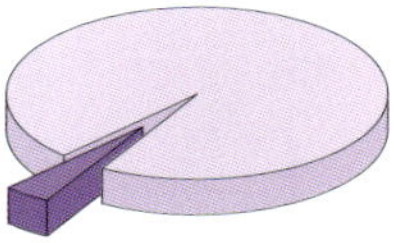

4 %

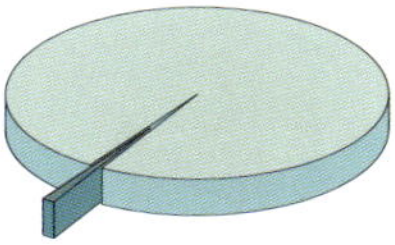

1 %

3 % = 0,3 g

---

kaliumarme Beilage

Vollkornnudeln sind vergleichbar

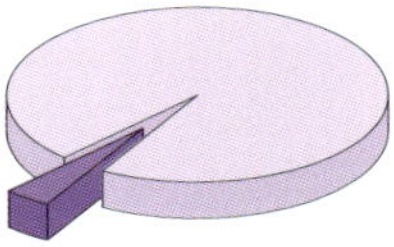

4 %

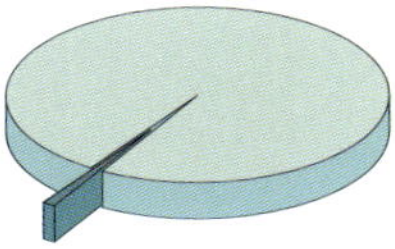

1 %

2 % = 0,2 g (in Spuren, wenn ungesalzen)

---

normale Nudeln enthalten weniger Fett

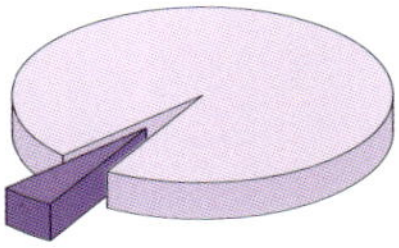

5 %

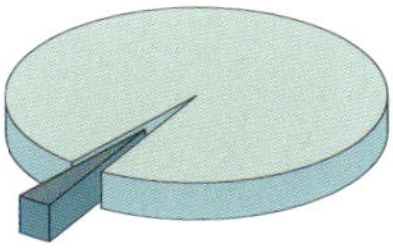

3 %

2 % = 0,2 g

Nährstoffe kcal KE

167 250 g Cannelloni (gefüllt, überbacken)

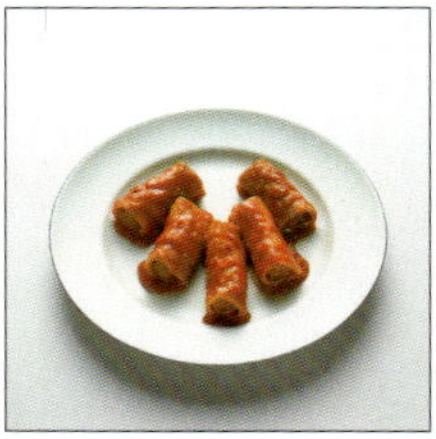

F	13
KH	23
E	14
W	195

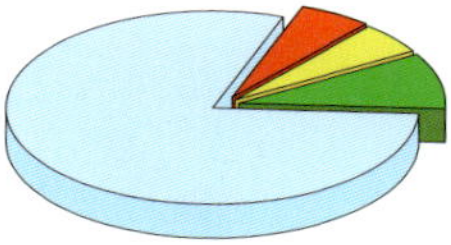

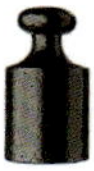

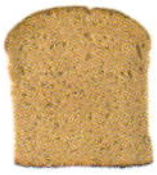

265 kcal **2,5** KE

168 200 g Maultaschen, gekocht

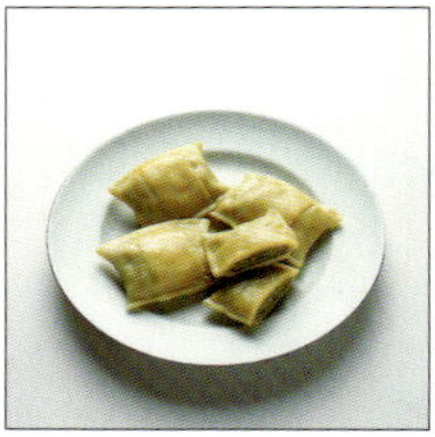

F	10
KH	46
E	13
W	126

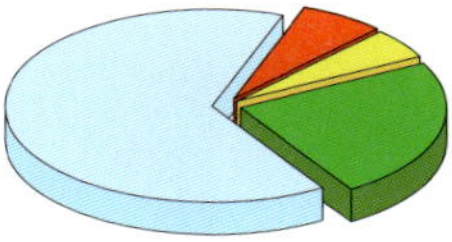

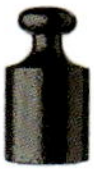

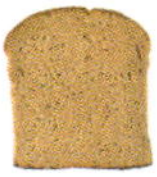

326 kcal **4,5** KE

Tipps	Phosphor	Kalium

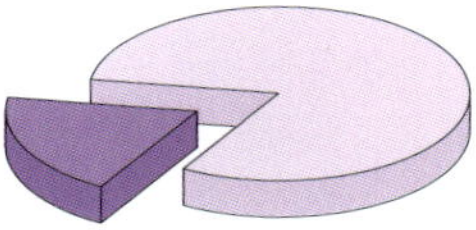

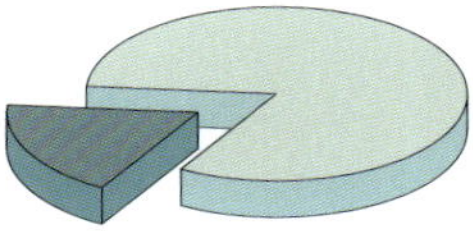

19 %

18 %

8 % = 0,8 g

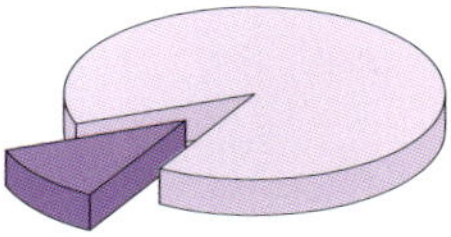

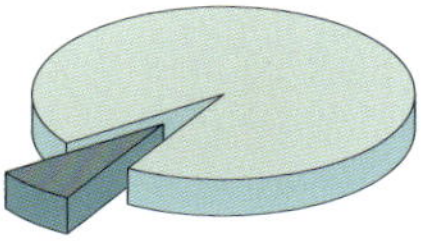

11 %

7 %

22 % = 2,2 g

	Nährstoffe	kcal	KE

169 100 g Reis, poliert, gekocht, gesalzen

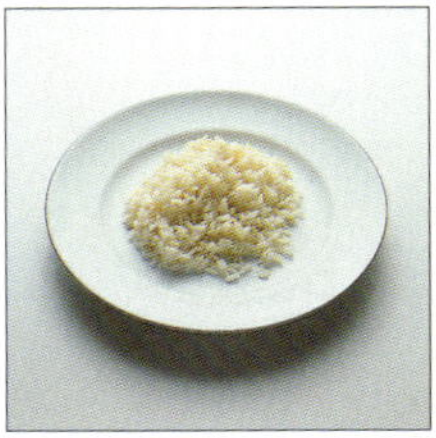

F	0,2
KH	24
E	2
W	73

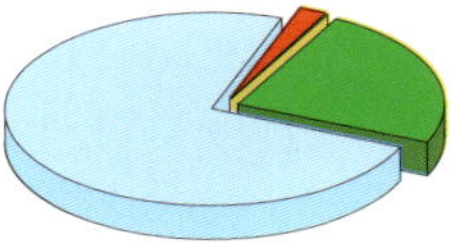

106 kcal **2,5** KE

170 100 g Reis, Naturreis, gekocht, gesalzen

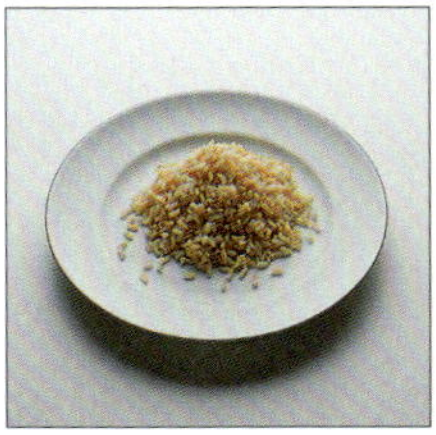

F	1
KH	27
E	3
W	67

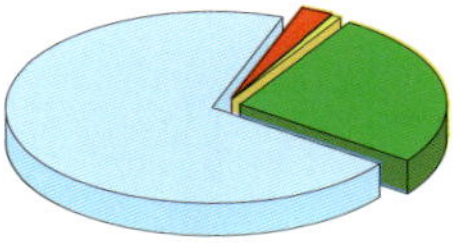

129 kcal **2,5** KE

171 30 g Graupen

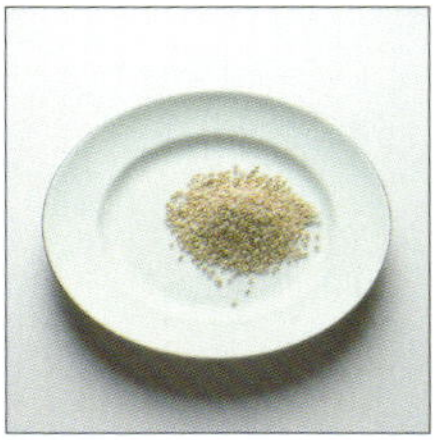

F	0,4
KH	22
E	3
W	4

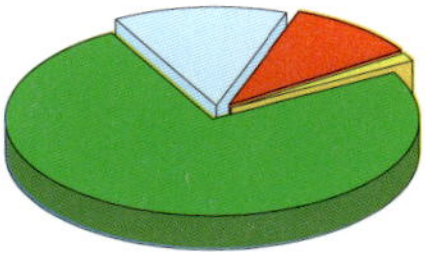

100 kcal **2** KE

Tipps | **Phosphor** | **Kalium**

kaliumarme Beilage

parboiled Reis hat 3 % mehr Phosphor

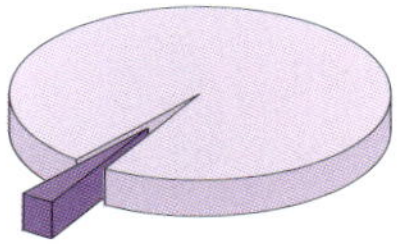

3 %

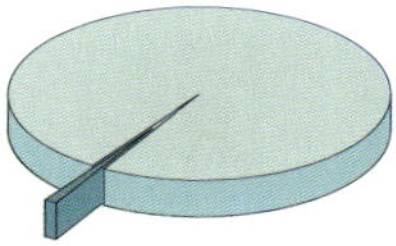

1 %

4 % = 0,4 g (in Spuren, wenn ungesalzen)

dreimal soviel Phosphor wie polierter Reis

Phosphor z.T. jedoch in gebundener, für den Menschen nicht verdaubarer Form

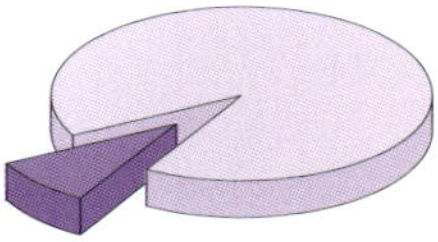

9 %

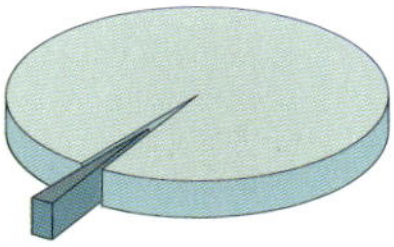

2 %

4 % = 0,4 g (in Spuren, wenn ungesalzen)

kaliumarme Suppeneinlage

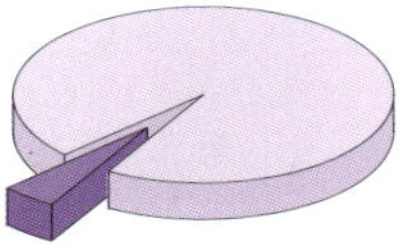

5 %

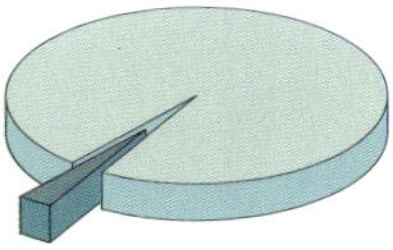

3 %

in Spuren = 0,0 g

Nährstoffe | kcal | KE

172 100 g Pizza

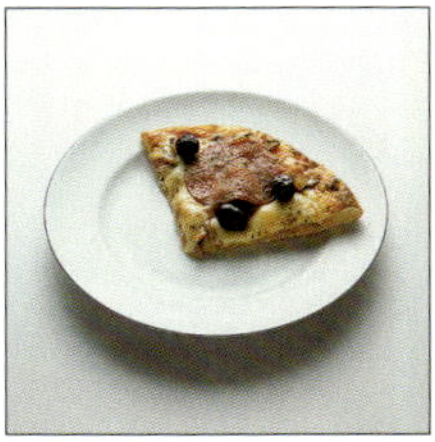

F	14
KH	28
E	10
W	45

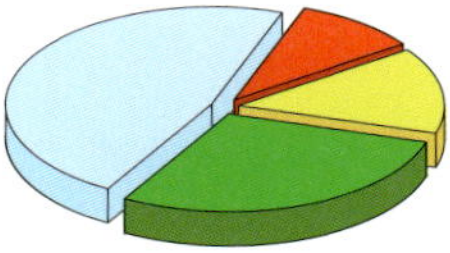

275 kcal **3** KE

173 200 g Hamburger

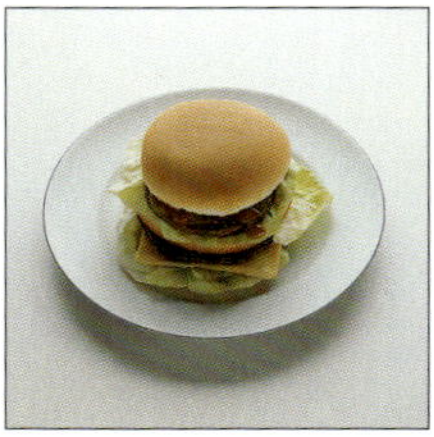

F	25
KH	34
E	30
W	104

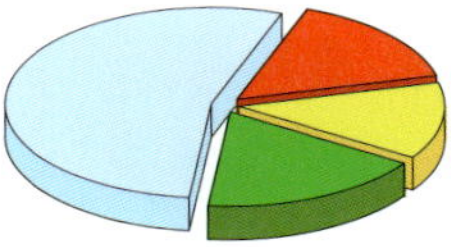

510 kcal **3,5** KE

174 20 g Ketchup

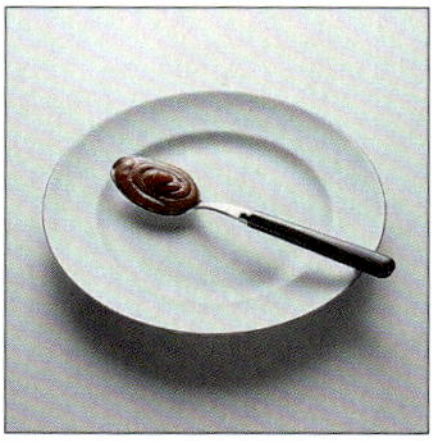

F	0,1
KH	5
E	0,4
W	14

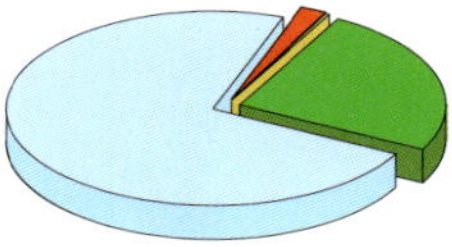

22 kcal **0,5** KE

175 20 g Majonäse, 80 % Fett

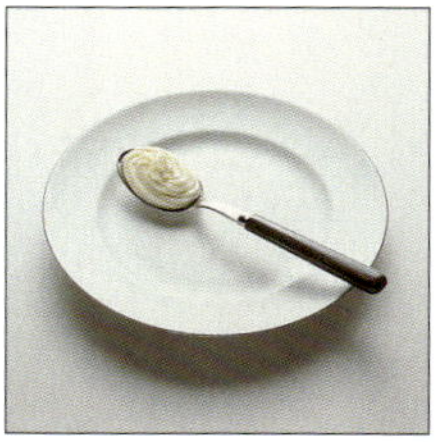

F	16
KH	0,6
E	0,2
W	3

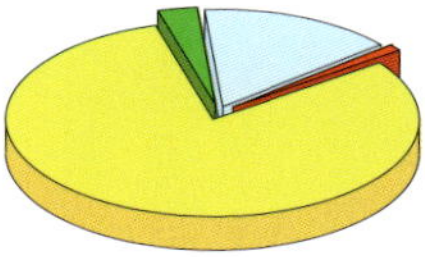

145 kcal **0** KE

Tipps | **Phosphor** | **Kalium**

in größeren Mengen phosphor- und kaliumreich

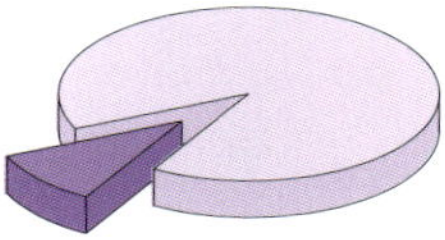

10 %

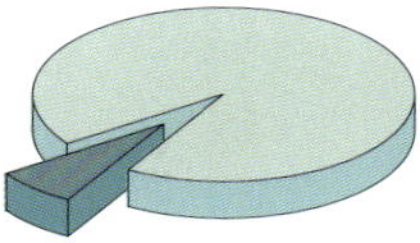

7 %

14 % = 1,4 g

phosphor- und kaliumeich

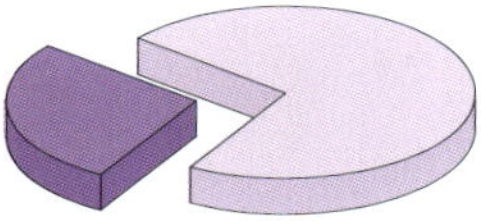

29 %

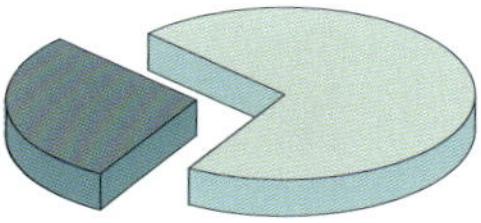

29 %

16 % = 1,6 g

kaliumreich

TIPP woanders einsparen oder, bei Normalgewicht, Majonäse

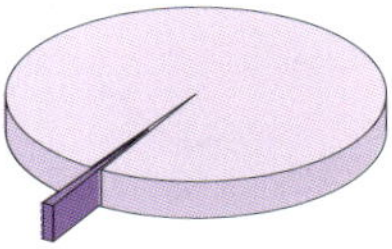

1 %

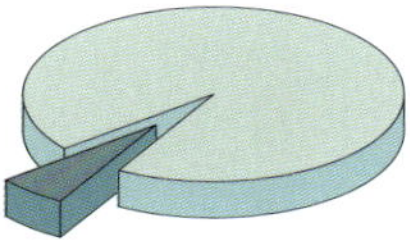

6 %

6 % = 0,6 g

viel Fett = ↑ kcal

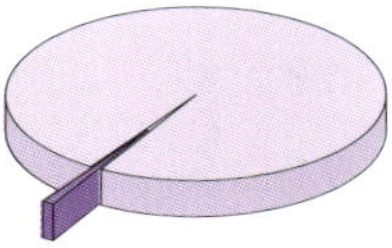

1 %

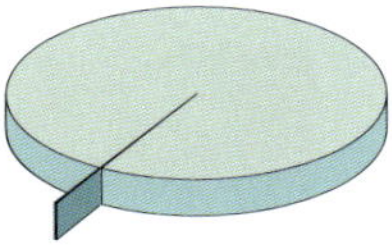

0 %

4 % = 0,4 g

	Nährstoffe	kcal	KE

176 7 g Senf

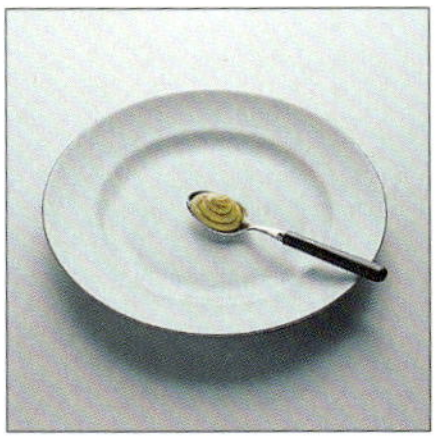

F	0,4
KH	0,4
E	0,4
W	5

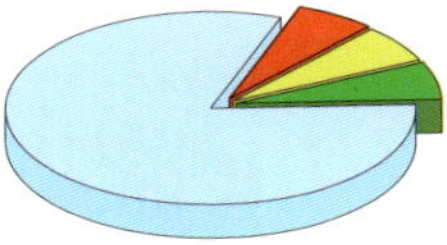

7 kcal **0** KE

177 7 g Brühe, fett

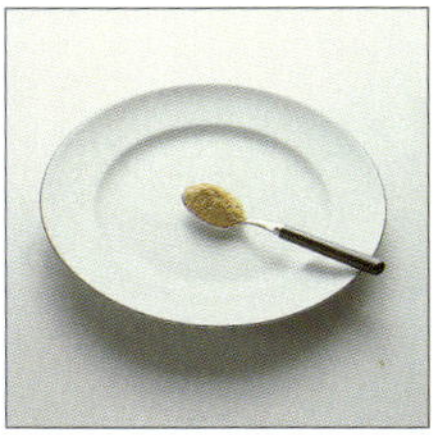

F	2
KH	0,4
E	2
W	0,1

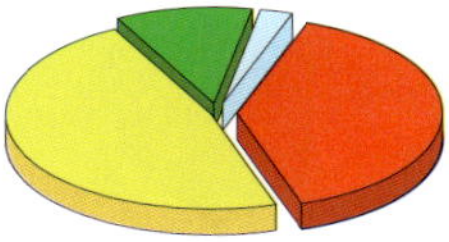

25 kcal **0** KE

178 20 g Salatsauce (Essig & Öl)

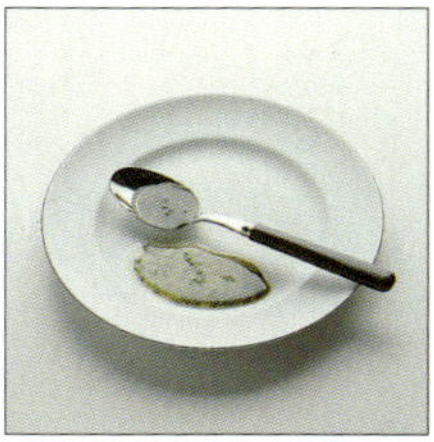

F	6
KH	2
E	0,3
W	11

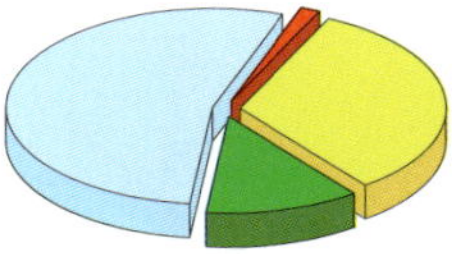

68 kcal **0** KE

179 60 g Bratensauce (Pulver)

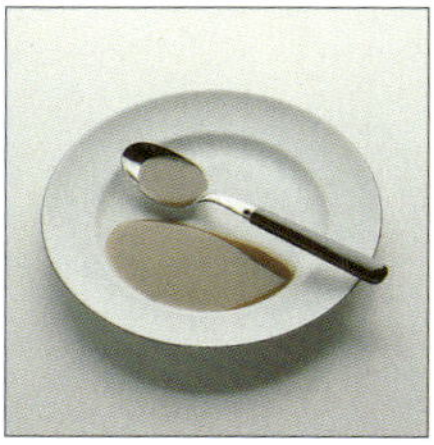

F	1
KH	3
E	0,8
W	54

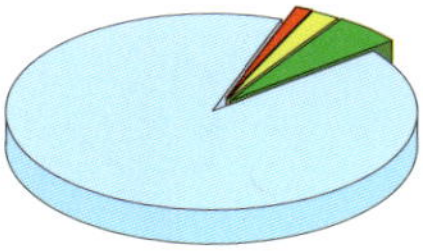

28 kcal **0** KE

Tipps | Phosphor | Kalium

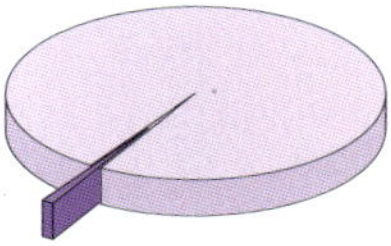

1 %

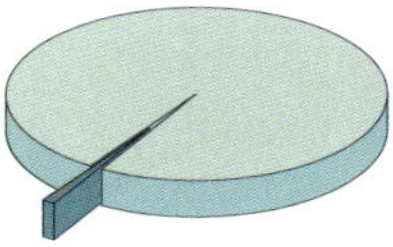

1 %

4 % = 0,4 g

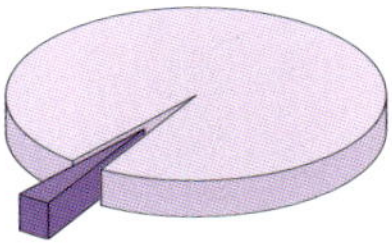

3 %

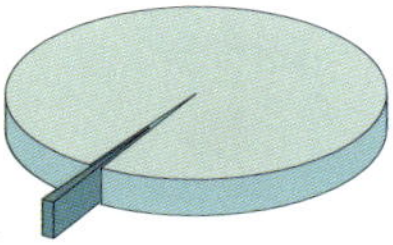

1 %

34 % = 3,4 g

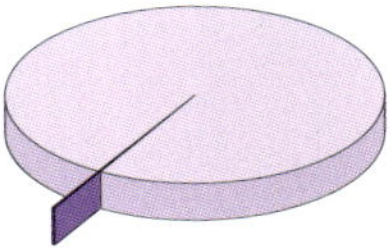

0 %

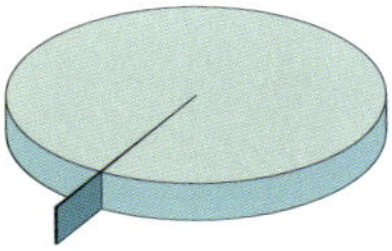

0 %

4 % = 0,4 g

in größerer Menge entsprechend als KE berechnen

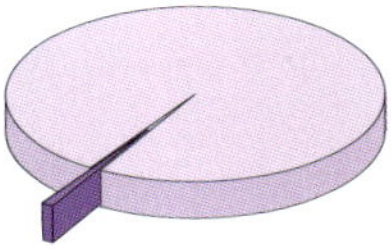

1 %

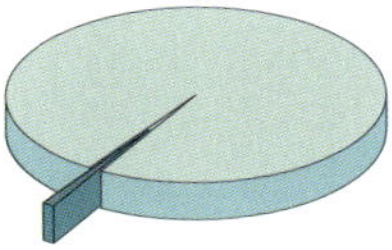

1 %

8 % = 0,8 g

	Nährstoffe	kcal	BE

180 20 g Joghurtdressing

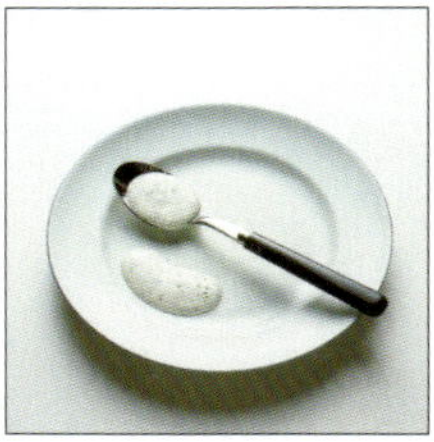

F	3
KH	2
E	0,3
W	14

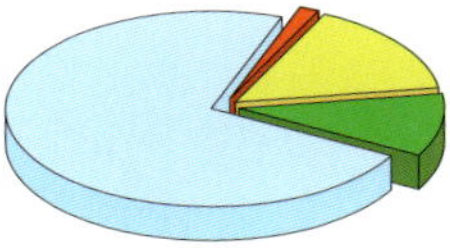

38 kcal

0 KE

181 10 g Tomatenmark

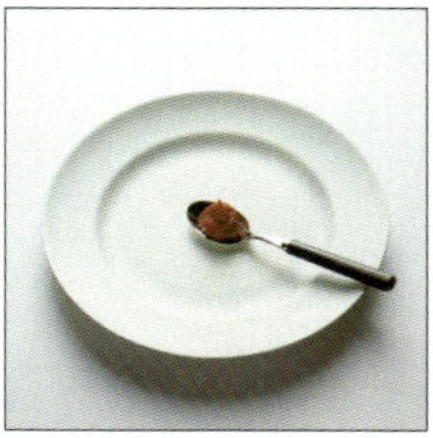

F	0,1
KH	0,9
E	0,2
W	9

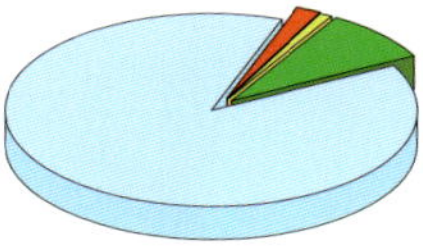

5 kcal

0 KE

Tipps	Phosphor	Kalium
eiweißreich, kalorienarm 4 % = 0,4 g	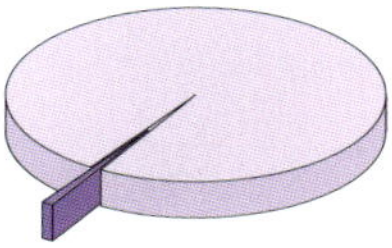 1 %	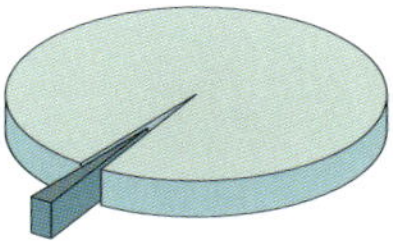 2 %
in größeren Mengen kaliumreich 2 % = 0,2 g	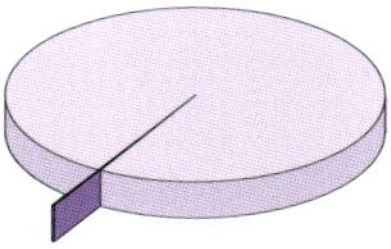 0 %	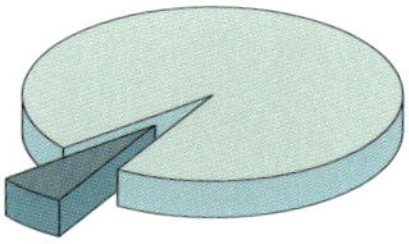 6 %

Nährstoffe | kcal | KE

182 45 g Brötchen (Weizen)

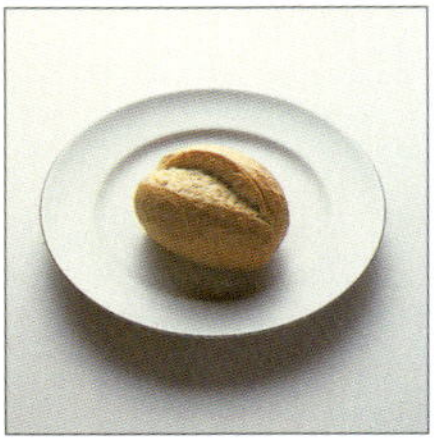

F	0,7
KH	24
E	4
W	15

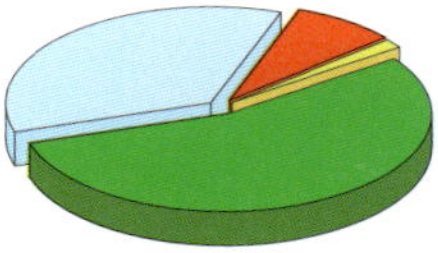

116 kcal **2,5** KE

183 60 g Brötchen (Weizenvollkorn)

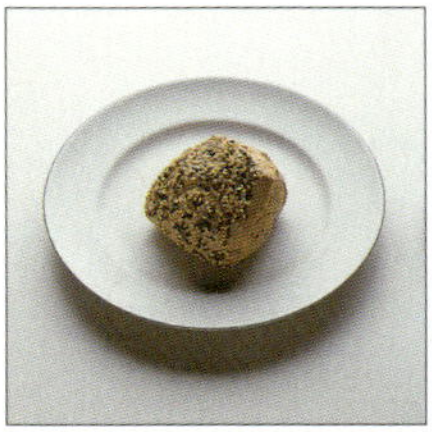

F	1
KH	25
E	5
W	24

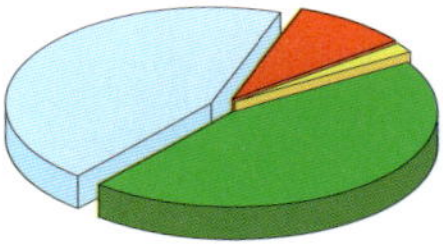

137 kcal **2,5** KE

184 65 g Rosinenbrötchen

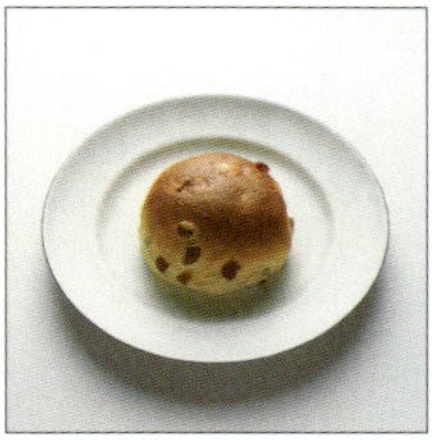

F	0,9
KH	34
E	5
W	22

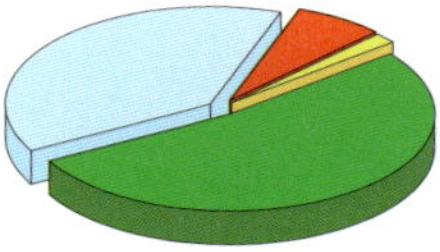

162 kcal **3** KE

185 50 g Laugenbrötchen

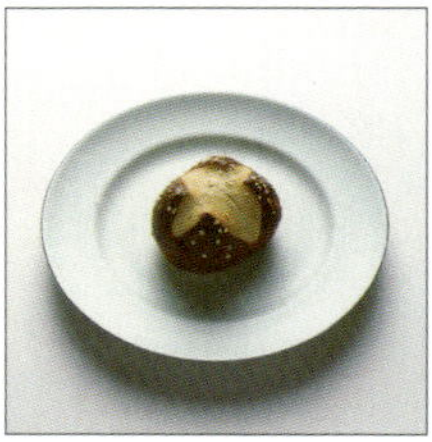

F	0,9
KH	25
E	4
W	19

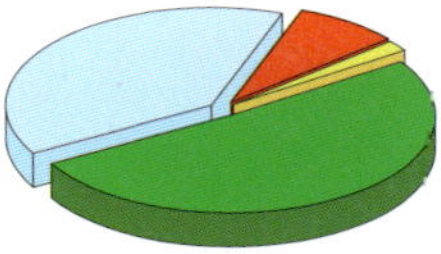

123 kcal **2,5** KE

Tipps	Phosphor	Kalium
6 % = 0,6 g	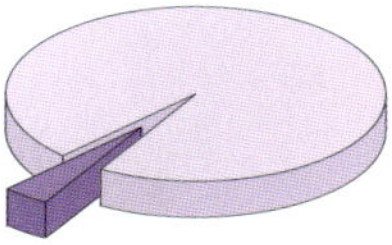 4 %	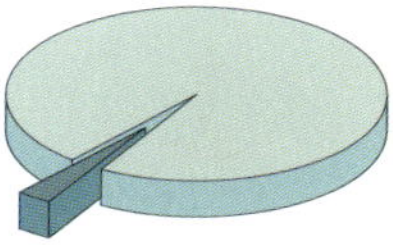 3 %
phosphorreich; Phosphor z.T. jedoch in gebundener, für den Menschen nicht verdaubarer Form. **TIPP** Mehrkornbrötchen haben weniger Phosphor und Kalium 9 % = 0,9 g	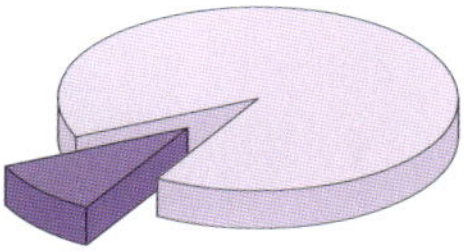 14 %	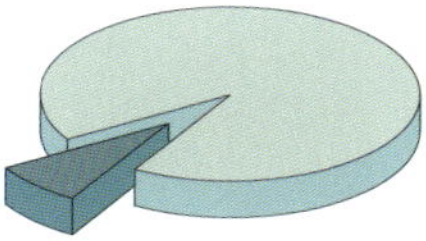 8 %
8 % = 0,8 g	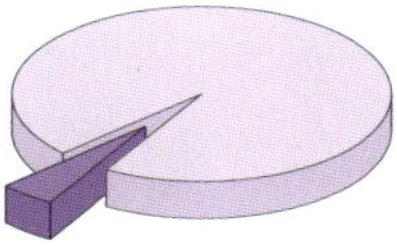 5 %	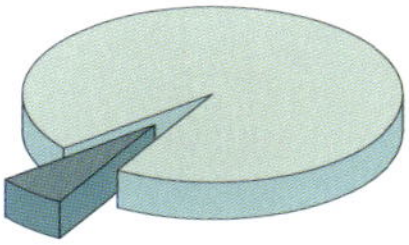 6 %
hoher Salzgehalt macht durstig **TIPP** äußeres Salz entfernen 22 % = 2,2 g	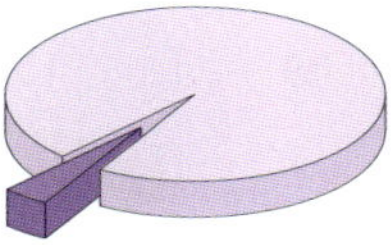 4 %	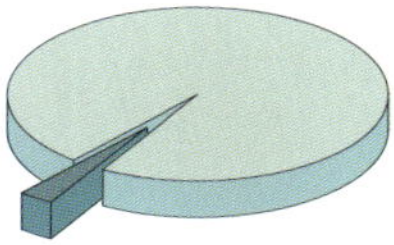 3 %

Nährstoffe | kcal | KE

186 80 g Laugenbrezel

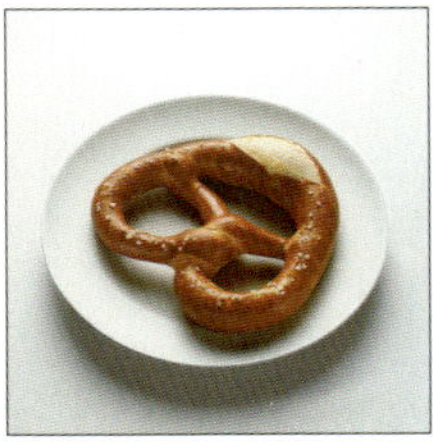

F	1
KH	40
E	6
W	30

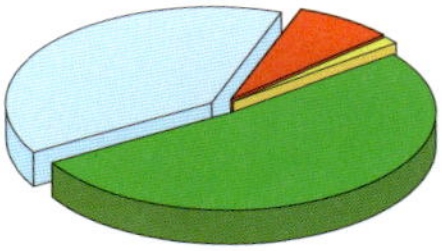

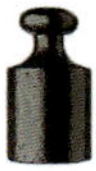

197 kcal

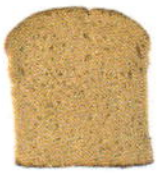

4 KE

187 60 g Croissant

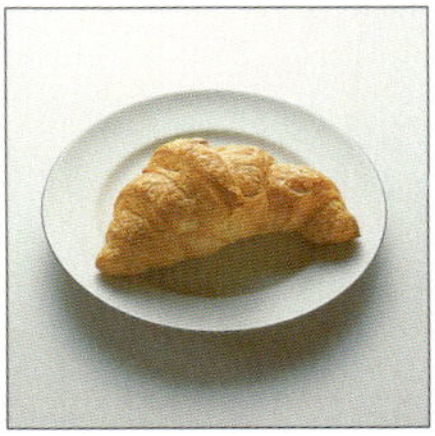

F	15
KH	21
E	3
W	19

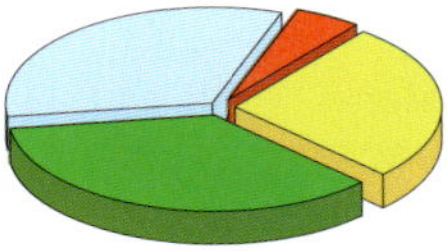

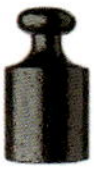

246 kcal

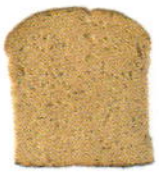

2 KE

188 40 g Fladenbrot

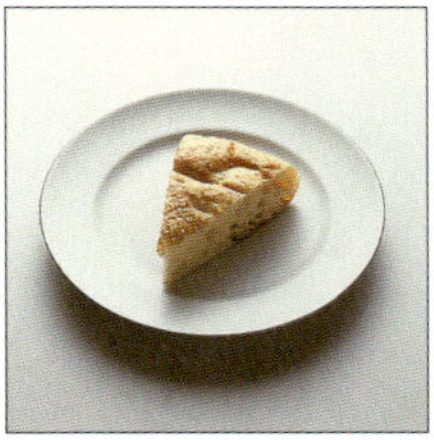

F	0,5
KH	19
E	3
W	15

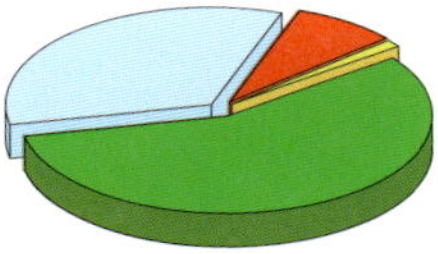

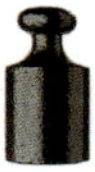

94 kcal

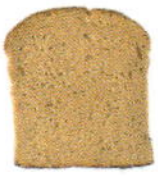

2 KE

189 100 g Pita

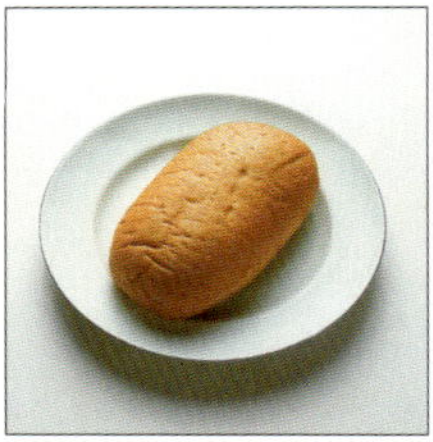

F	1
KH	49
E	7
W	38

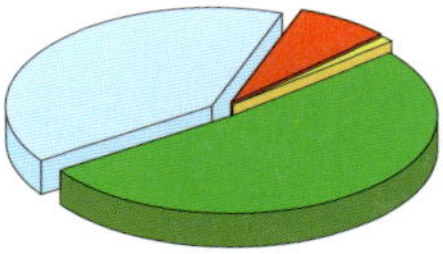

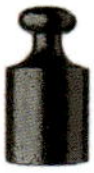

235 kcal

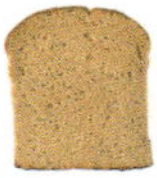

5 KE

Tipps	Phosphor	Kalium
hoher Salzgehalt macht durstig **TIPP** äußeres Salz entfernen 35 % = 3,5 g	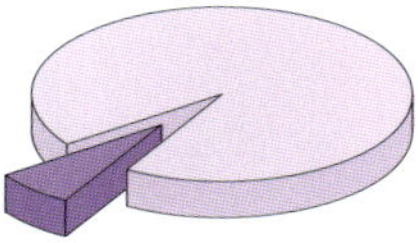 **7 %**	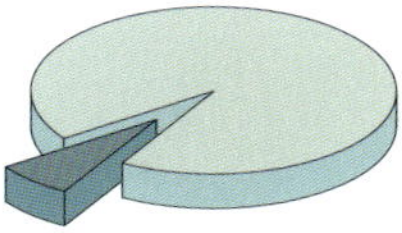 **5 %**
viel Fett = ↑ kcal 5 % = 0,5 g	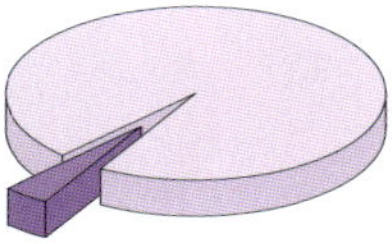 **4 %**	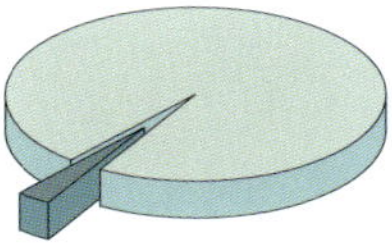 **3 %**
6 % = 0,6 g	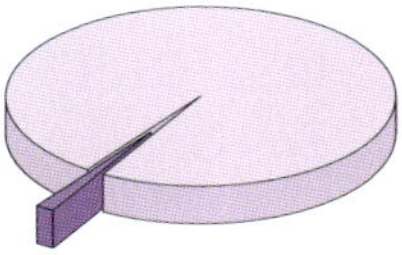 **2 %**	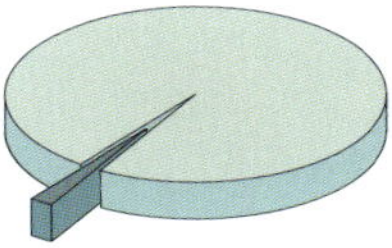 **2 %**
13 % = 1,3 g	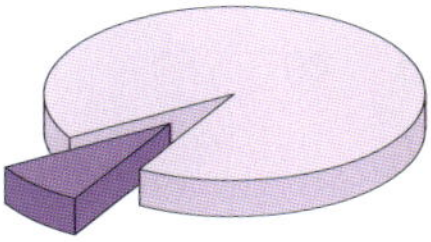 **8 %**	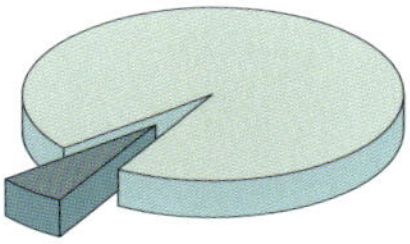 **6 %**

	Nährstoffe	kcal	KE

190 45 g Grau-, Roggenbrot

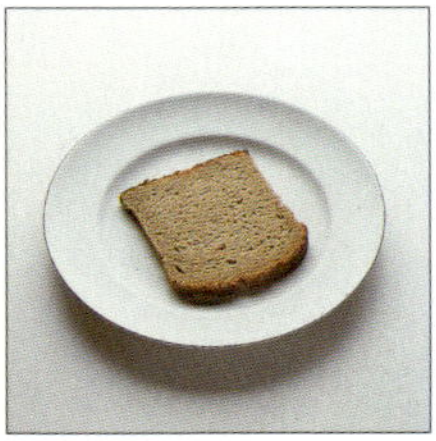

F	0,5
KH	21
E	3
W	18

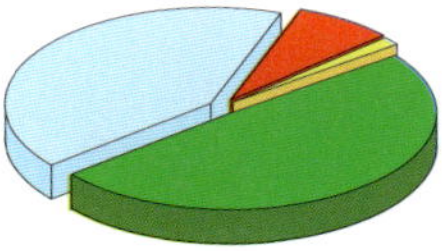

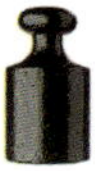

100 kcal

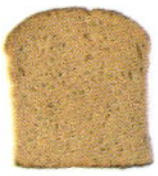

2 KE

191 20 g Knäckebrot

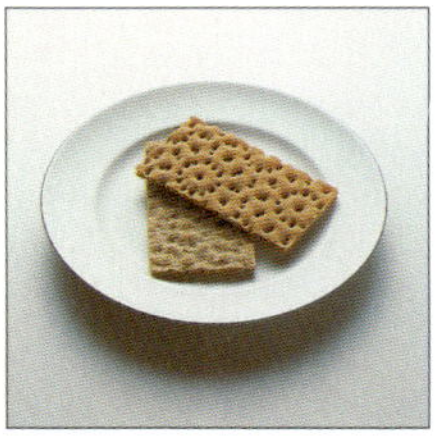

F	0,3
KH	13
E	2
W	1

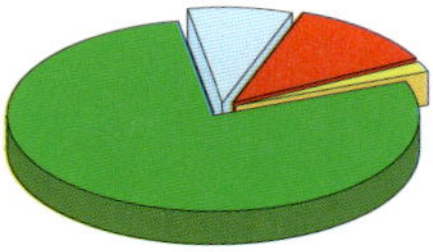

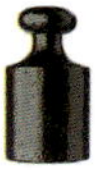

64 kcal

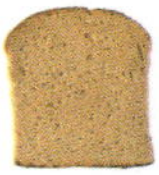

1,5 KE

192 30 g Pumpernickel

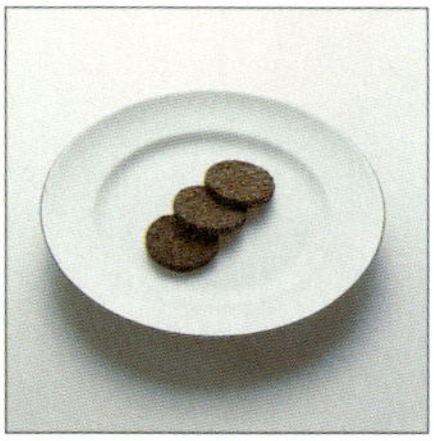

F	0,3
KH	12
E	2
W	14

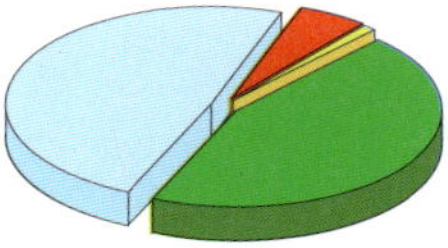

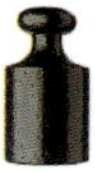

60 kcal

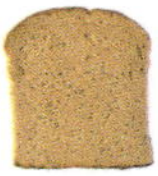

1 KE

193 45 g Roggenmischbrot

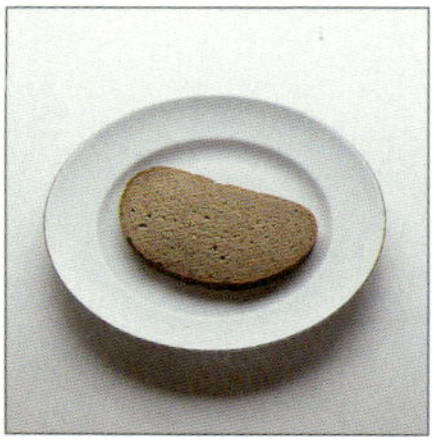

F	0,6
KH	20
E	3
W	18

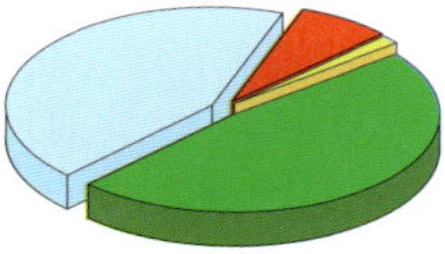

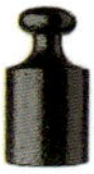

101 kcal

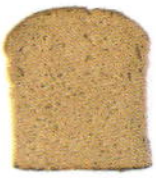

2 KE

Tipps	Phosphor	Kalium
6 % = 0,6 g	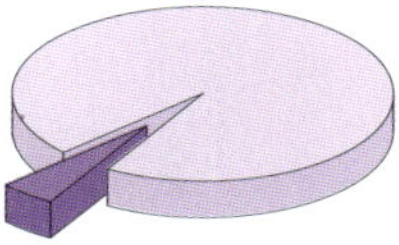 5 %	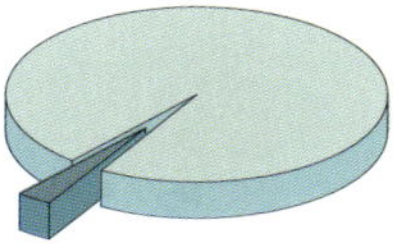 4 %
leichtes Knäckebrot hat ein Drittel weniger Phosphor und Kalium 2 % = 0,2 g	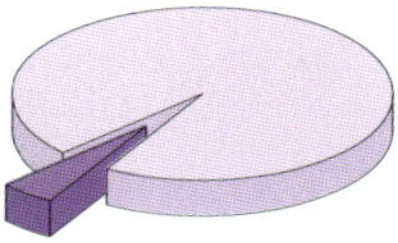 5 %	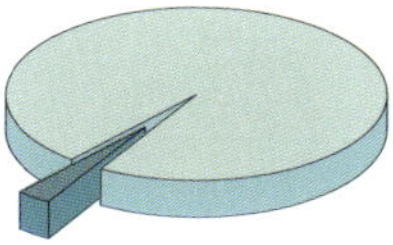 4 %
4 % = 0,4 g	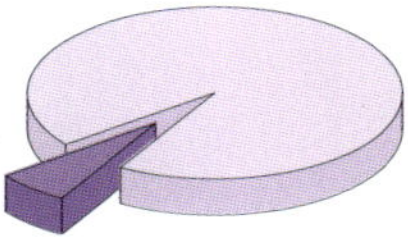 6 %	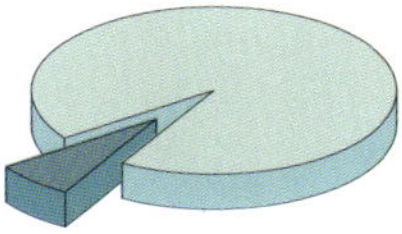 7 %
7 % = 0,7 g	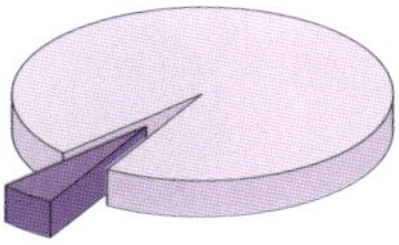 5 %	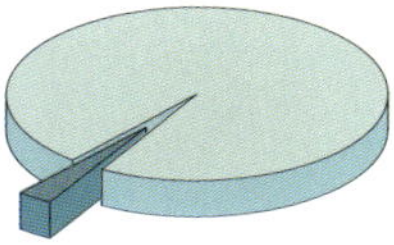 4 %

	Nährstoffe	kcal	KE

194 25 g Toastbrot (Weizen)

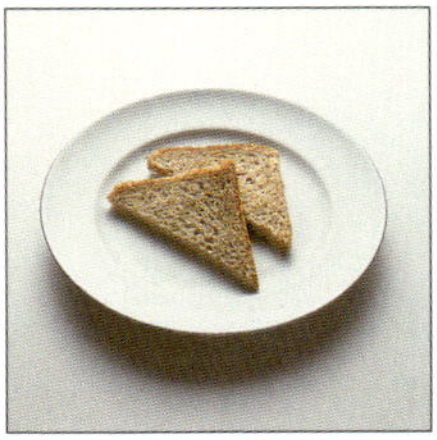

F	1
KH	12
E	2
W	9

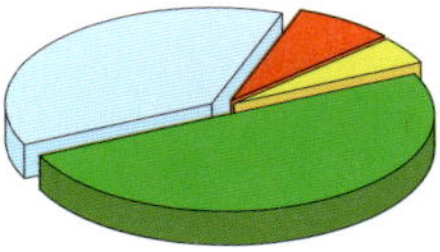

66 kcal **1** KE

195 60 g Vollkornbot (Roggen)

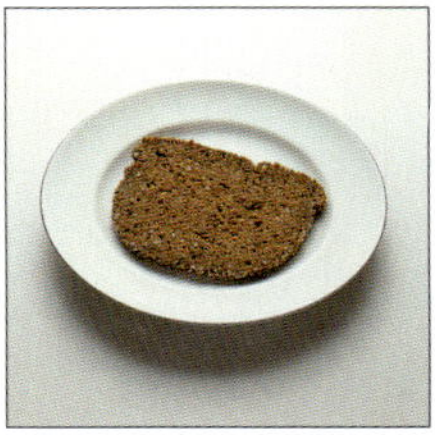

F	0,7
KH	24
E	4
W	25

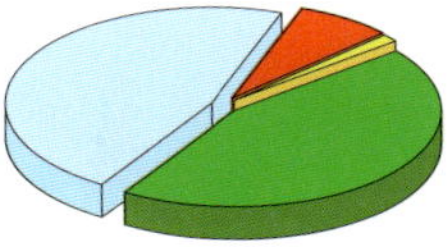

123 kcal **2,5** KE

196 30 g Weißbrot (Weizen)

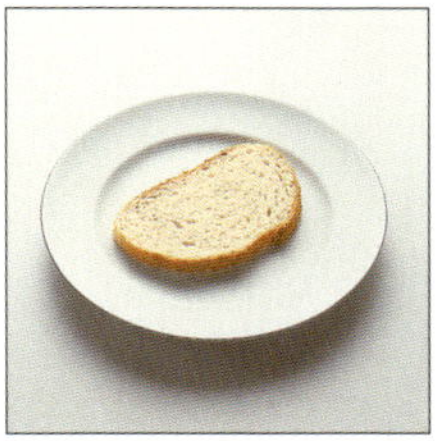

F	0,5
KH	14
E	2
W	12

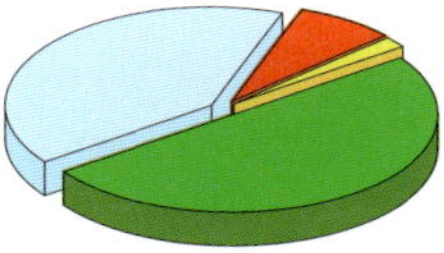

71 kcal **1,5** KE

197 20 g Zwieback

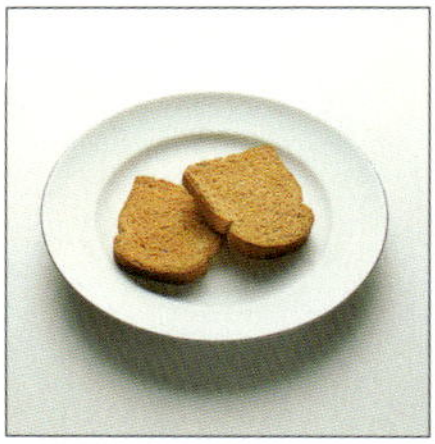

F	0,9
KH	15
E	2
W	2

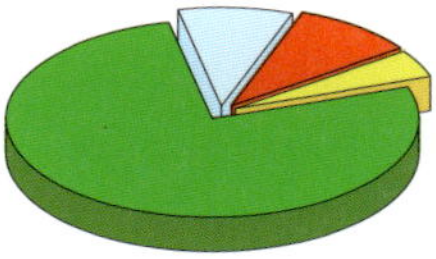

74 kcal **1,5** KE

Tipps | Phosphor | Kalium

Vollkorntoast hat doppelt soviel Phosphor und Kalium

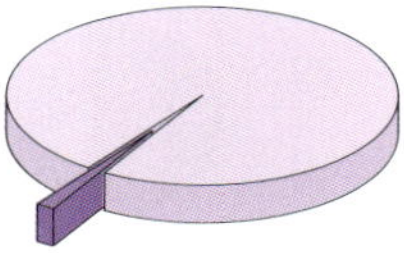
2 %

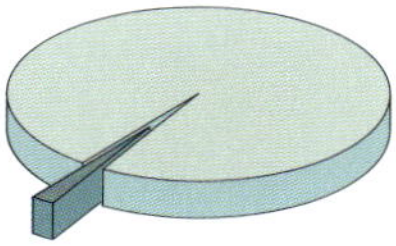
2 %

4 % = 0,4 g

---

phosphorreich;

Phosphor z.T. jedoch in gebundener, für den Menschen nicht verdaubarer Form.

TIPP Mehrkornbrot hat weniger P und K

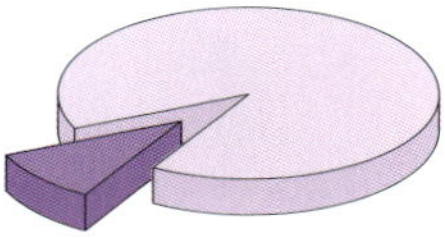
10 %

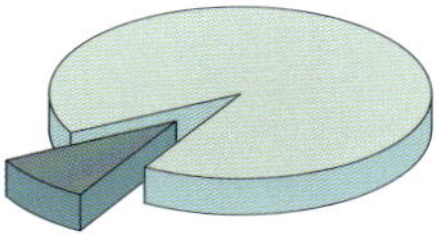
9 %

8 % = 0,8 g

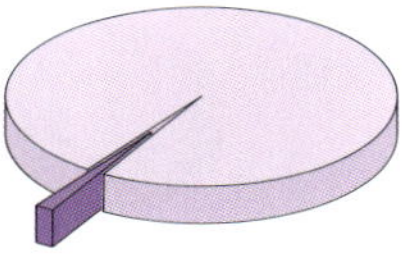
2 %

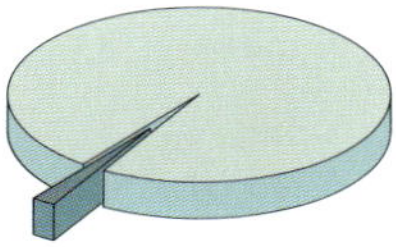
2 %

4 % = 0,4 g

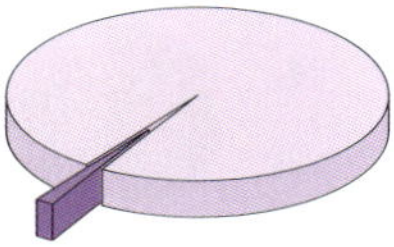
2 %

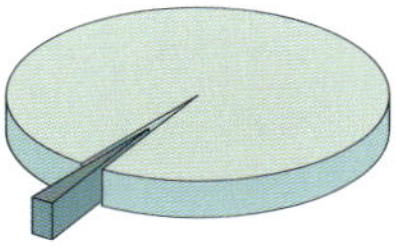
2 %

1 % = 0,1 g

	Nährstoffe	kcal	KE

198 50 g Haferflocken (Vollkorn)

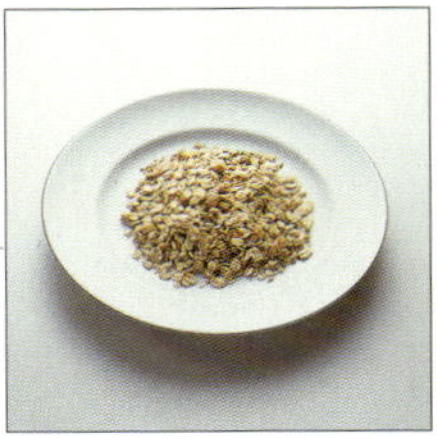

F	4
KH	29
E	6
W	5

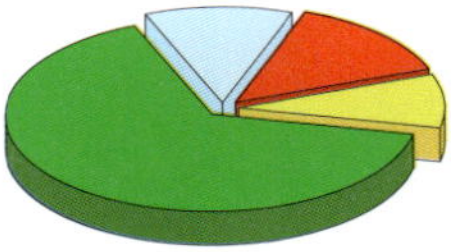

177 kcal

3 KE

199 20 g Cornflakes

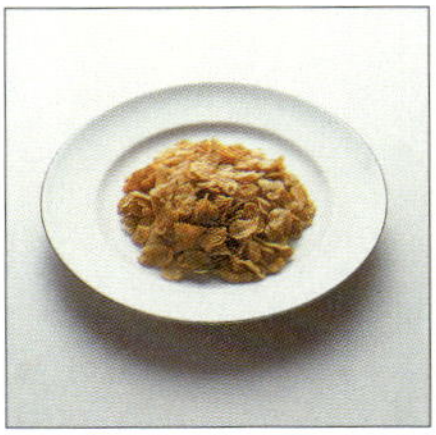

F	0,1
KH	16
E	1
W	1

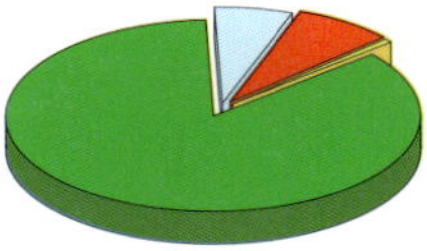

71 kcal

1,5 KE

200 20 g Paniermehl

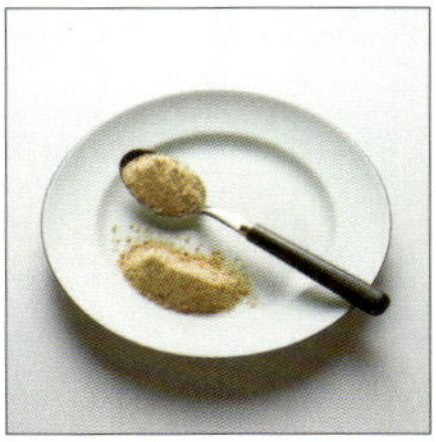

F	0,4
KH	15
E	2
W	2

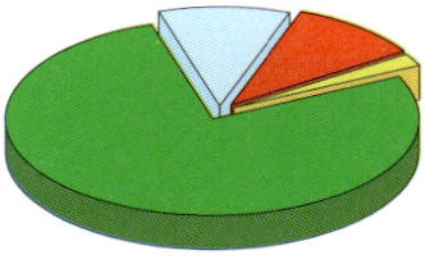

76 kcal

1,5 KE

201 20 g Weizenmehl (Type 405)

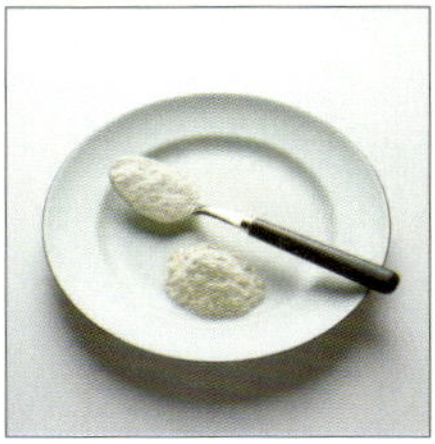

F	0,2
KH	14
E	2
W	3

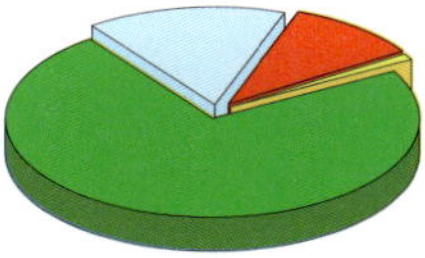

67 kcal

1,5 KE

Tipps	Phosphor	Kalium
phosphor- und kaliumreich; Phosphor z.T. in gebundener, für den Menschen nicht verdaubarer Form. Milch oder Joghurt mitberechnen. in Spuren = 0,0 g	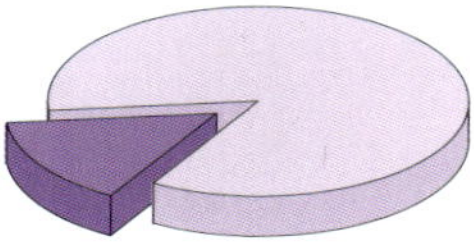 15 %	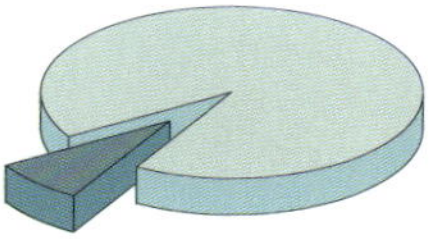 8 %
phosphor- und kaliumarm. Milch mitberechnen. 5 % = 0,5 g	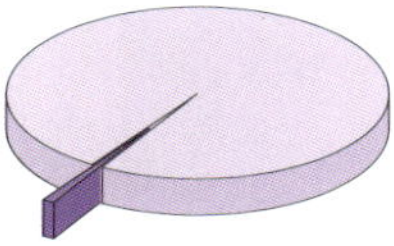 1 %	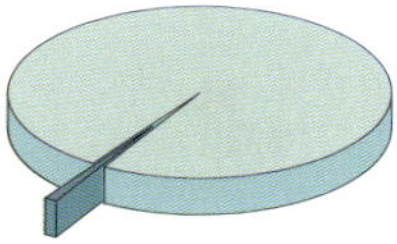 1 %
ohne Panade zubereitete Lebensmittel sind fettärmer. 3 % = 0,3 g	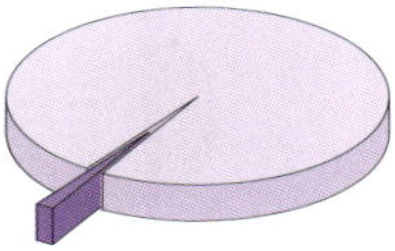 2 %	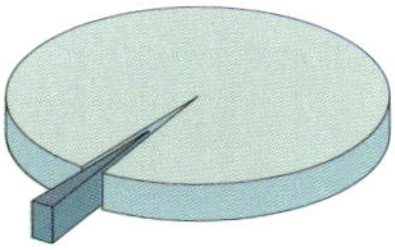 2 %
in Spuren = 0,0 g	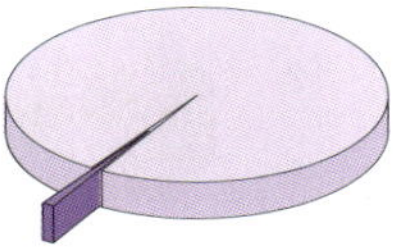 1 %	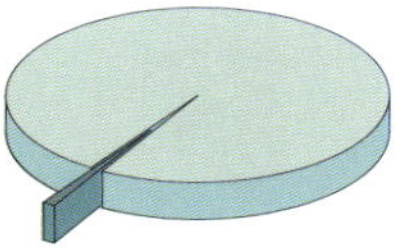 1 %

Nährstoffe | kcal | KE

202 20 g Konfitüre (Diät, kcal-reduziert)

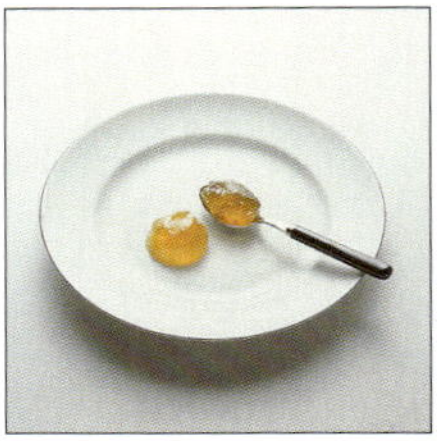

F	0
KH	5
E	0,1
W	15

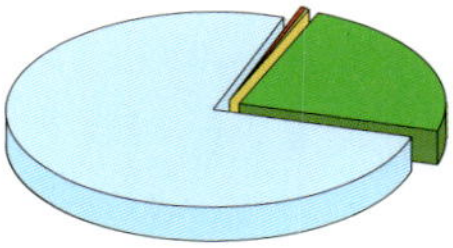

19 kcal **0,5** KE

203 20 g Konfitüre (Erdbeer)

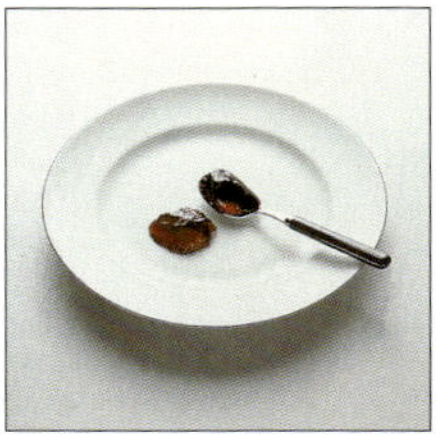

F	0
KH	12
E	0,1
W	8

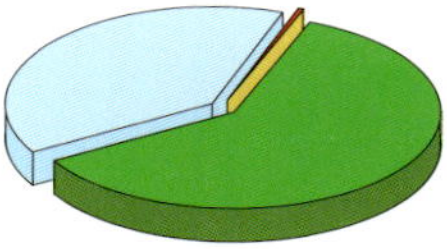

47 kcal **1** KE

204 20 g Honig

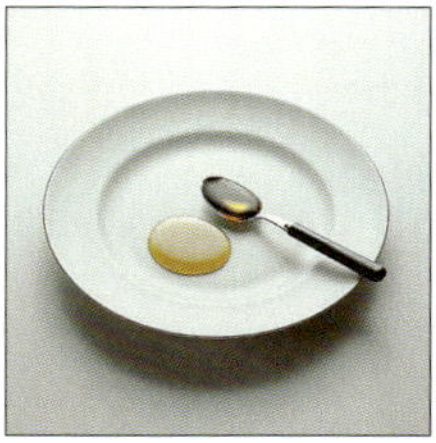

F	0
KH	15
E	0,1
W	4

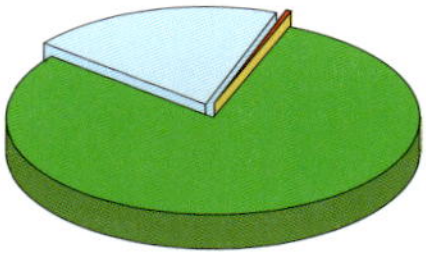

60 kcal **1,5** KE

205 20 g Rübenkraut

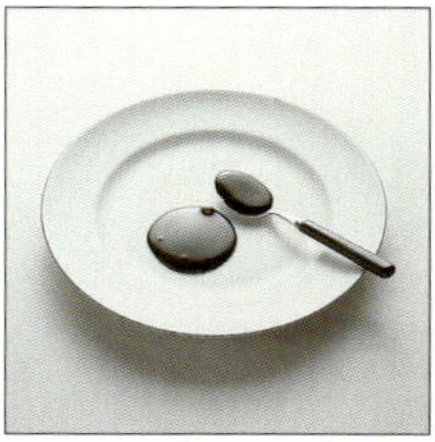

F	0
KH	12
E	1
W	4

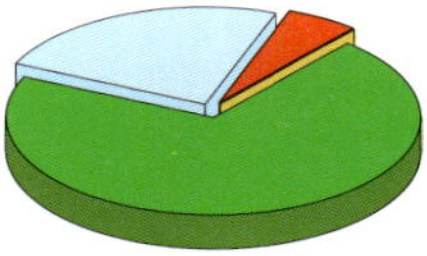

51 kcal **1** KE

Tipps	Phosphor	Kalium

unterschiedlicher kcal-Gehalt, je nachdem, welches Süßungsmittel eingesetzt wird; in dieser Menge ohne Berechnung für Diabetiker

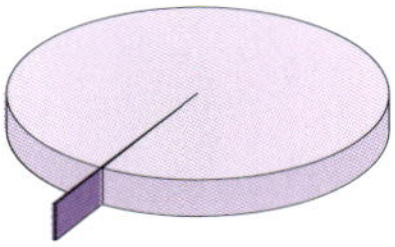

0 %

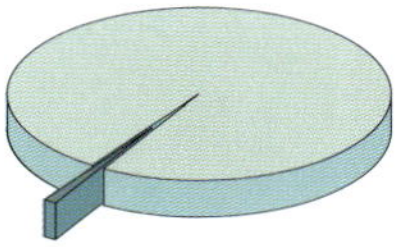

1 %

in Spuren = 0,0 g

weitere Konfitüren siehe Anhang

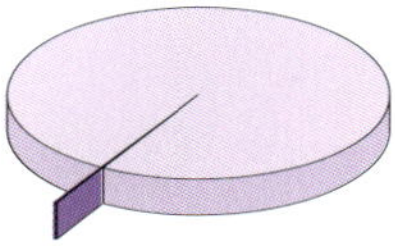

0 %

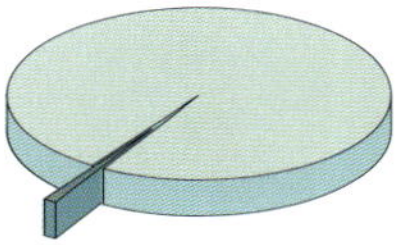

1 %

in Spuren = 0,0 g

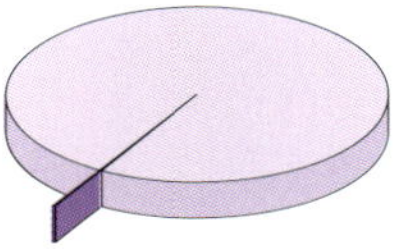

0 %

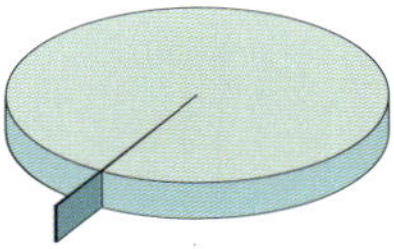

0 %

in Spuren = 0,0 g

kalium- und phosphorreich

TIPP besser ist Honig oder Konfitüre

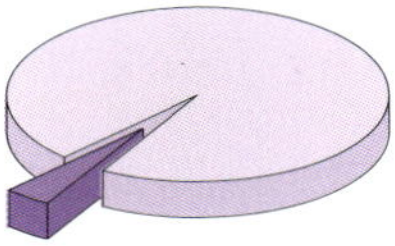

4 %

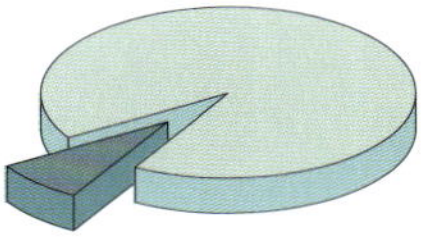

8 %

in Spuren = 0,0 g

	Nährstoffe	kcal	KE

206 20 g Nuss-Nugat-Creme

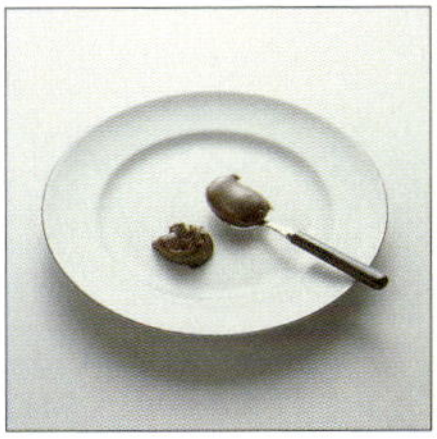

F	6
KH	11
E	1
W	0,6

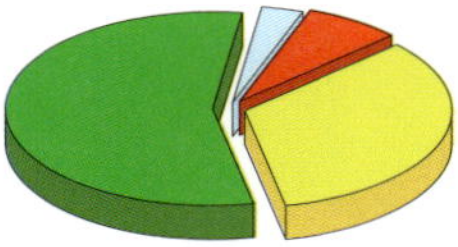

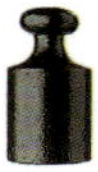

108 kcal

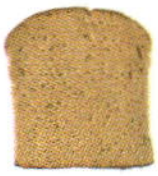

1 KE

207 20 g Pflaumenmus

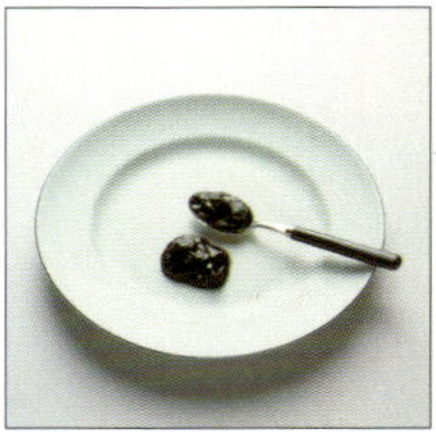

F	0
KH	12
E	0,1
W	6

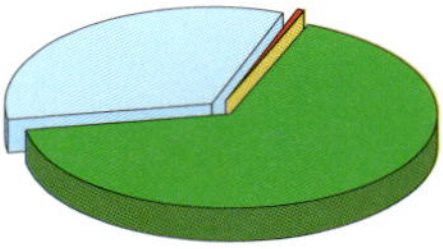

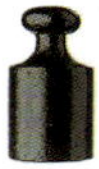

40 kcal

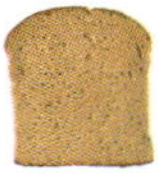

1 KE

Tipps | Phosphor | Kalium

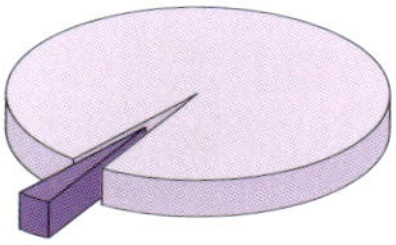

3 %

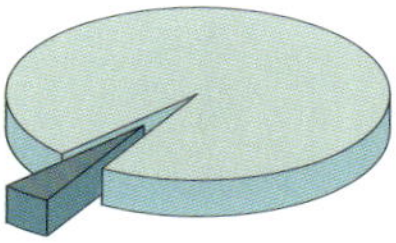

4 %

in Spuren = 0,0 g

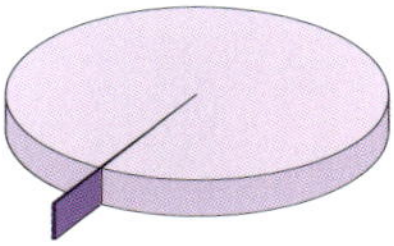

0 %

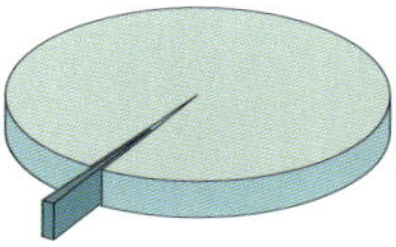

1 %

in Spuren = 0,0 g

Nährstoffe | kcal | KE

208 80 g (140 g) Ananas

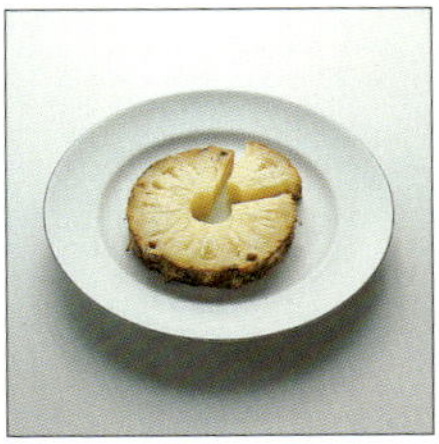

F	0,2
KH	10
E	0,4
W	68

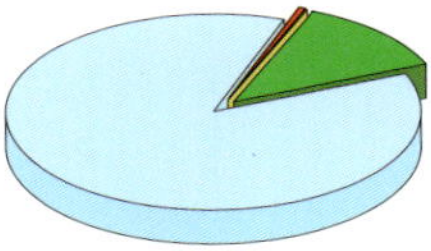

45 kcal

1 KE

209 150 g Ananas (Konserve)

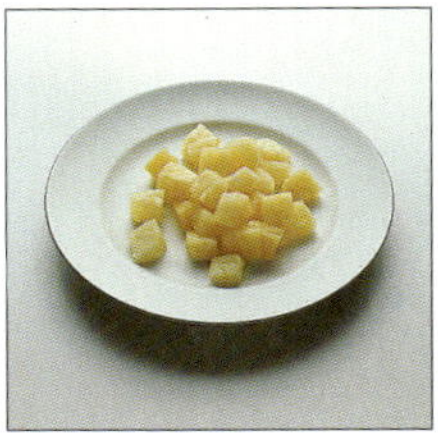

F	0,3
KH	30
E	0,6
W	114

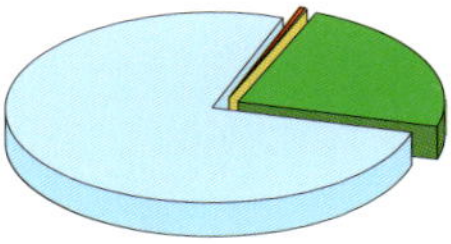

126 kcal

3 KE

210 150 g Apfel

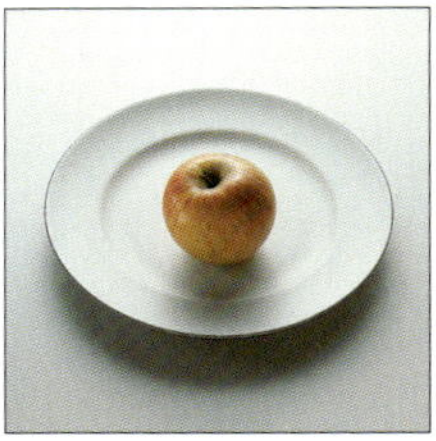

F	0,6
KH	18
E	0,5
W	128

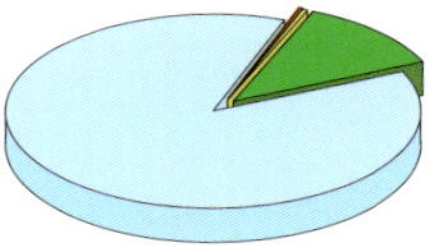

81 kcal

2 KE

211 150 g Apfelmus (Konserve)

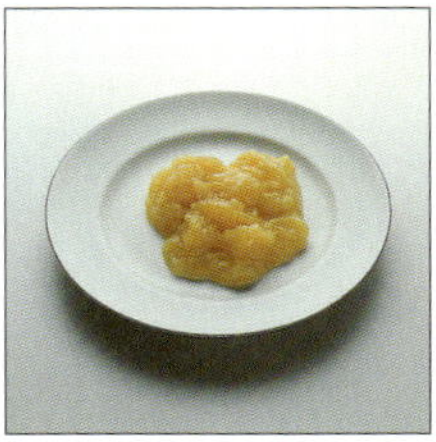

F	0,3
KH	29
E	0,3
W	126

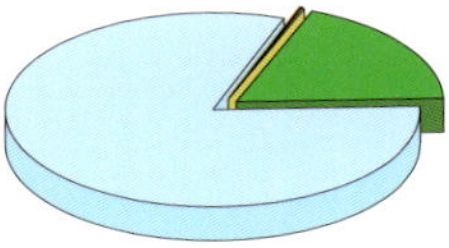

119 kcal

3 KE

Tipps | Phosphor | Kalium

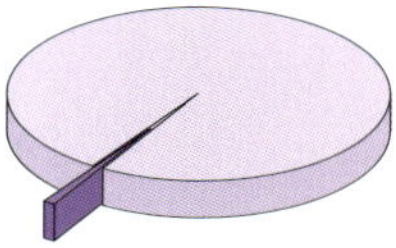
1 %

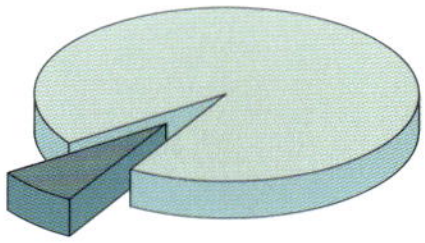
7 %

in Spuren = 0,0 g

TIPP ohne Saft verzehren

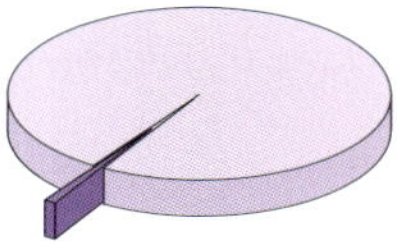
1 %

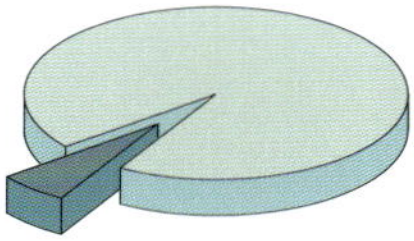
6 %

in Spuren = 0,0 g

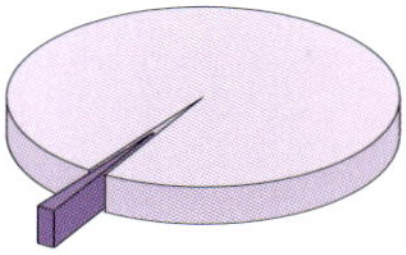
2 %

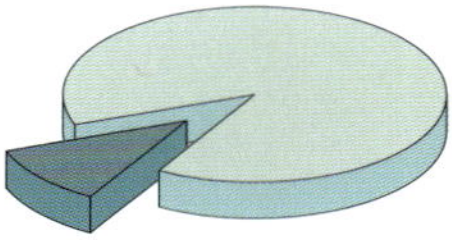
11 %

in Spuren = 0,0 g

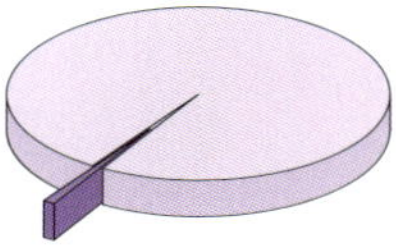
1 %

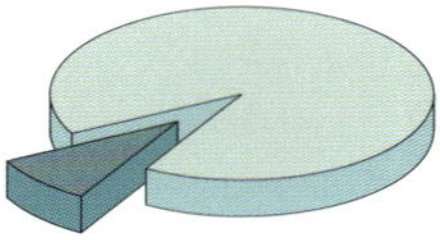
9 %

in Spuren = 0,0 g

	Nährstoffe	kcal	KE

212 140 g (200 g) Apfelsine

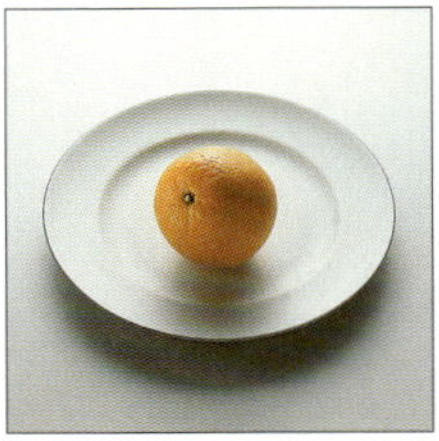

F	0,3
KH	13
E	1
W	120

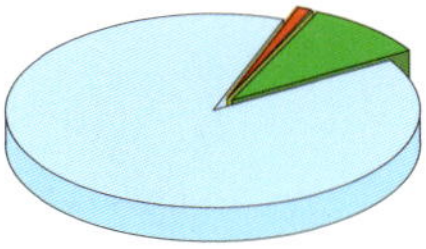

57 kcal **1,5** KE

213 110 g Aprikosen

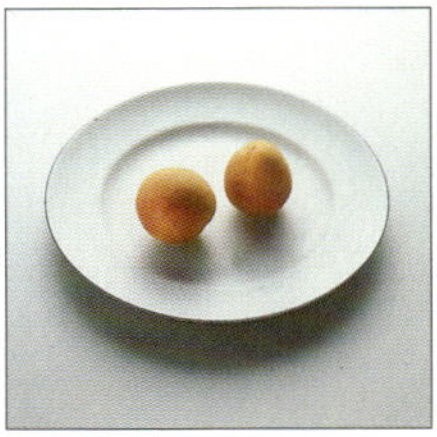

F	0,1
KH	9
E	1
W	94

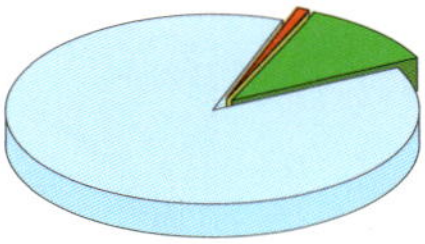

47 kcal **1** KE

214 130 g Aprikosen (Konserve)

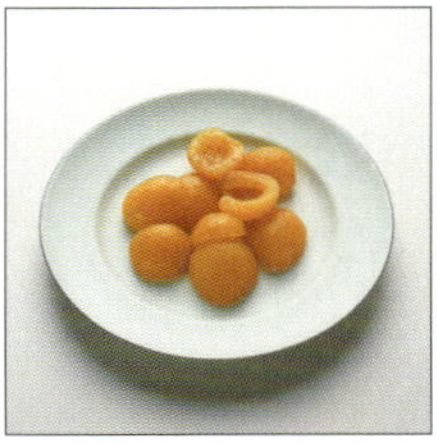

F	0,1
KH	25
E	0,7
W	101

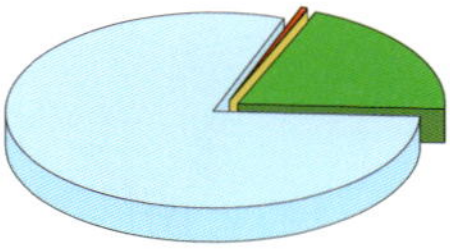

98 kcal **2,5** KE

215 25 g Aprikosen, getrocknet

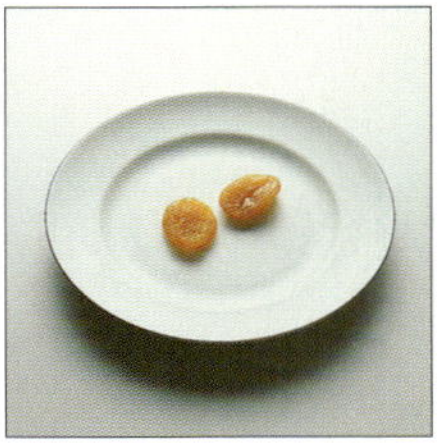

F	0,1
KH	12
E	1
W	4

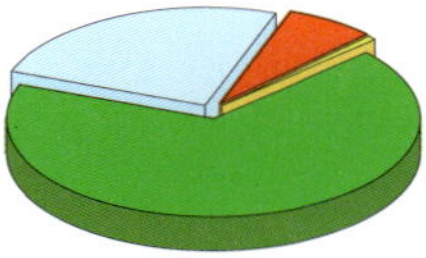

60 kcal **1** KE

Tipps	Phosphor	Kalium

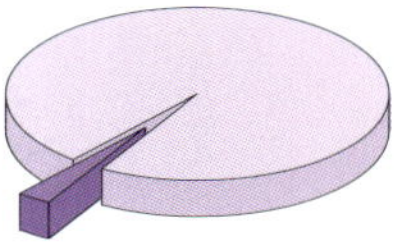
3 %

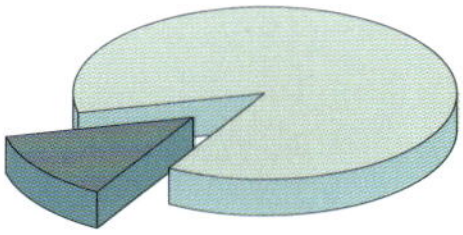
13 %

in Spuren = 0,0 g

kaliumreich weil Steinobst

TIPP woanders einsparen

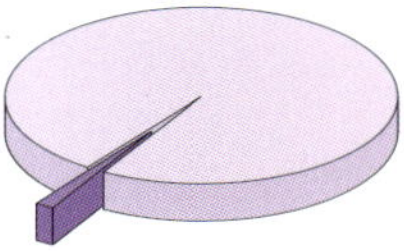
2 %

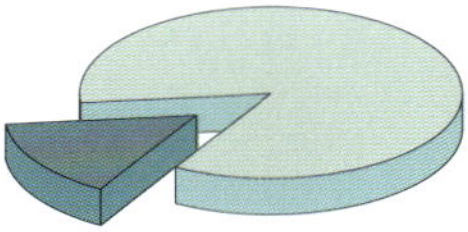
15 %

in Spuren = 0,0 g

TIPP ohne Saft verzehren

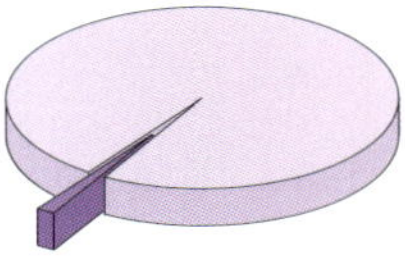
2 %

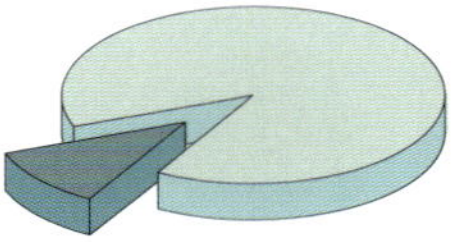
11 %

in Spuren = 0,0 g

kaliumreich

weitere Angaben zu Trockenobst siehe Anhang

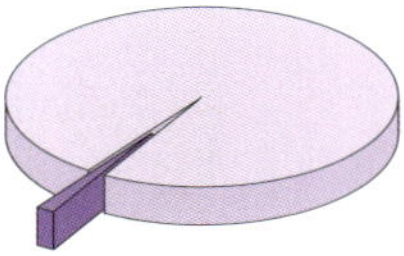
2 %

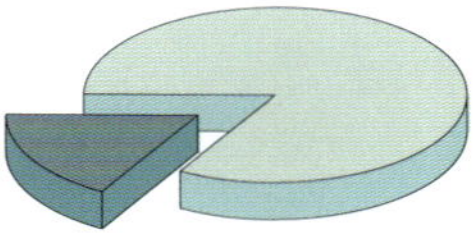
17 %

in Spuren = 0,0 g

	Nährstoffe	kcal	KE

216 100 g (150 g) Banane

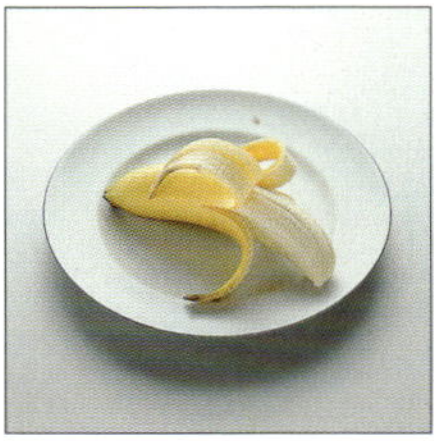

F	0,2
KH	21
E	1
W	74

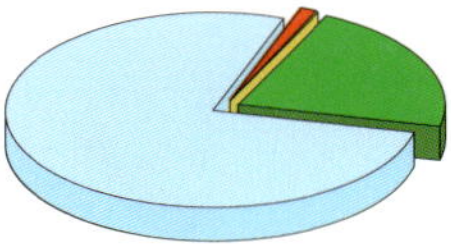

92 kcal **2** KE

217 150 g Birne

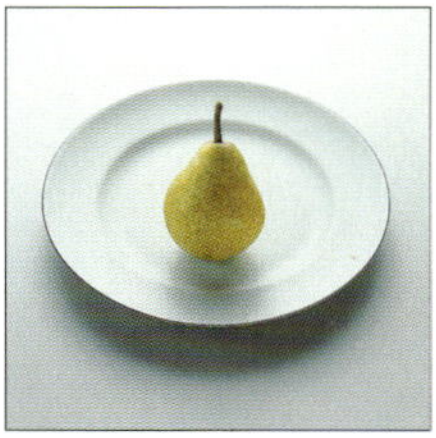

F	0,5
KH	19
E	0,8
W	126

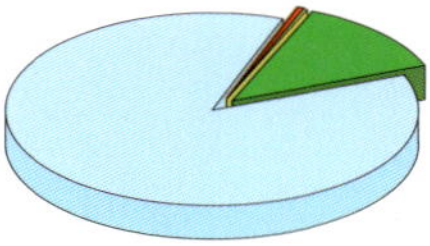

83 kcal **2** KE

218 100 g Brombeeren

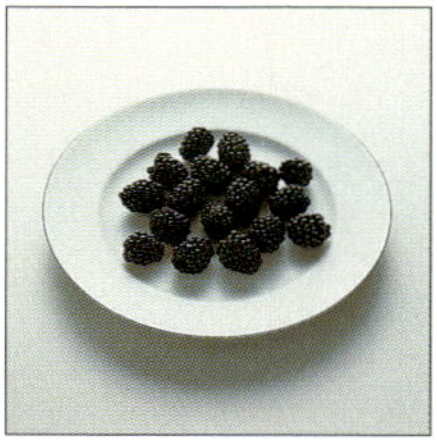

F	1
KH	6
E	1
W	85

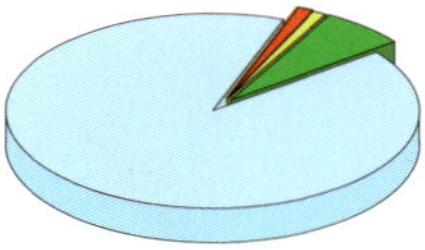

44 kcal **0,5** KE

219 150 g Erdbeeren

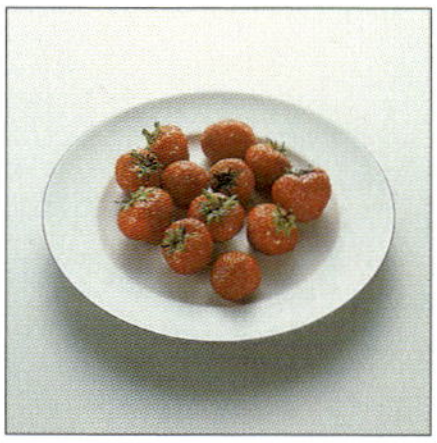

F	0,6
KH	8
E	1
W	134

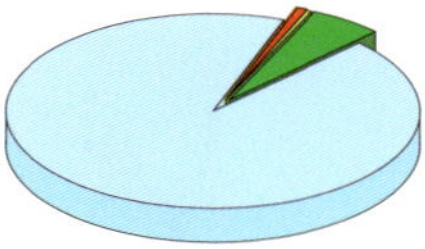

48 kcal **1** KE

Tipps	Phosphor	Kalium

👎 kaliumreich

TIPP woanders einsparen

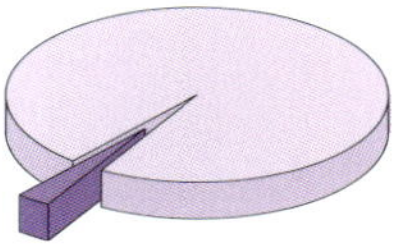
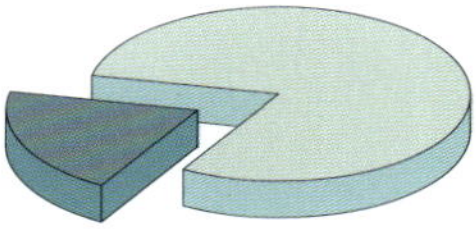

3 % **20 %**

in Spuren = 0,0 g

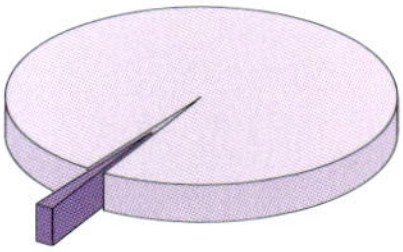
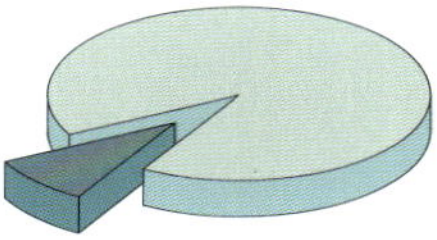

2 % **9 %**

in Spuren = 0,0 g

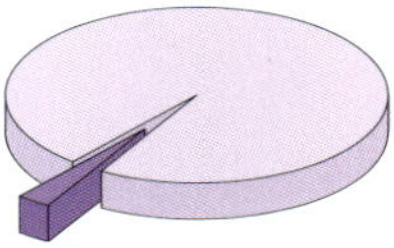
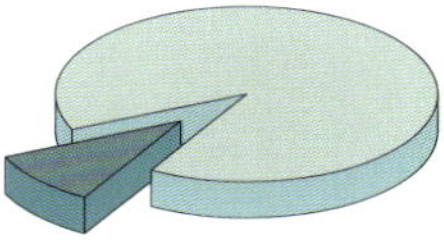

3 % **10 %**

in Spuren = 0,0 g

viel Vitamin C

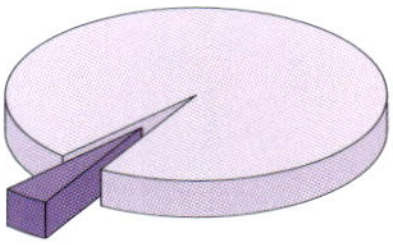
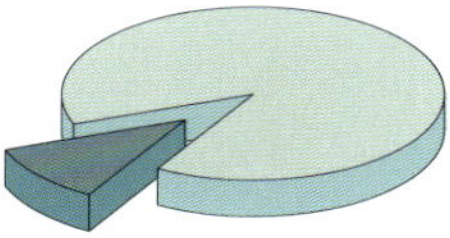

4 % **11 %**

in Spuren = 0,0 g

	Nährstoffe	kcal	KE

220 140 g (200 g) Grapefruit

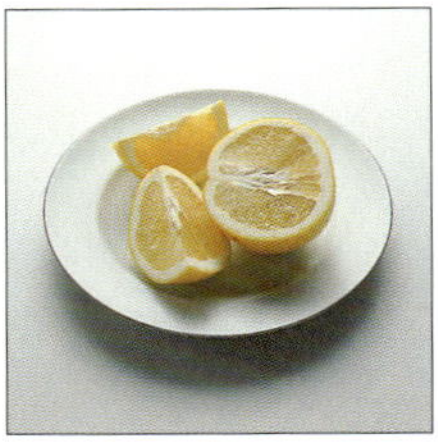

F	0,3
KH	10
E	0,8
W	125

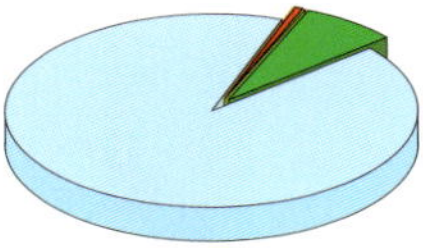

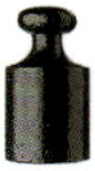

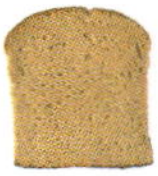

59 kcal **1** KE

221 100 g Heidelbeeren

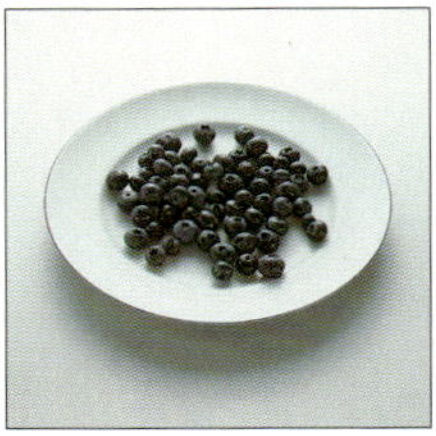

F	0,6
KH	6
E	0,6
W	85

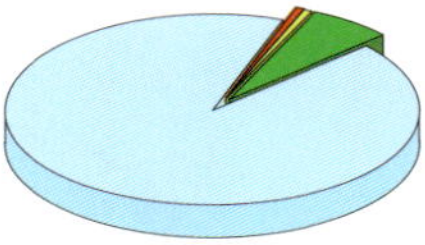

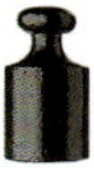

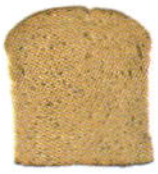

36 kcal **0,5** KE

222 100 g Himbeeren

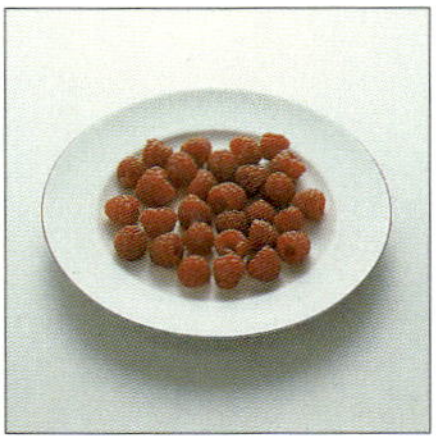

F	0,3
KH	5
E	1
W	85

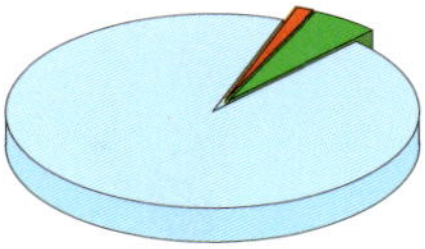

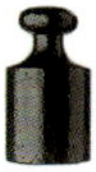

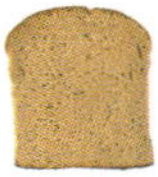

33 kcal **0,5** KE

223 150 g (200 g) Honigmelone

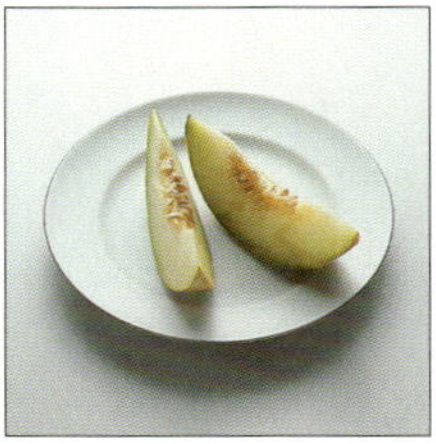

F	0,2
KH	19
E	1
W	131

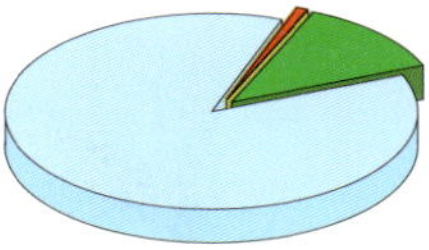

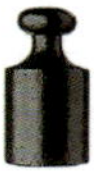

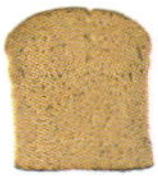

81 kcal **2** KE

Tipps | Phosphor | Kalium

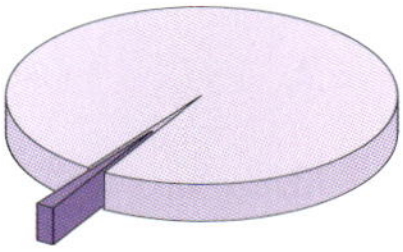
2 %

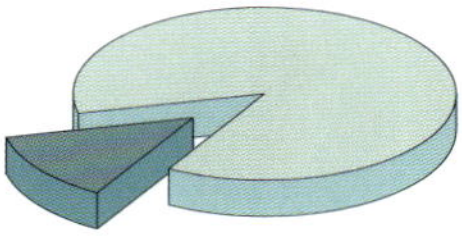
13 %

in Spuren = 0,0 g

---

kaliumarm

TIPP Saft von Konservenheidelbeeren kann bedenkenlos mitverzehrt werden (zur Trinkmenge rechnen!)

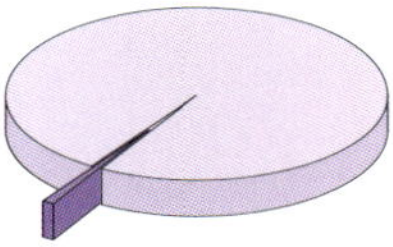
1 %

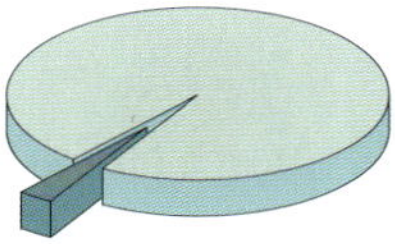
3 %

in Spuren = 0,0 g

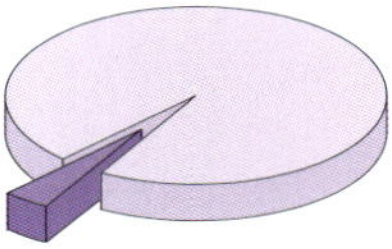
4 %

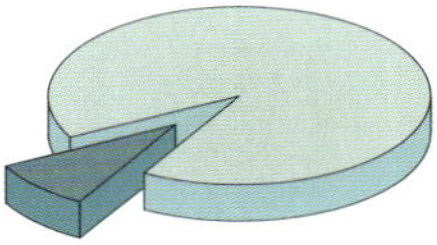
9 %

in Spuren = 0,0 g

---

kaliumreich

TIPP woanders einsparen

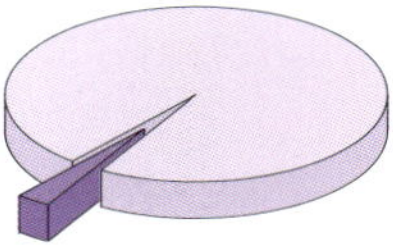
3 %

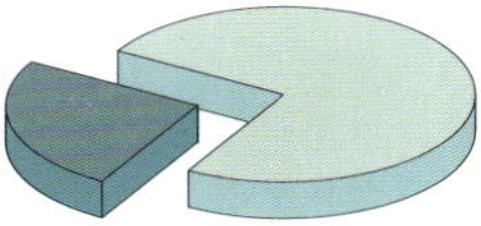
25 %

in Spuren = 0,0 g

	Nährstoffe	kcal	KE

224 100 g Johannisbeeren, rot

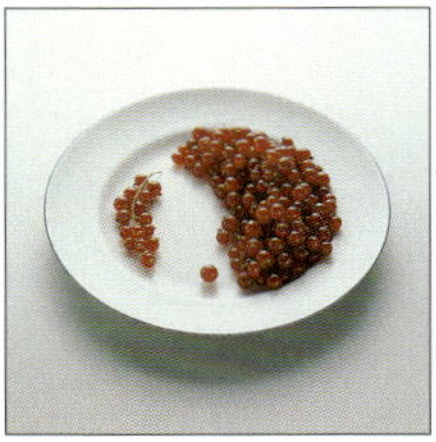

F	0,2
KH	5
E	1
W	85

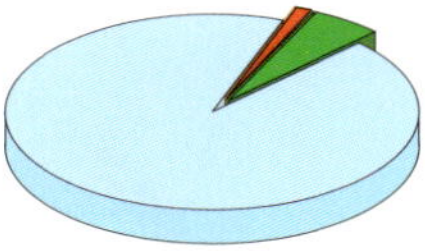

34 kcal **0,5** KE

225 150 g Kirschen, süß

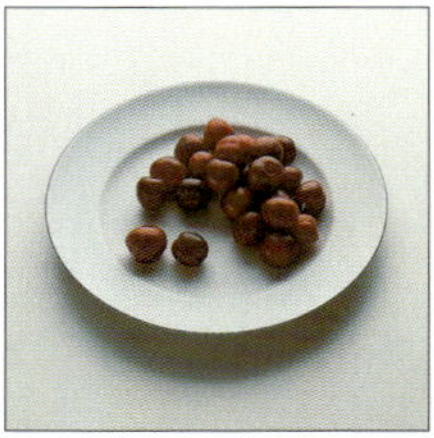

F	0,5
KH	21
E	1
W	124

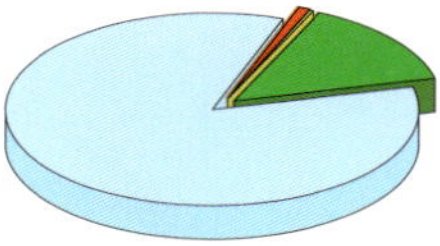

95 kcal **2** KE

226 150 g Kirschen, sauer (Konserve)

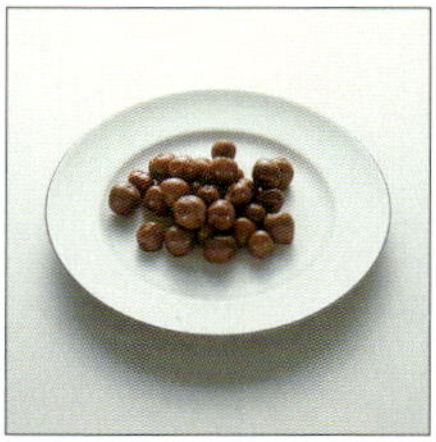

F	0,3
KH	29
E	1
W	118

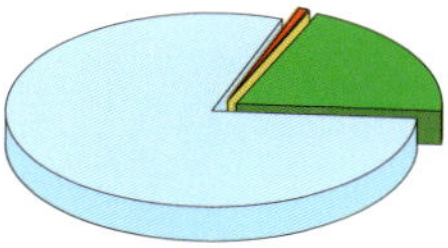

125 kcal **3** KE

227 100 g Kiwi

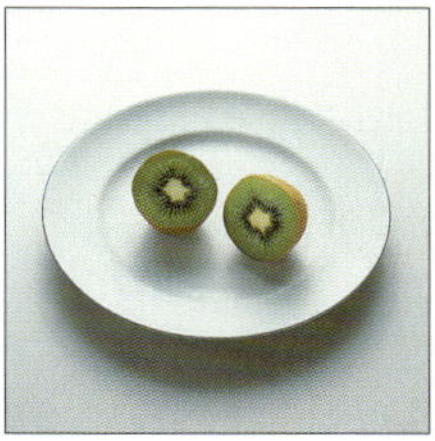

F	0,6
KH	9
E	1
W	84

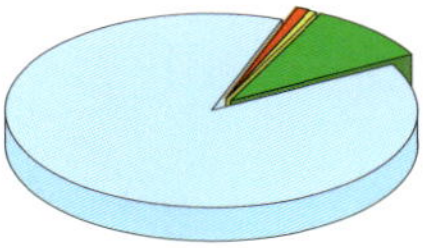

51 kcal **1** KE

Tipps	Phosphor	Kalium

4 % weniger Kalium als schwarze Johannisbeeren

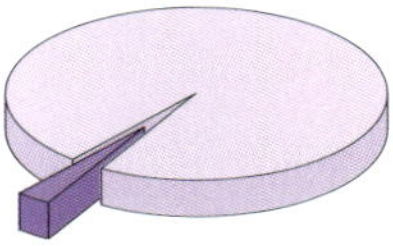

3 %

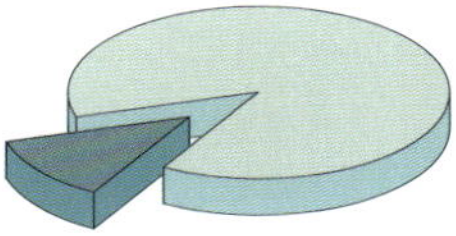

12 %

in Spuren = 0,0 g

kaliumreich

Sauerkirschen haben nur halb soviel Kalium wie Süßkirschen

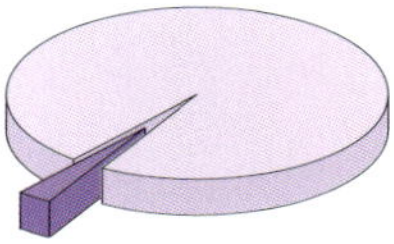

3 %

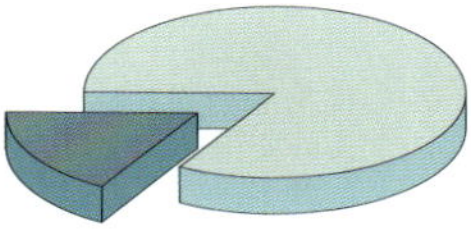

17 %

in Spuren = 0,0 g

TIPP ohne Saft verzehren

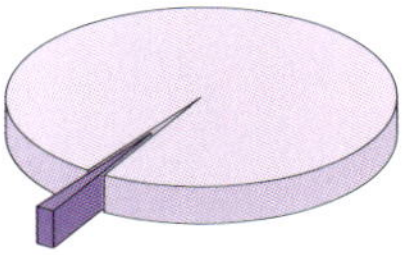

2 %

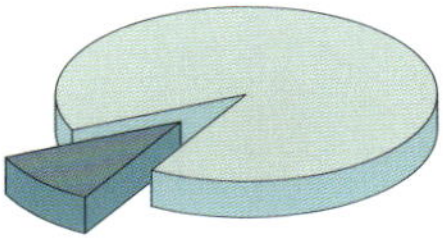

10 %

in Spuren = 0,0 g

kaliumreich

viel Vitamin C

TIPP woanders einsparen

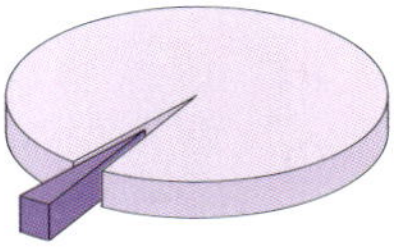

3 %

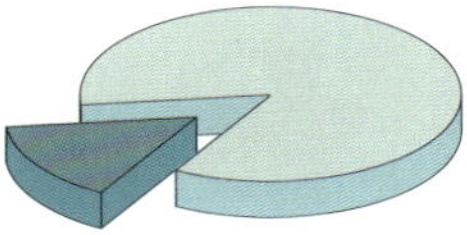

15 %

in Spuren = 0,0 g

	Nährstoffe	kcal	KE

228 40 g (70 g) Mandarine

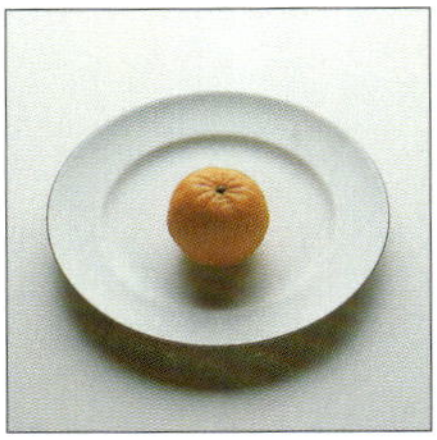

F	0,1
KH	4
E	0,3
W	35

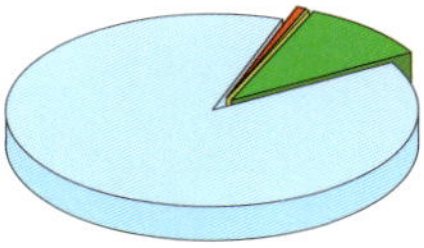

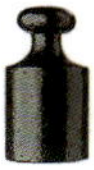

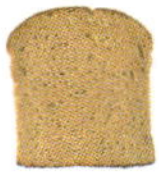

18 kcal **0,5** KE

229 150 g Nektarine

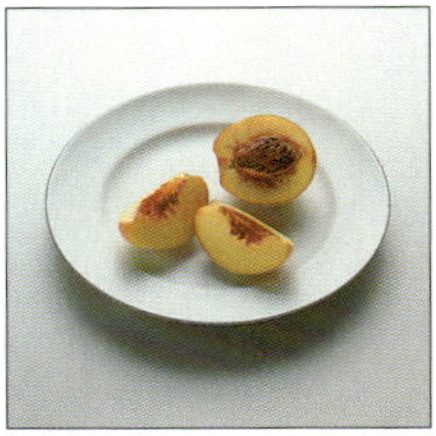

F	0,2
KH	14
E	2
W	130

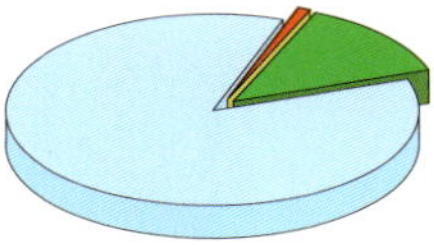

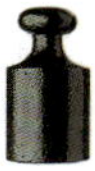

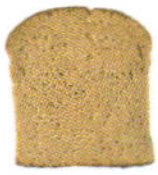

63 kcal **1,5** KE

230 150 g Pfirsich

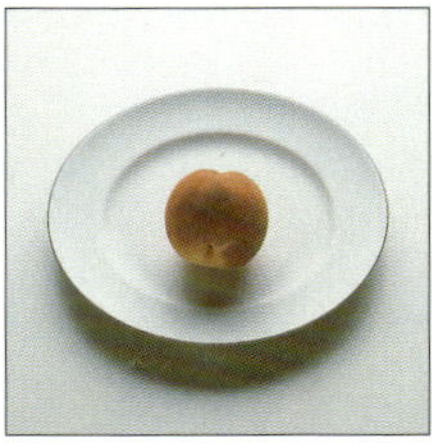

F	0,2
KH	13
E	1
W	131

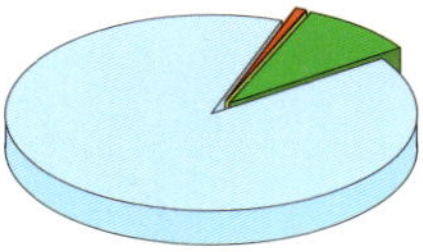

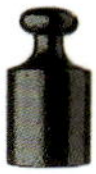

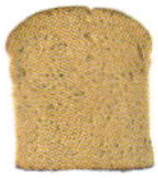

63 kcal **1,5** KE

231 150 g Pflaumen

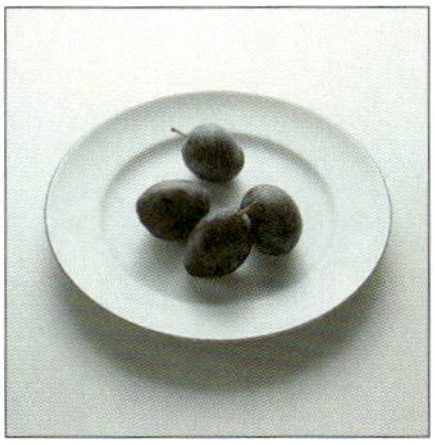

F	0,3
KH	15
E	0,9
W	126

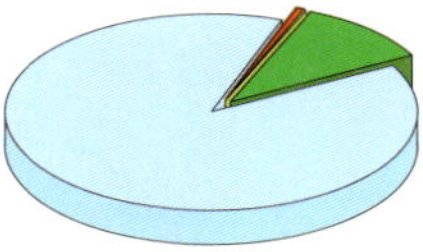

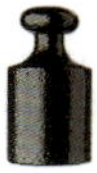

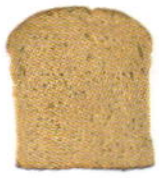

74 kcal **1,5** KE

Tipps	Phosphor	Kalium

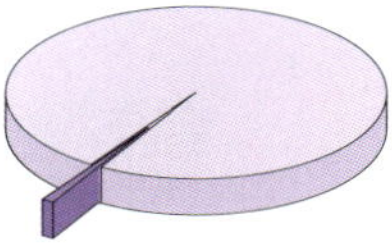
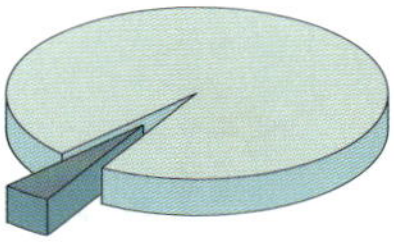

1 % 4 %

in Spuren = 0,0 g

---

kaliumreich

TIPP woanders einsparen

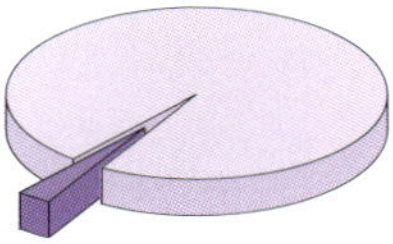
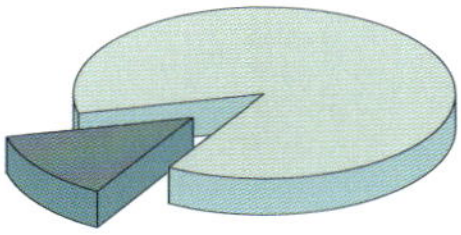

3 % 13 %

in Spuren = 0,0 g

---

kaliumreich

TIPP woanders einsparen

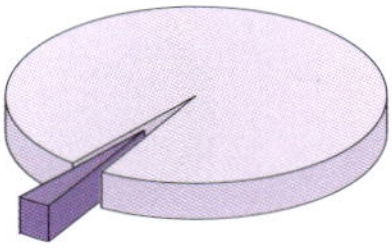
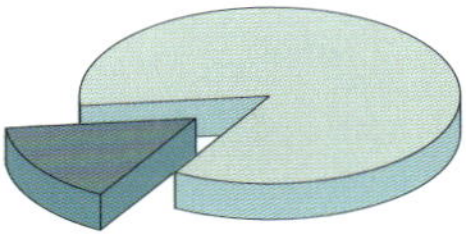

3 % 15 %

in Spuren = 0,0 g

---

kaliumreich

TIPP woanders einsparen, besser aus der Konserve

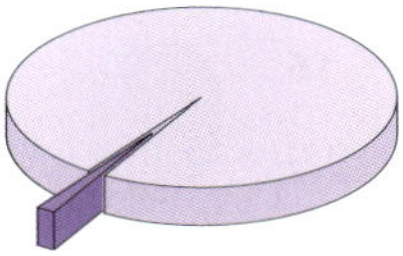
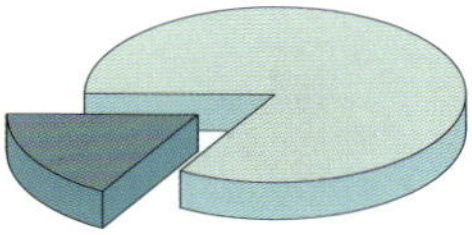

2 % 17 %

in Spuren = 0,0 g

	Nährstoffe	kcal	KE

232 25 g Backobst

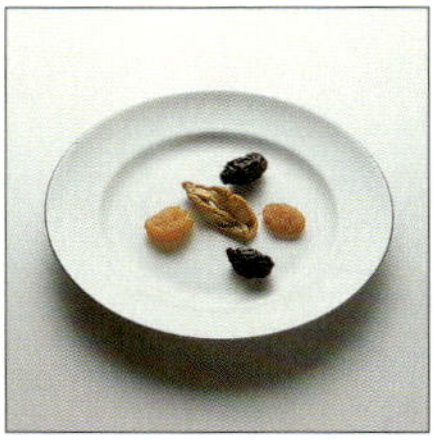

F	0,2
KH	14
E	0,7
W	6

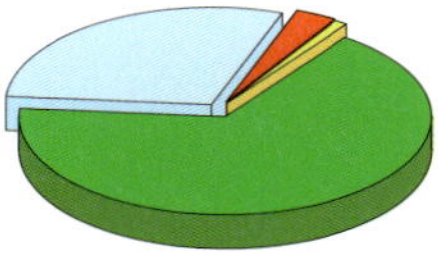

63 kcal **1,5** KE

233 15 g Feige, getrocknet

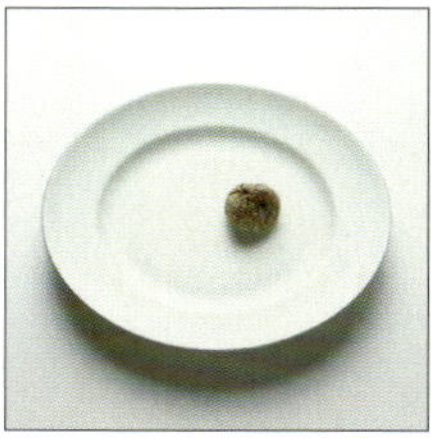

F	0,2
KH	8
E	0,6
W	5

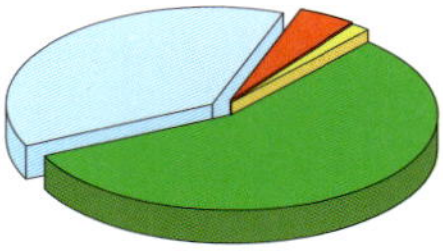

36 kcal **1** KE

234 8 g Pflaume, getrocknet

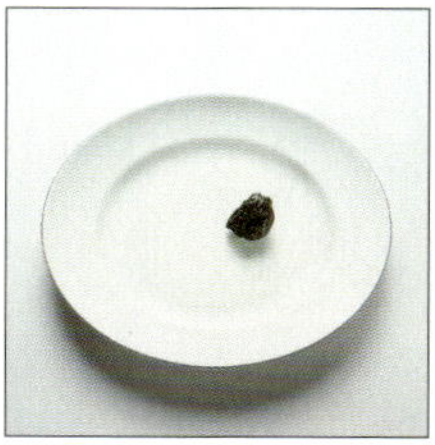

F	0
KH	4
E	0,1
W	1

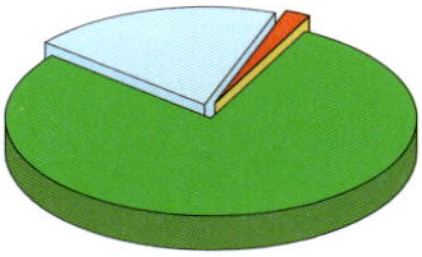

17 kcal **0,5** KE

235 25 g Rosinen

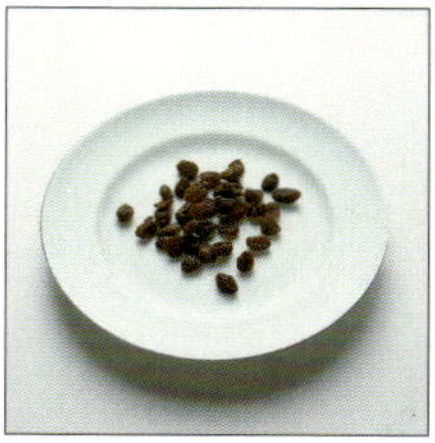

F	0,2
KH	16
E	0,6
W	4

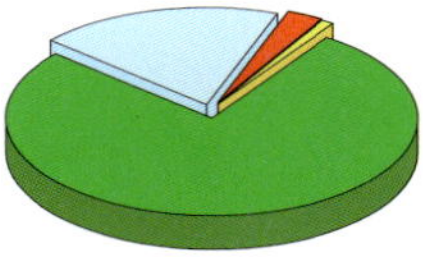

70 kcal **1,5** KE

Tipps **Phosphor** **Kalium**

kaliumreich

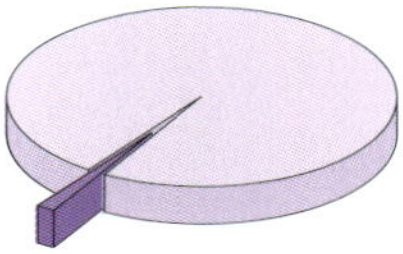
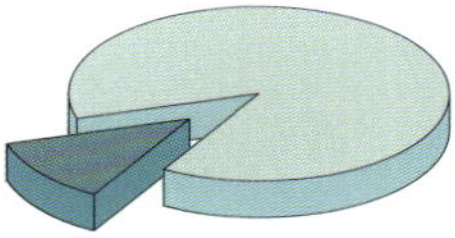

2 % **12 %**

in Spuren = 0,0 g

Verzehr erfordert eine zusätzliche Flüssigkeitszufuhr

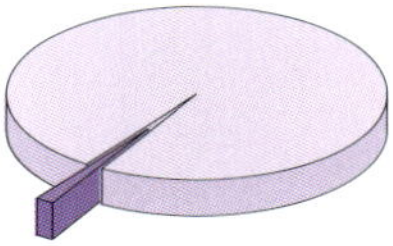
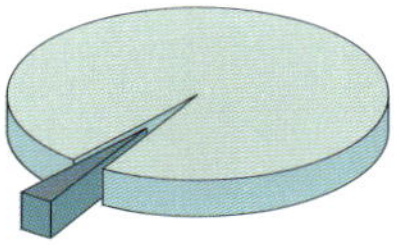

2 % **6 %**

in Spuren = 0,0 g

Verzehr erfordert eine zusätzliche Flüssigkeitszufuhr

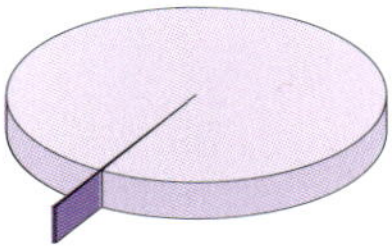
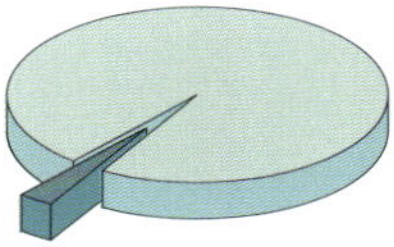

0 % **3 %**

in Spuren = 0,0 g

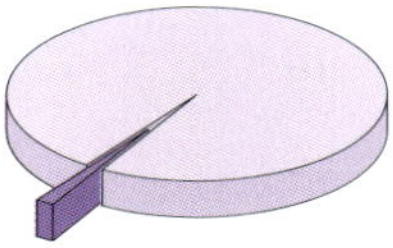
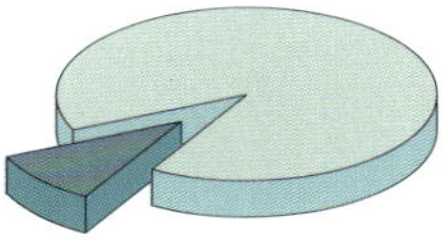

2 % **10 %**

in Spuren = 0,0 g

	Nährstoffe	kcal	KE

236 150 g Fruchtcocktail (Konserve)

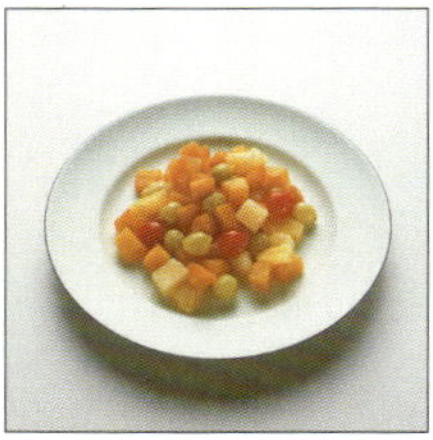

F	0
KH	22
E	1
W	122

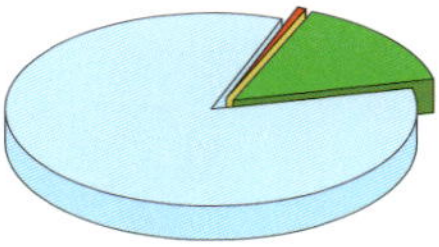

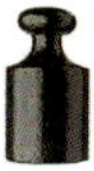

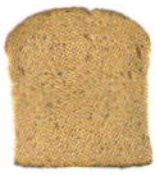

93 kcal **2** KE

237 150 g Rhabarber (gekocht n, ohne Zucker)

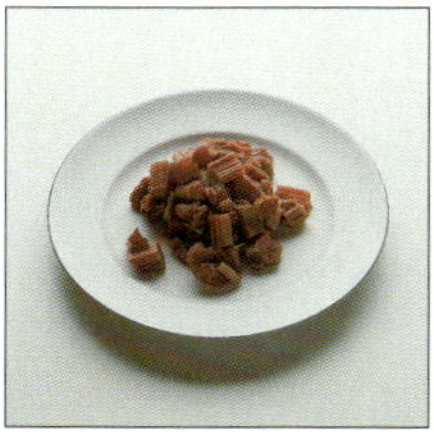

F	0,2
KH	2
E	0,9
W	141

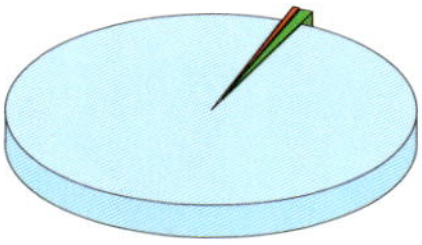

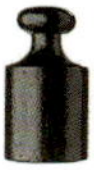

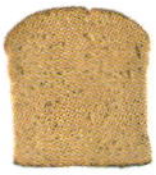

19 kcal **0** KE

238 150 g Stachelbeeren (Konserve)

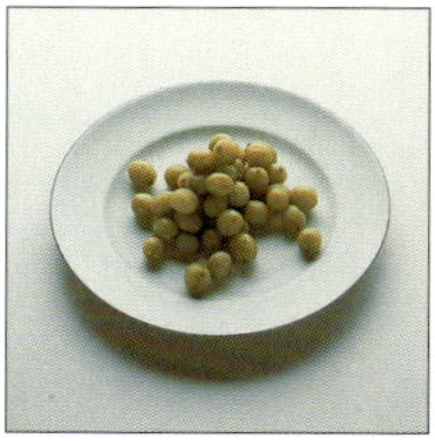

F	0,2
KH	30
E	0,8
W	112

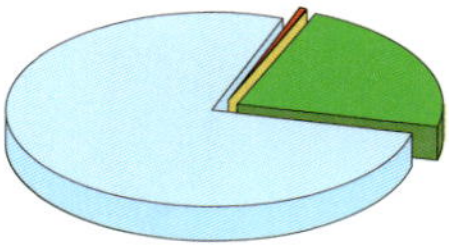

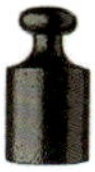

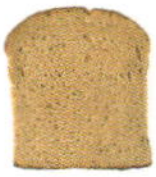

122 kcal **3** KE

Tipps	Phosphor	Kalium

TIPP ohne Saft verzehren

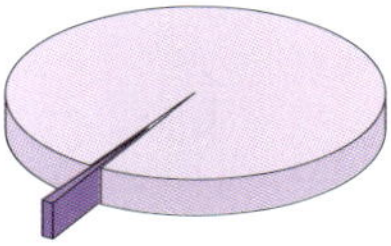
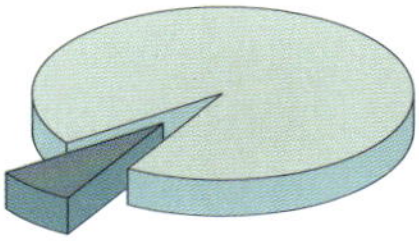

1 % 7 %

in Spuren = 0,0 g

kaliumreich

TIPP ohne Saft verzehren

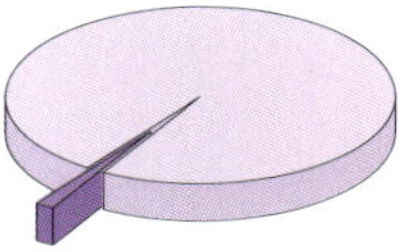
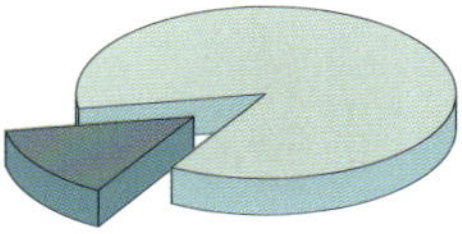

2 % 14 %

in Spuren = 0,0 g

TIPP ohne Saft verzehren

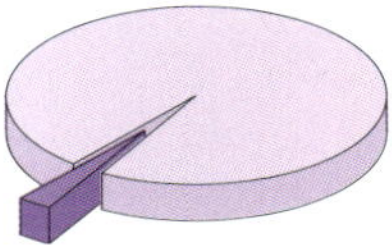
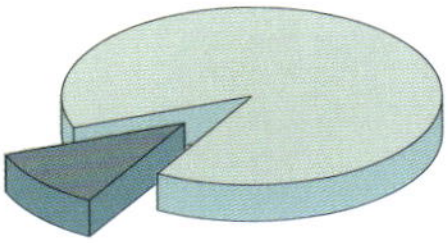

3 % 11 %

in Spuren = 0,0 g

	Nährstoffe	kcal	KE

239 100 g Mango

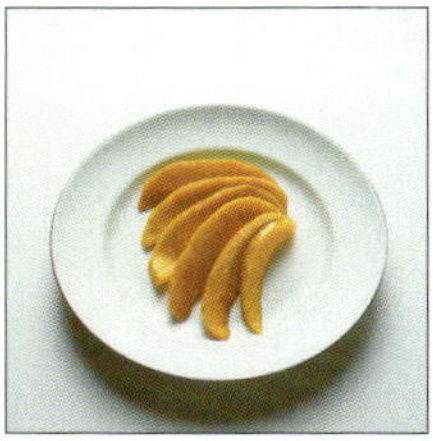

F	0,5
KH	13
E	0,6
W	82

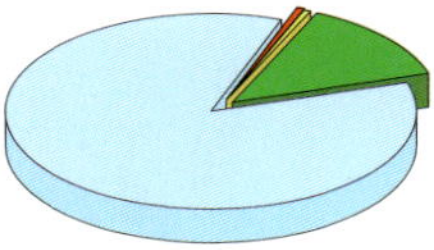

58 kcal **1** KE

240 150 g (280 g) Wassermelone

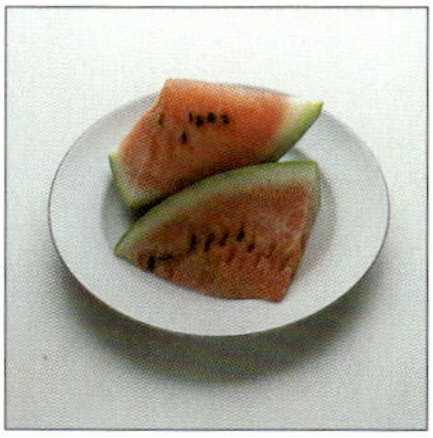

F	0,3
KH	12
E	0,9
W	140

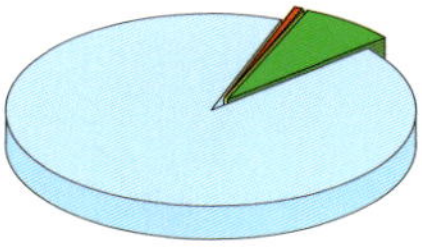

53 kcal **1** KE

241 150 g Weintrauben

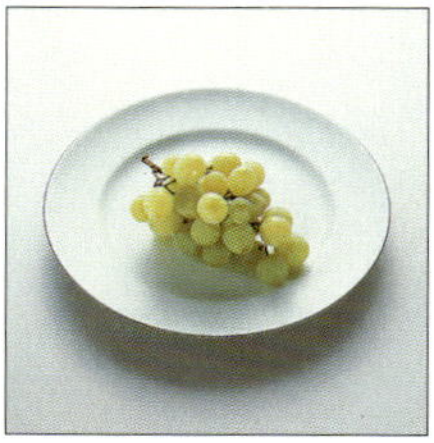

F	0,5
KH	23
E	1
W	122

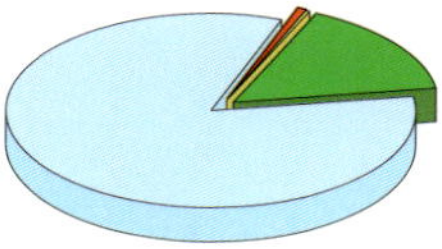

105 kcal **2,5** KE

242 5 ml Zitronensaft

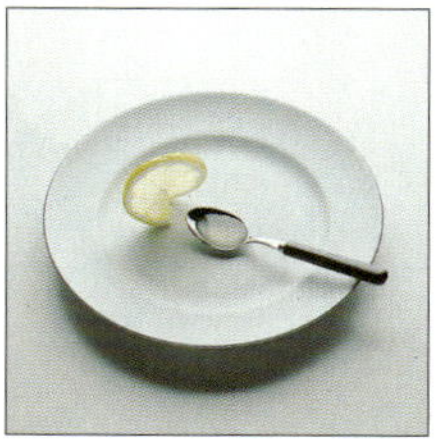

F	0
KH	0,4
E	0
W	5

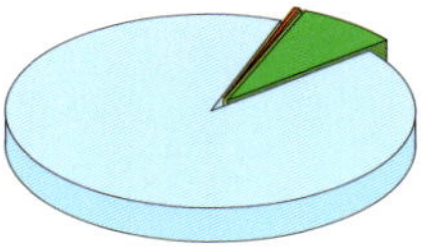

2 kcal **0** KE

Tipps | Phosphor | Kalium

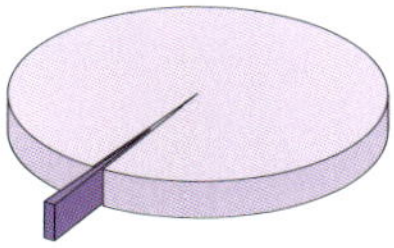
1 %

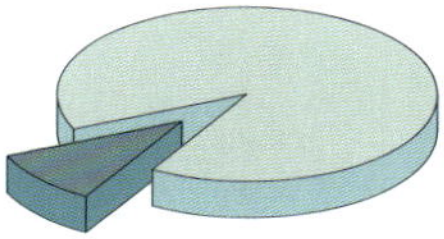
10 %

in Spuren = 0,0 g

nur halb soviel Kalium wie Honigmelone

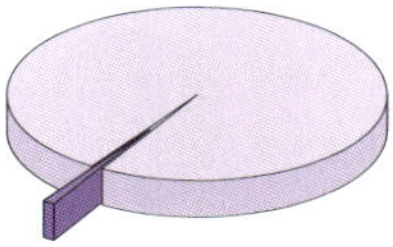
1 %

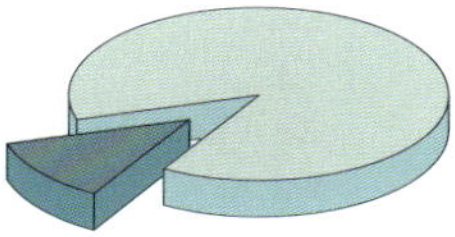
12 %

in Spuren = 0,0 g

kaliumreich

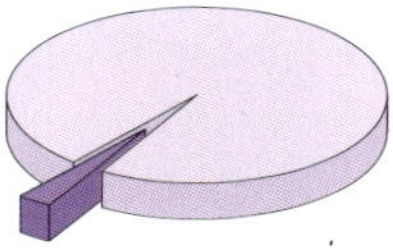
3 %

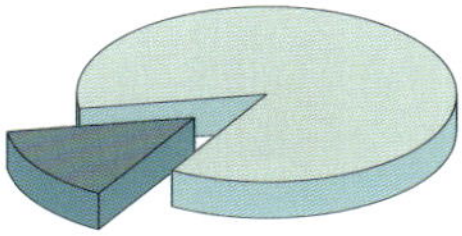
14 %

in Spuren = 0,0 g

guter Durstlöscher

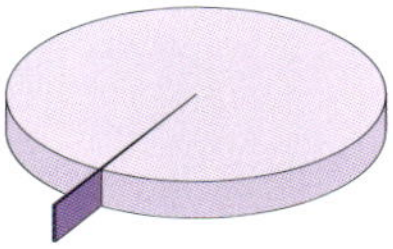
0 %

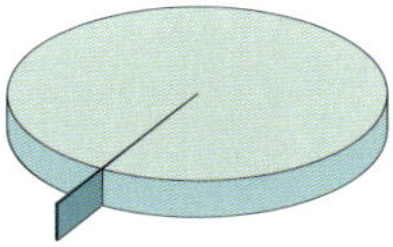
0 %

in Spuren = 0,0 g

	Nährstoffe	kcal	KE

243 30 g Walnüsse

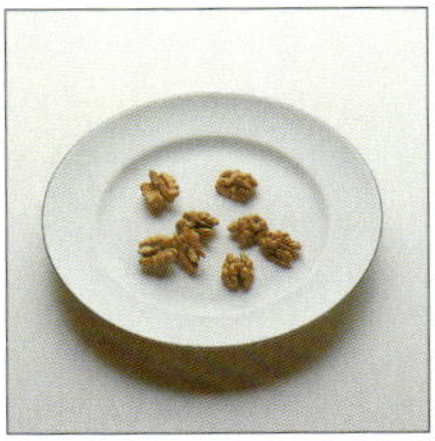

F	19
KH	4
E	4
W	1

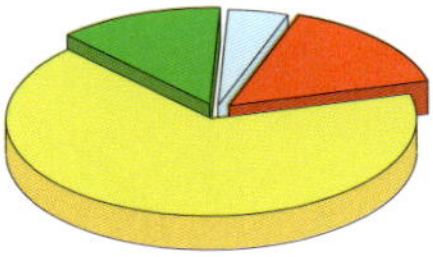

201 kcal **0** KE

244 30 g Studentenfutter

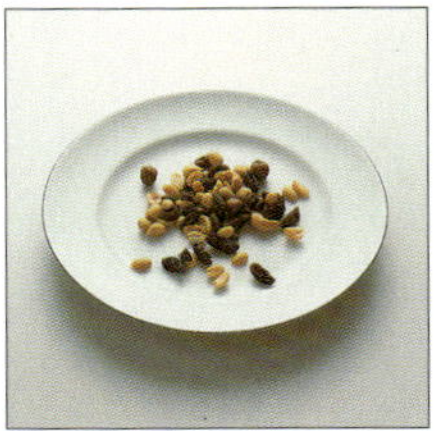

F	11
KH	9
E	7
W	3

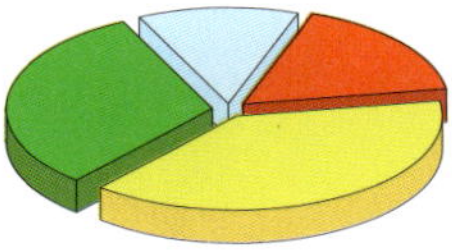

152 kcal **1** KE

245 30 g Erdnüsse, geröstet, gesalzen

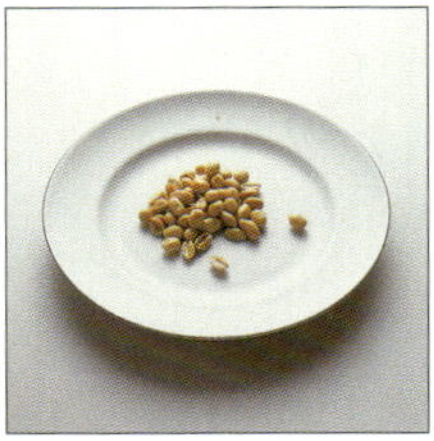

F	16
KH	2
E	7
W	1

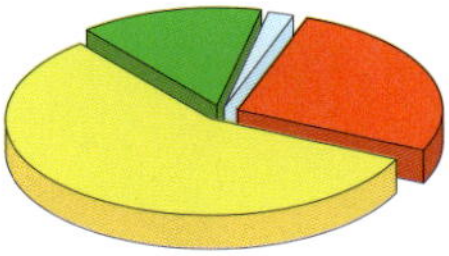

181 kcal **0** KE

246 25 g Cashewnüsse

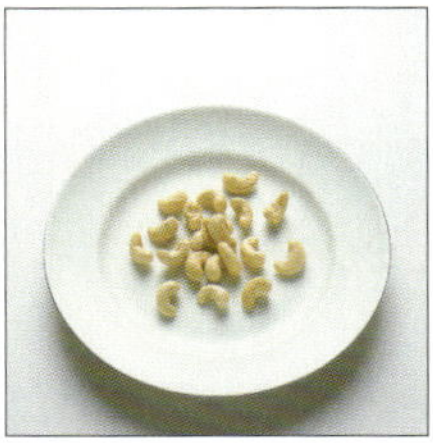

F	11
KH	8
E	4
W	1

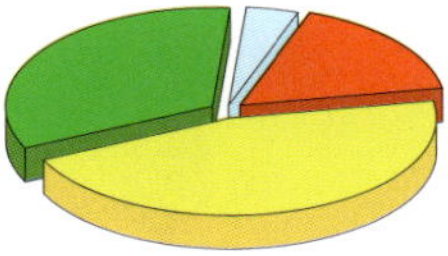

143 kcal **0** KE

Tipps	Phosphor	Kalium

viel Fett = ↑ kcal

in größeren Mengen kalium- und phosphorreich

Angaben zu weiteren Nusssorten siehe Anhang

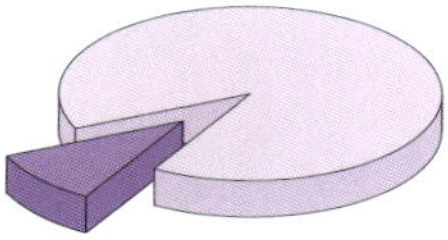

10 %

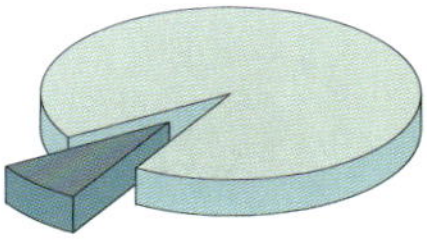

8 %

in Spuren = 0,0 g

viel Fett = ↑ kcal

in größeren Mengen kalium- und phosphorreich

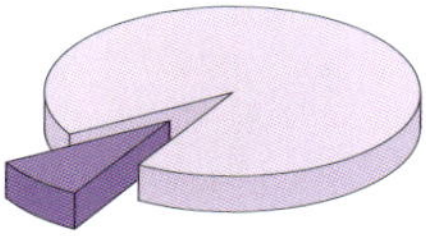

8 %

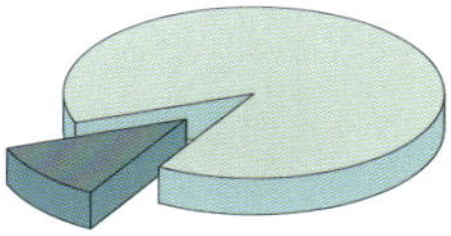

11 %

in Spuren = 0,0 g

viel Fett = ↑ kcal

in größeren Mengen kalium- und phosphorreich

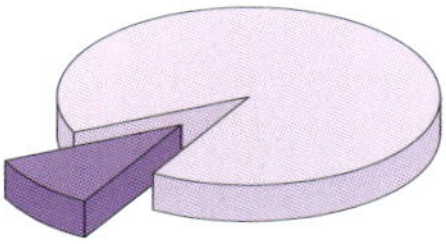

10 %

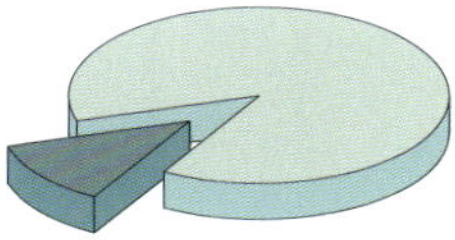

12 %

3 % = 0,3 g (in Spuren, wenn ungesalzen)

viel Fett = ↑ kcal

in größeren Mengen kalium- und phosphorreich

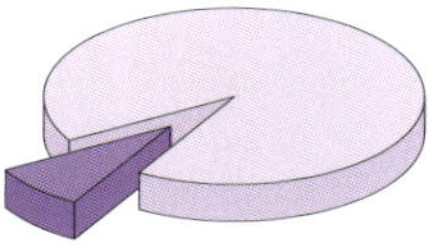

8 %

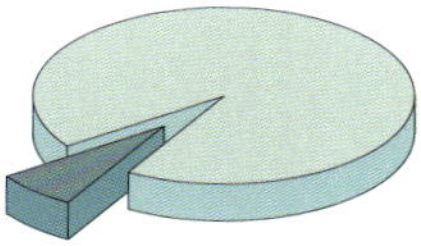

7 %

in Spuren = 0,0 g

Nährstoffe | kcal | KE

247 30 g Haselnüsse

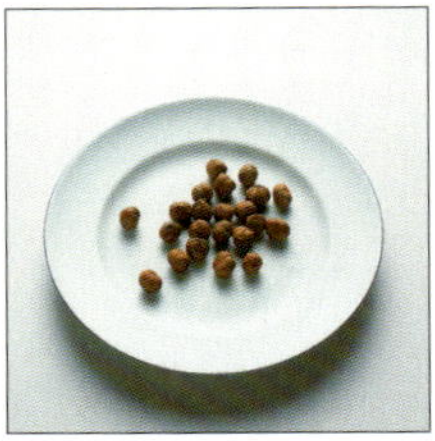

F	19
KH	3
E	4
W	2

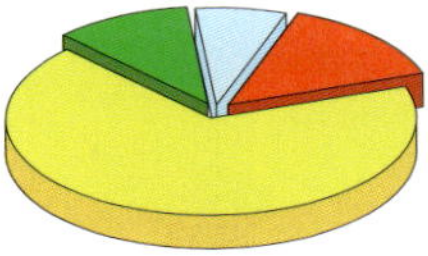

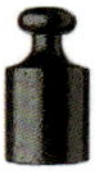

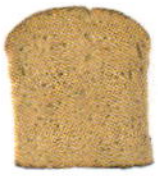

194 kcal **0** KE

248 25 g Mandeln

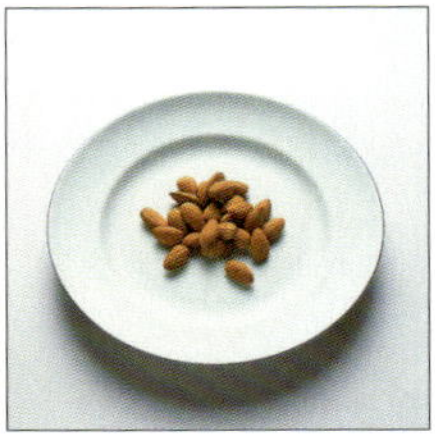

F	14
KH	1
E	5
W	1

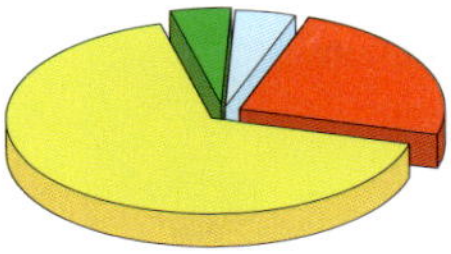

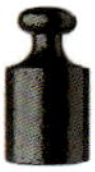

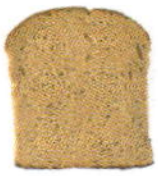

144 kcal **0** KE

Tipps	Phosphor	Kalium

viel Fett = ↑ kcal

in größeren Mengen kalium- und phosphorreich

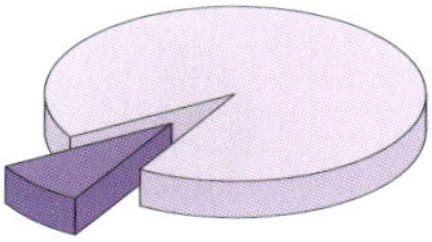

8 %

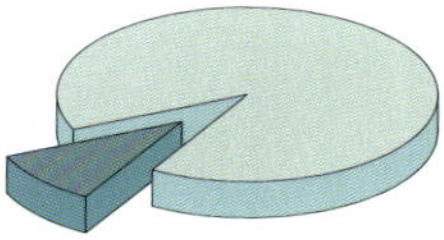

10 %

in Spuren = 0,0 g

viel Fett = ↑ kcal

in größeren Mengen kalium- und phosphorreich

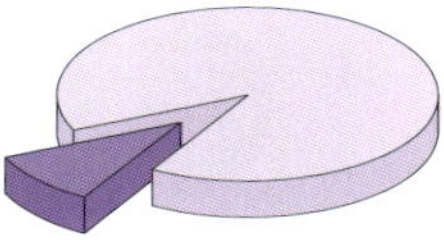

10 %

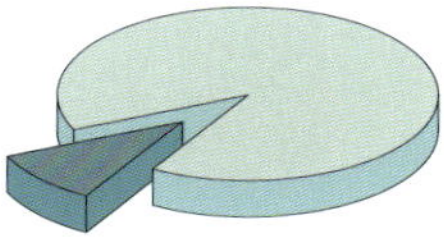

10 %

in Spuren = 0,0 g

	Nährstoffe	kcal	KE

249 15 g Salzstangen

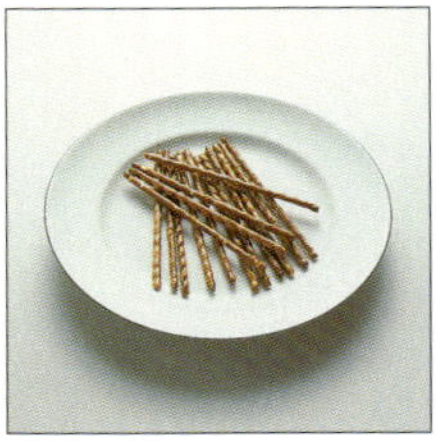

F	0,1
KH	11
E	1
W	1

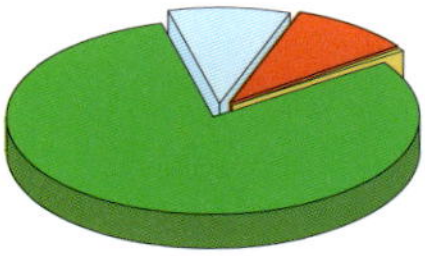

53 kcal — **1** KE

250 20 g Kräcker

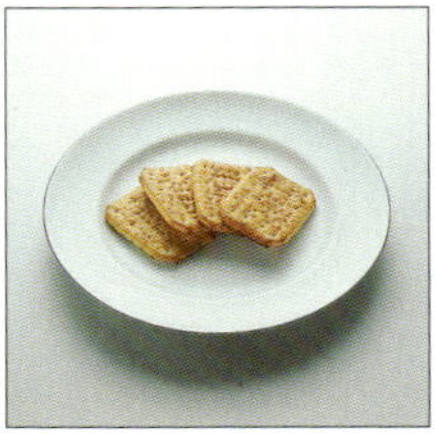

F	3
KH	14
E	2
W	1

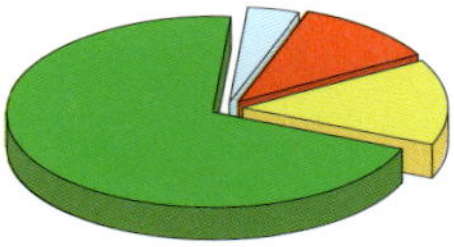

90 kcal — **1,5** KE

251 10 g Chips (Kartoffelchips)

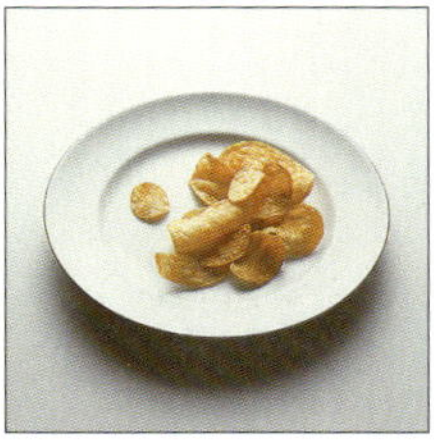

F	4
KH	4
E	0,6
W	0,2

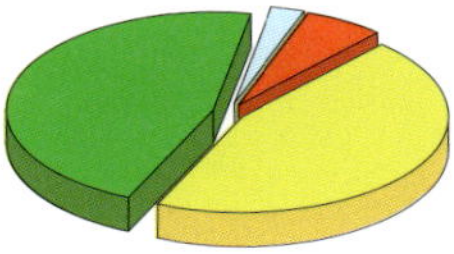

54 kcal — **0,5** KE

252 25 g Erdnussflips

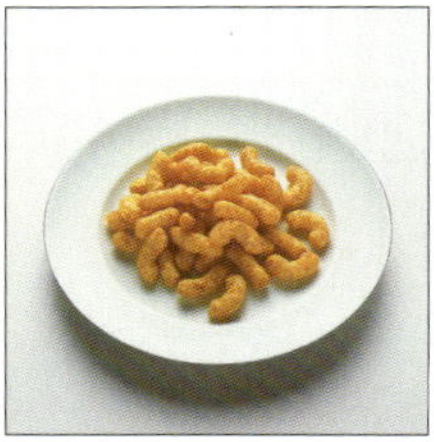

F	9
KH	12
E	3
W	1

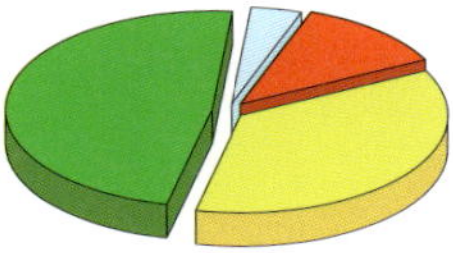

133 kcal — **1** KE

Tipps	Phosphor	Kalium
macht durstig 7 % = 0,7 g	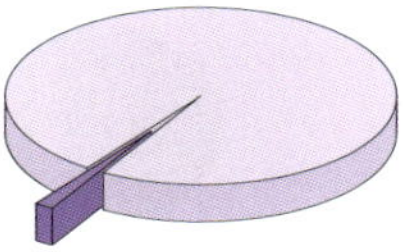 2 %	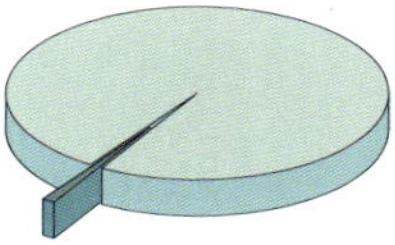 1 %
macht durstig 4 % = 0,4 g	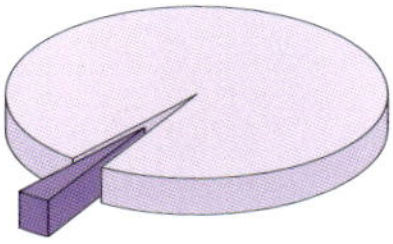 3 %	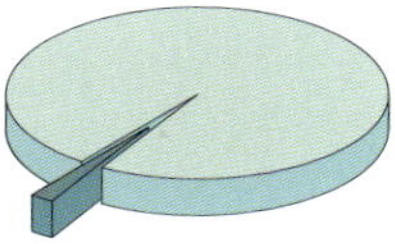 2 %
viel Fett = ↑ kcal in größeren Mengen kaliumreich 1 % = 0,1 g	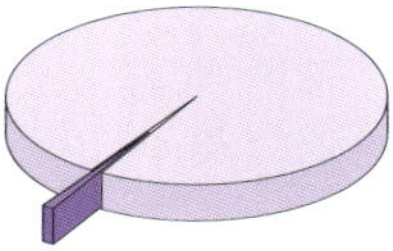 1 %	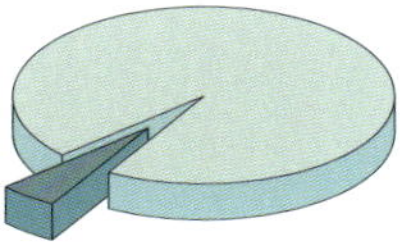 5 %
viel Fett = ↑ kcal hoher Salzgehalt machen durstig 5 % = 0,5 g	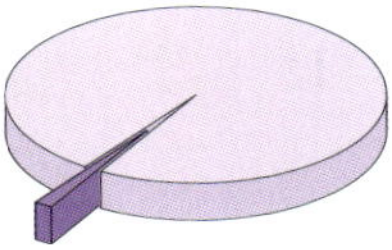 2 %	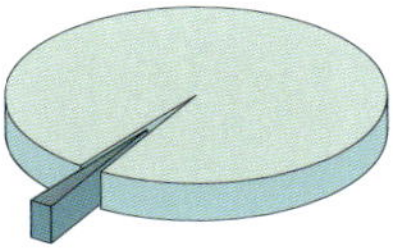 2 %

	Nährstoffe		kcal	KE
253 40 g Popcorn				

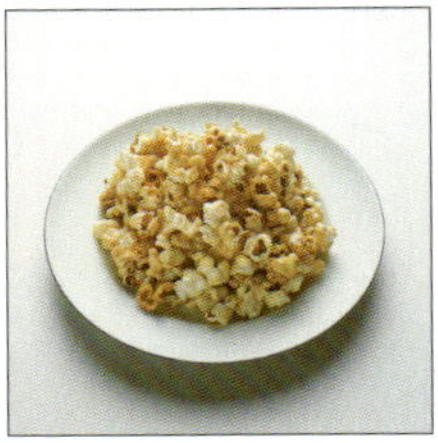

F	2
KH	27
E	5
W	2

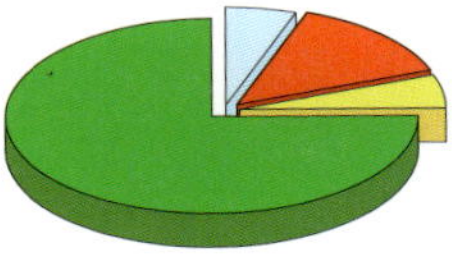

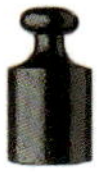

147 kcal

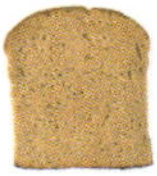

2,5 KE

Tipps	Phosphor	Kalium
in Spuren = 0,0 g	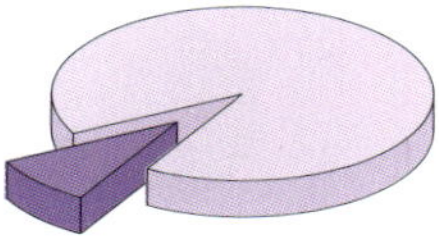 9 %	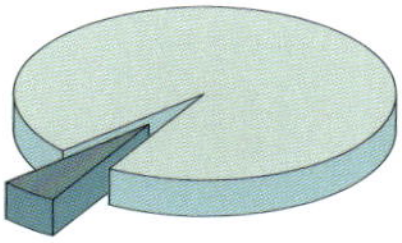 5 %

Nährstoffe | kcal | KE

254 15 g Keks (Spritzgebäck)

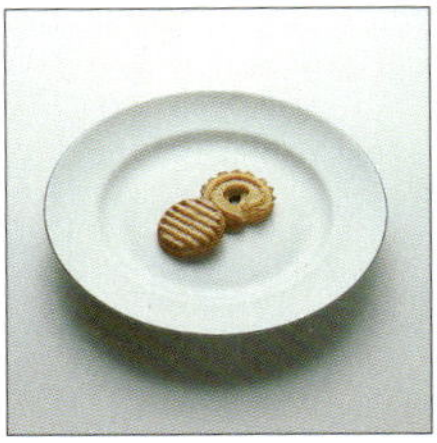

F	4
KH	8
E	1
W	2

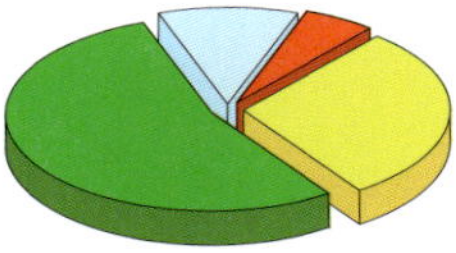

77 kcal

1 KE

255 15 g Keks mit Schokolade

67,2 mm

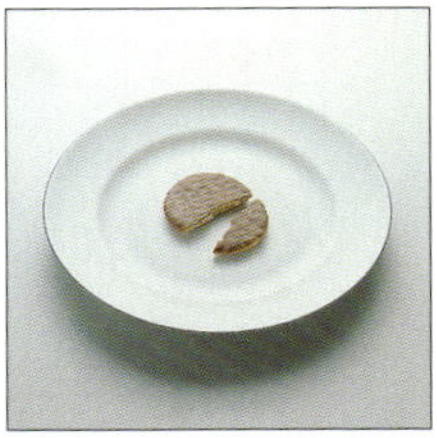

F	3
KH	10
E	1
W	0,4

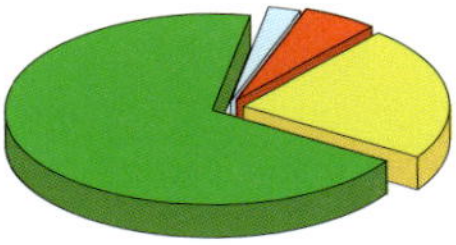

75 kcal

1 KE

256 15 g Keks (Vollkorn)

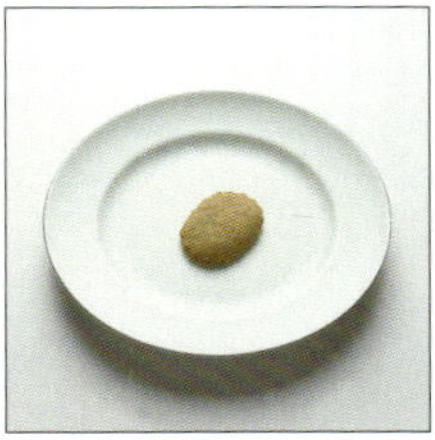

F	3
KH	7
E	2
W	2

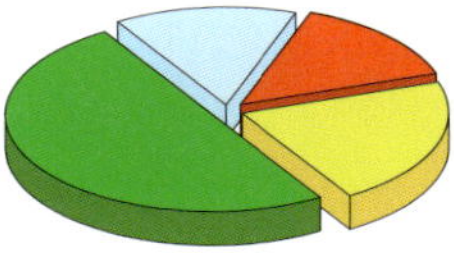

62 kcal

0,5 KE

257 15 g Butterkeks

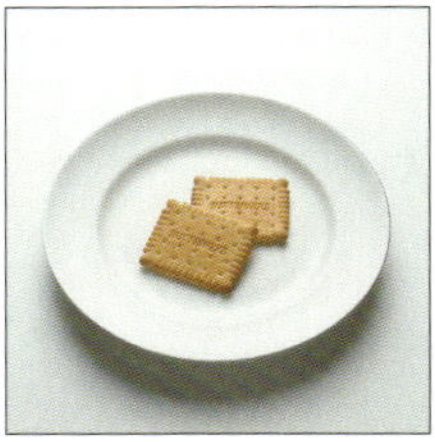

F	2
KH	11
E	1
W	0,3

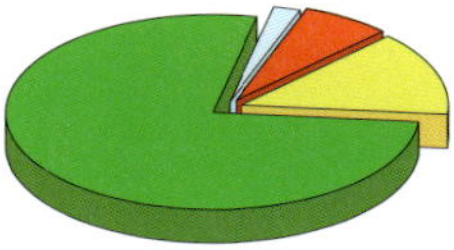

64 kcal

1 KE

Tipps | Phosphor | Kalium

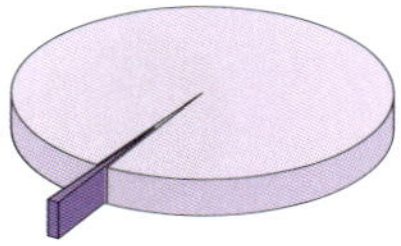

1 %

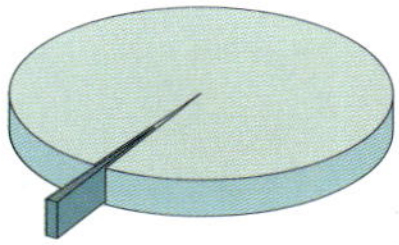

1 %

in Spuren = 0,0 g

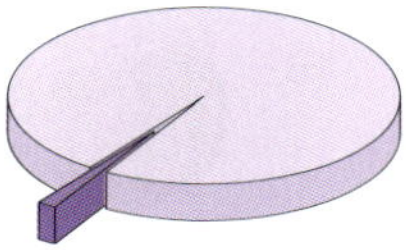

2 %

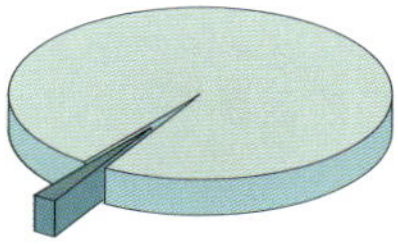

2 %

1 % = 0,1 g

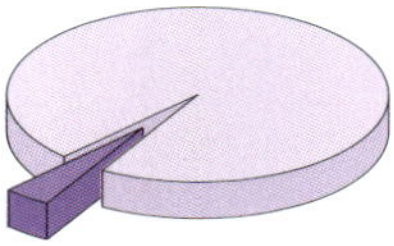

4 %

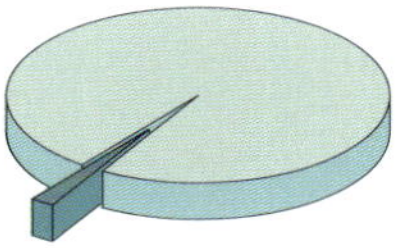

2 %

1 % = 0,1 g

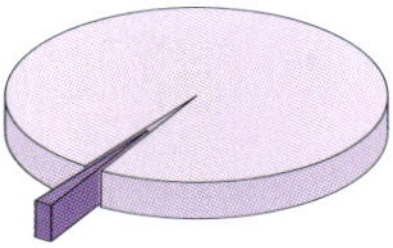

2 %

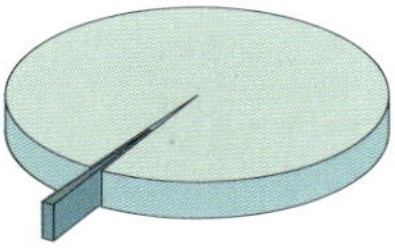

1 %

1 % = 0,1 g

	Nährstoffe	kcal	KE

258 20 g Spekulatius

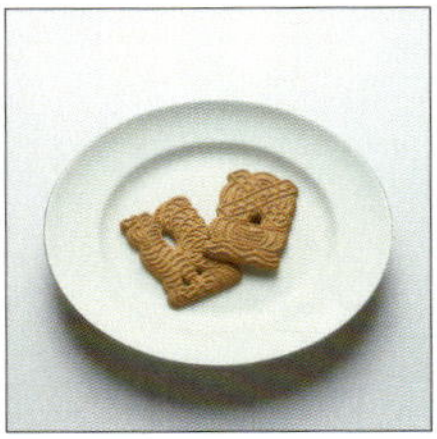

F	4
KH	11
E	1
W	3

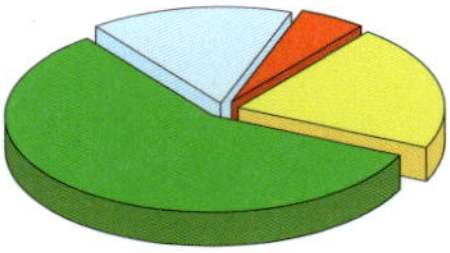

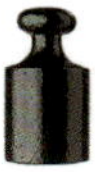

84 kcal

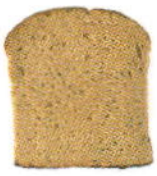

1 KE

259 25 g Lebkuchen

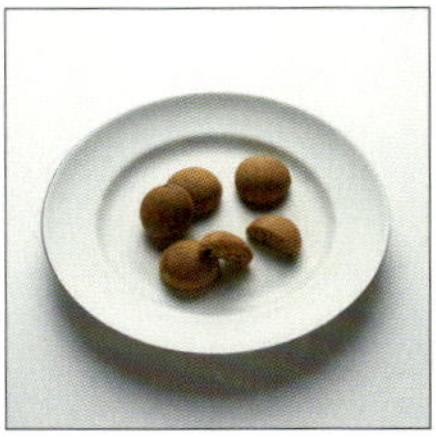

F	2
KH	16
E	1
W	5

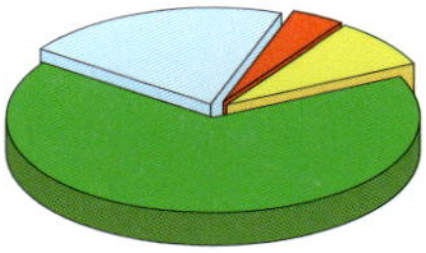

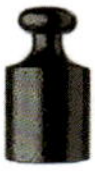

88 kcal

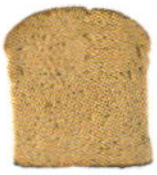

1,5 KE

Tipps	Phosphor	Kalium
1 % = 0,1 g	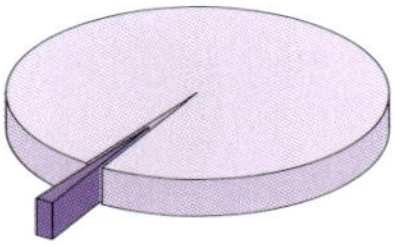 2 %	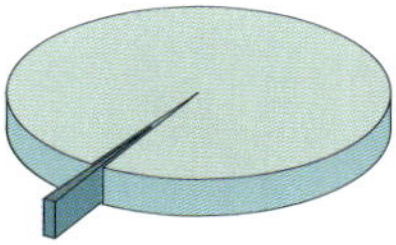 1 %
1 % = 0,1 g	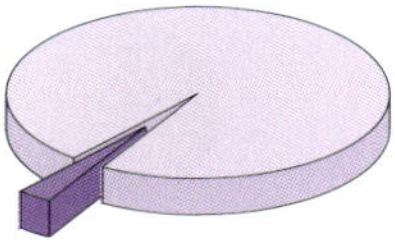 3 %	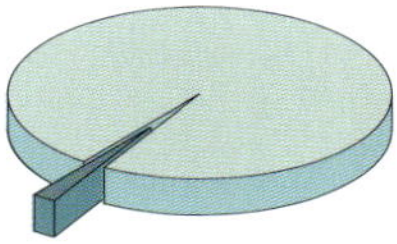 2 %

Nährstoffe | kcal | KE

260 17 g Schokolade (Vollmilch)

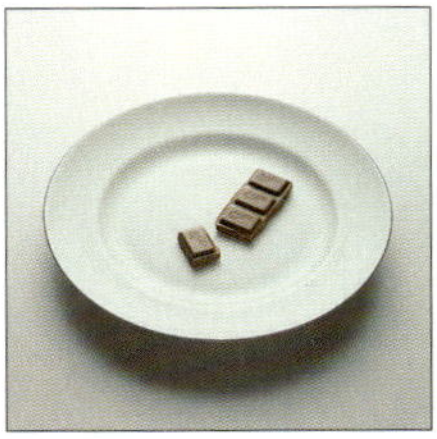

F	5
KH	9
E	2
W	0,2

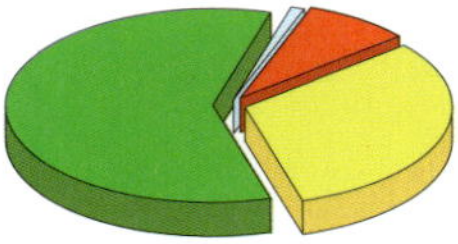

91 kcal | **1** KE

261 17 g Schokolade (weiß)

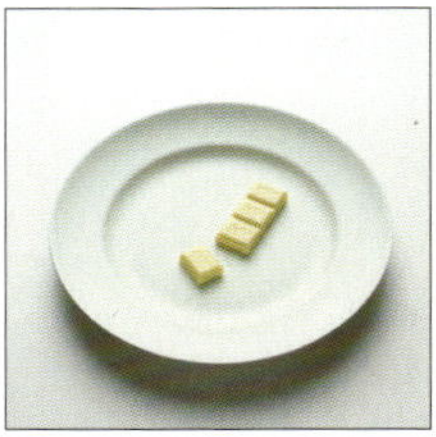

F	5
KH	10
E	1
W	0,1

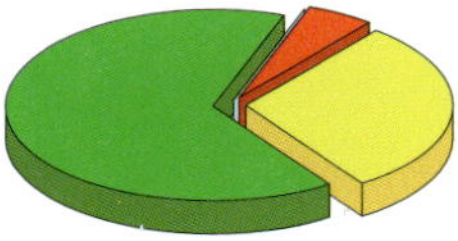

92 kcal | **1** KE

262 10 g Praline

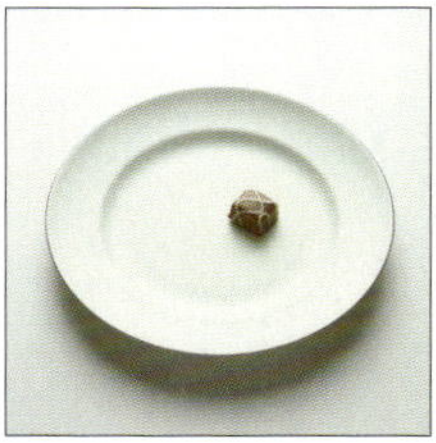

F	0,5
KH	9
E	0,1
W	1

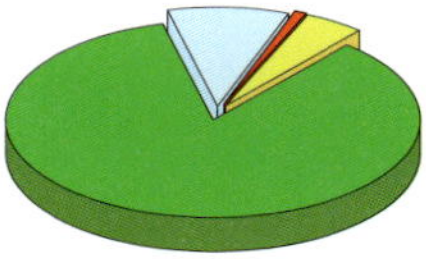

39 kcal | **1** KE

263 10 g Praline (mit Alkohol)

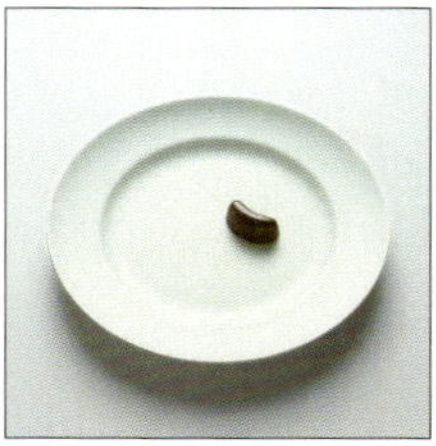

F	0,5
KH	7
E	0,1
W	2

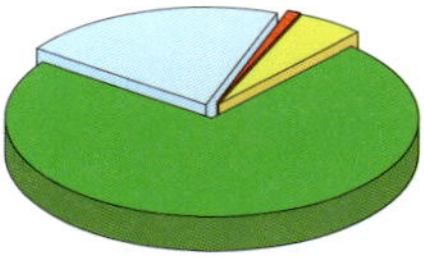

38 kcal | **0,5** KE

Tipps	Phosphor	Kalium

weiße Schokolade hat
3 % Kalium

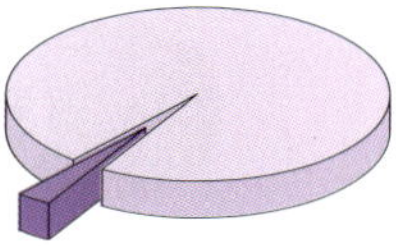

3 %

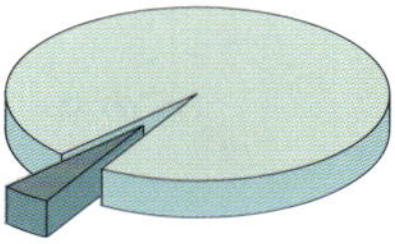

4 %

in Spuren = 0,0 g

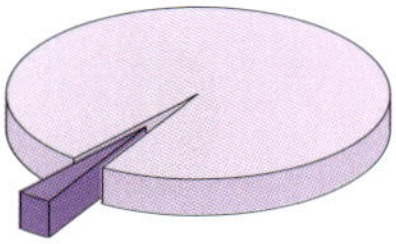

3 %

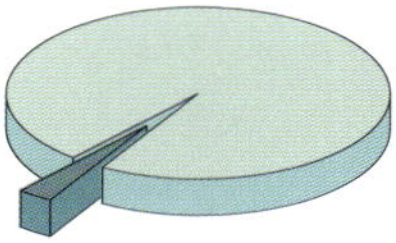

3 %

1 % = 0,1 g

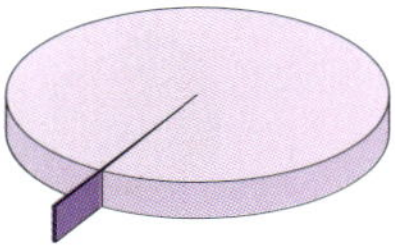

0 %

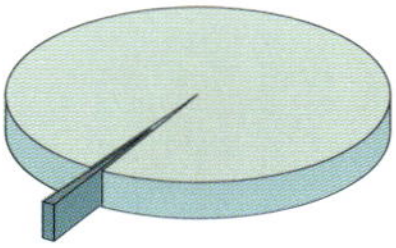

1 %

in Spuren = 0,0 g

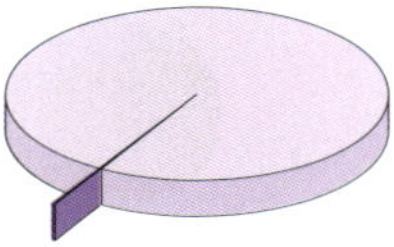

0 %

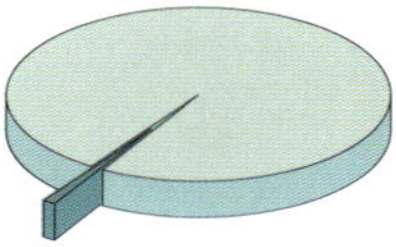

1 %

1 % = 0,0 g

	Nährstoffe	kcal	KE

264 25 g Marzipan

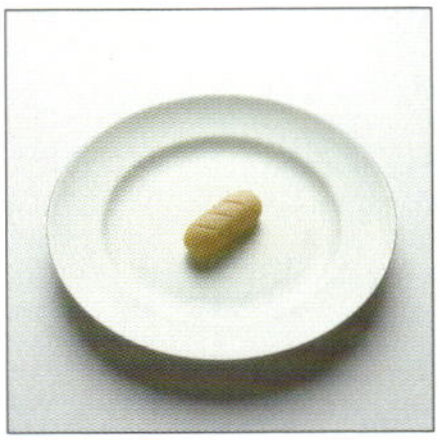

F	6
KH	14
E	2
W	2

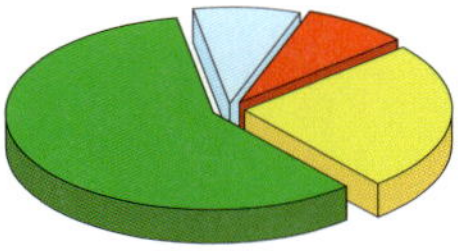

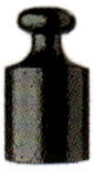

122 kcal

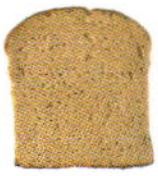

1,5 KE

265 10 g Bonbon (Hartkaramelle)

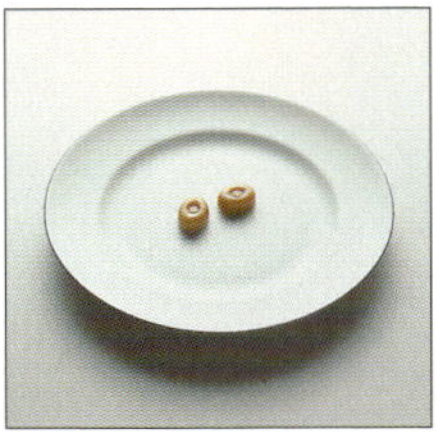

F	0
KH	9
E	0
W	0,3

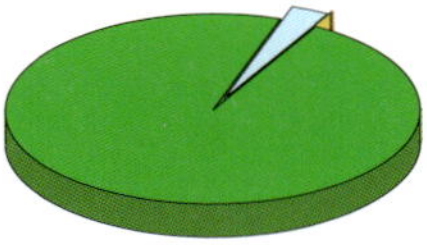

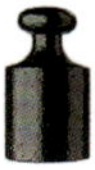

37 kcal

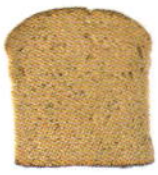

1 KE

266 70 g Gummibärchen

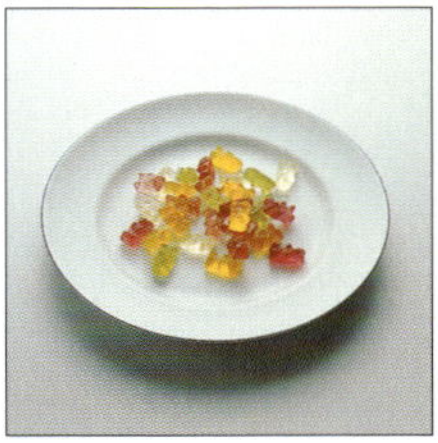

F	0,2
KH	53
E	4
W	13

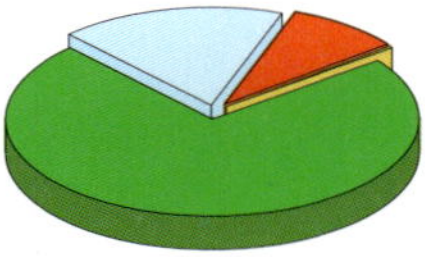

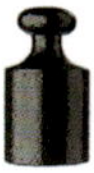

230 kcal

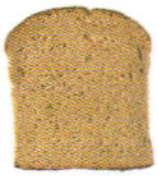

5,5 KE

267 17 g Lakritze

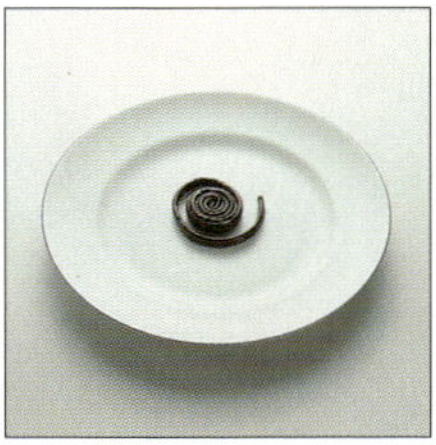

F	0,2
KH	15
E	1
W	1

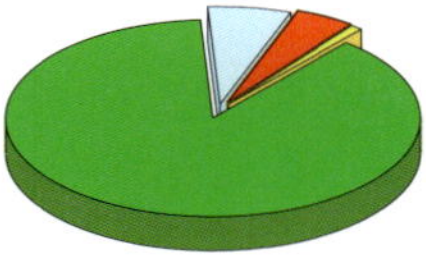

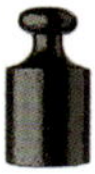

66 kcal

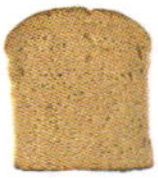

1,5 KE

Tipps	Phosphor	Kalium

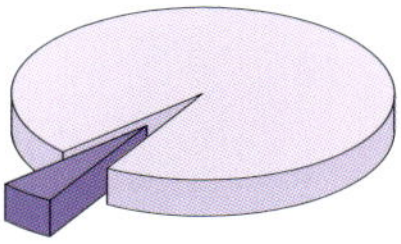

5 %

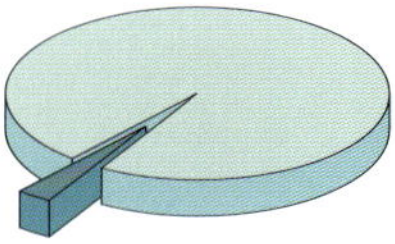

3 %

in Spuren = 0,0 g

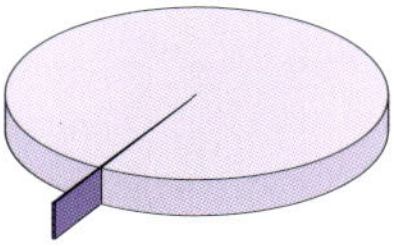

0 %

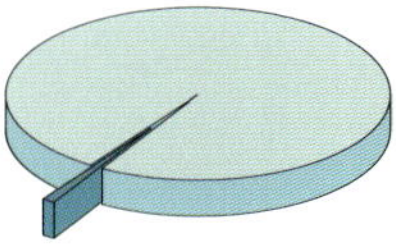

1 %

in Spuren = 0,0 g

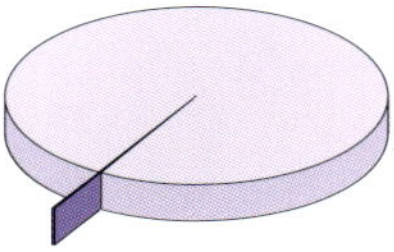

0 %

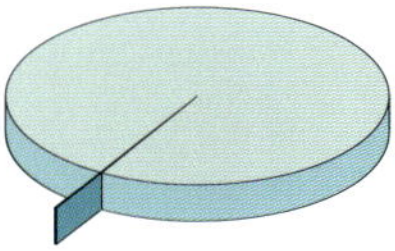

0 %

in Spuren = 0,0 g

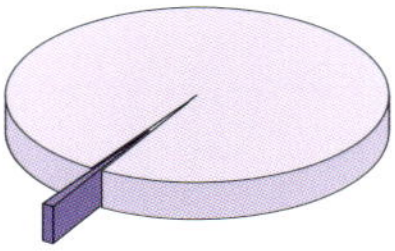

1 %

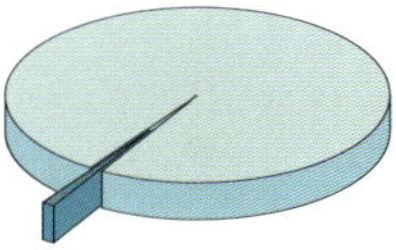

1 %

in Spuren = 0,0 g

Nährstoffe kcal KE

268 100 g Apfelkuchen (Rührteig)

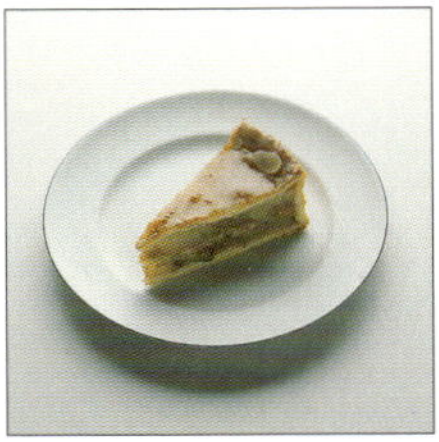

F	9
KH	28
E	3
W	58

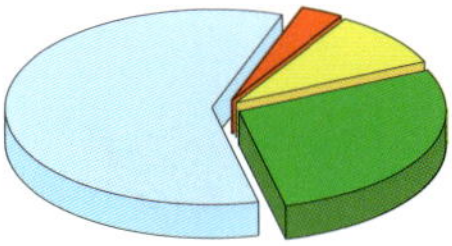

206 kcal **3** KE

269 60 g Berliner/Krapfen

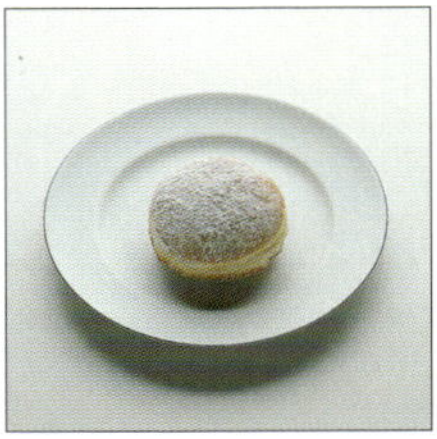

F	7
KH	26
E	5
W	20

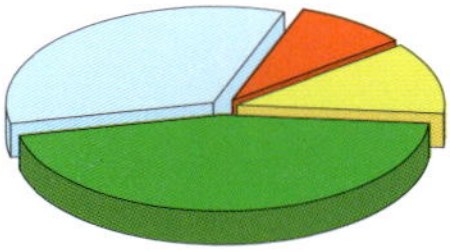

200 kcal **2,5** KE

270 60 g Sandkuchen

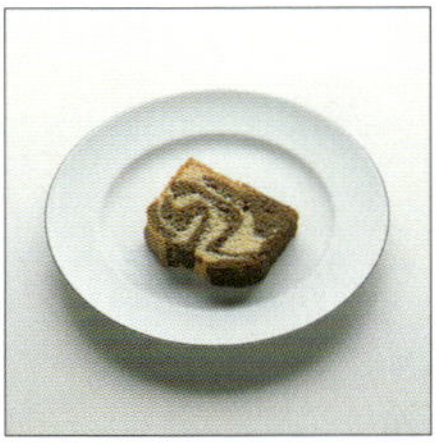

F	12
KH	29
E	2
W	16

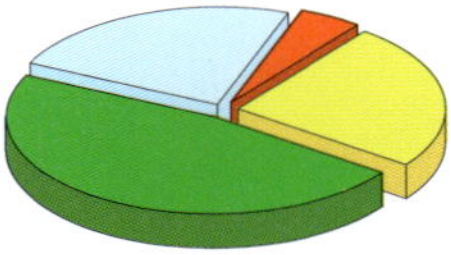

229 kcal **3** KE

271 120 g Schwarzwälder Kirschtorte

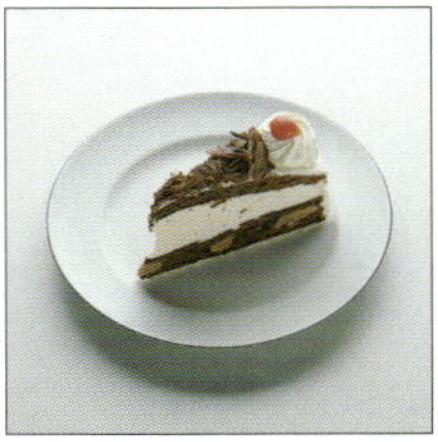

F	16
KH	35
E	4
W	64

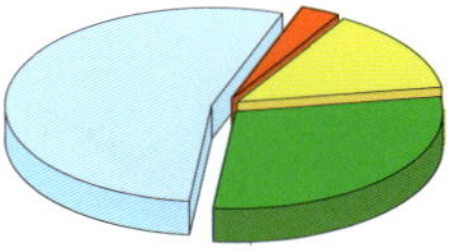

301 kcal **3,5** KE

Tipps	Phosphor	Kalium
als Hefeteig 3 % weniger Phosphor 2 % = 0,2 g	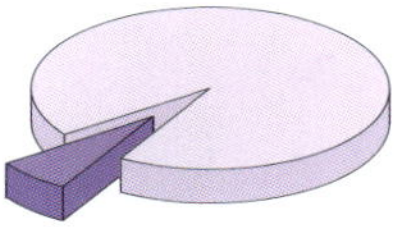 **7 %**	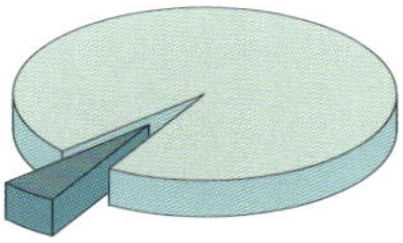 **5 %**
4 % = 0,4 g	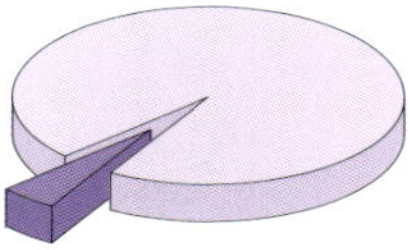 **5 %**	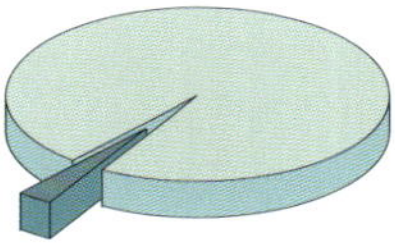 **3 %**
3 % = 0,3 g	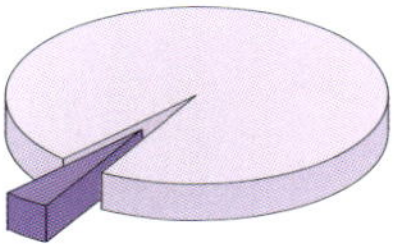 **4 %**	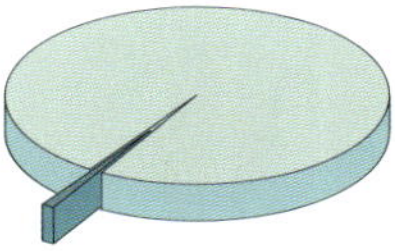 **1 %**
1 % = 0,1 g	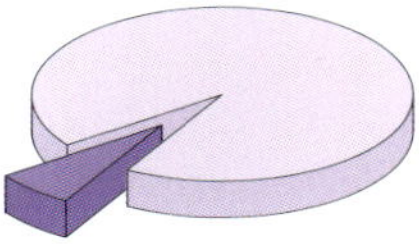 **7 %**	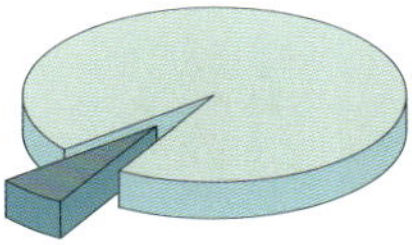 **6 %**

Nährstoffe kcal KE

272 70 g Butterkuchen

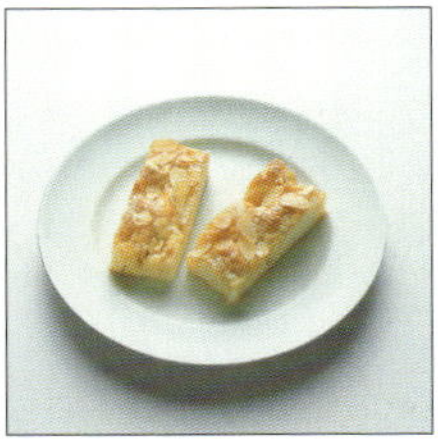

F	12
KH	34
E	4
W	20

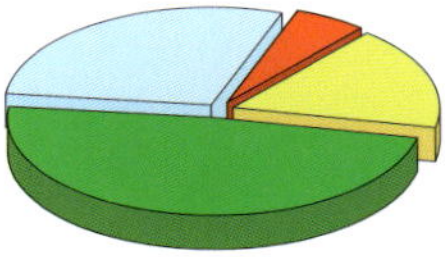

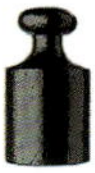

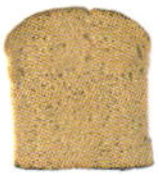

255 kcal **3,5** KE

273 120 g Käse-Sahne-Torte

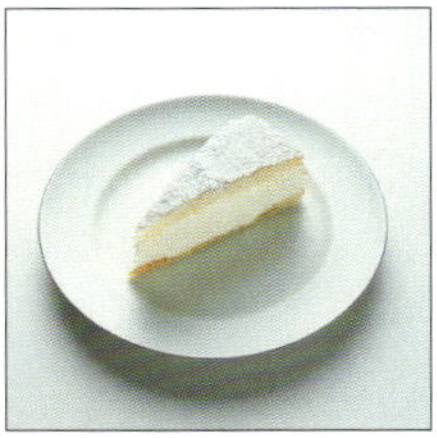

F	14
KH	34
E	10
W	61

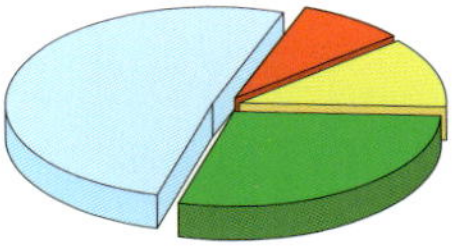

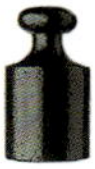

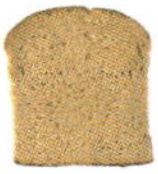

298 kcal **3,5** KE

274 120 g Pflaumenkuchen

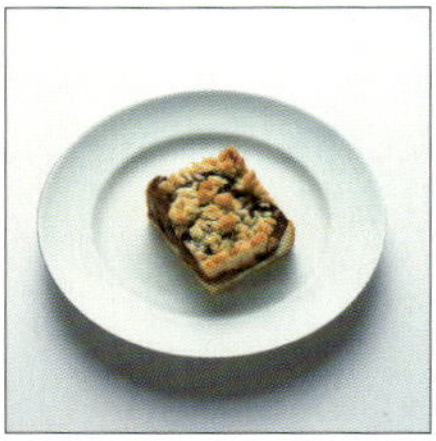

F	5
KH	35
E	5
W	73

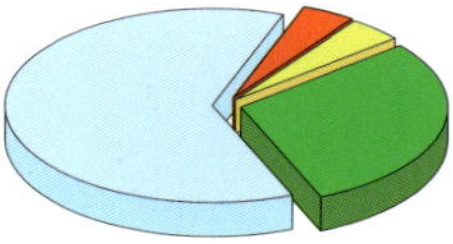

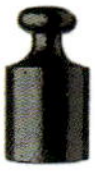

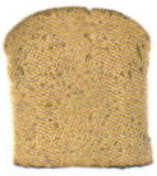

200 kcal **3,5** KE

Tipps	Phosphor	Kalium
viel Fett = ↑ kcal	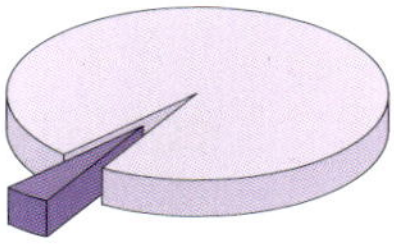	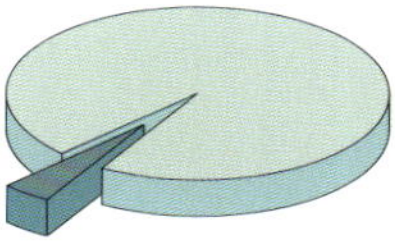
	4 %	**4 %**
in Spuren = 0,0 g		

	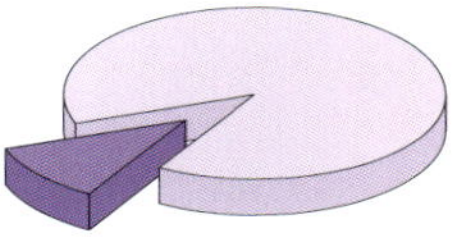	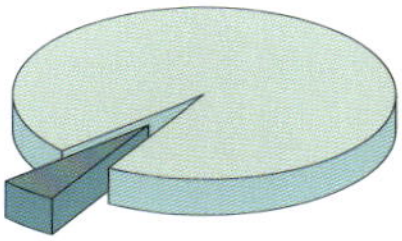
	11 %	**5 %**
1 % = 0,1 g		

in kleinen Mengen verzehren, da Pflaumen kaliumreich sind	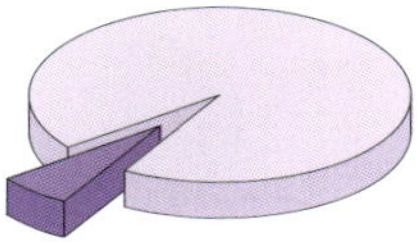	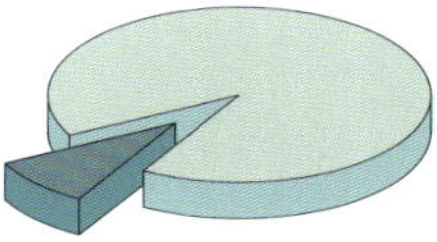
	6 %	**9 %**
1 % = 0,1 g		

	Nährstoffe	kcal	KE

275 80 g Eiscreme

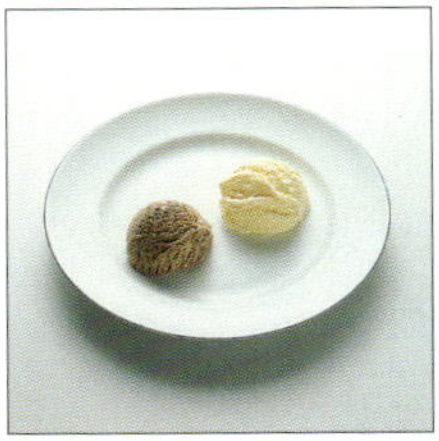

F	3
KH	17
E	4
W	56

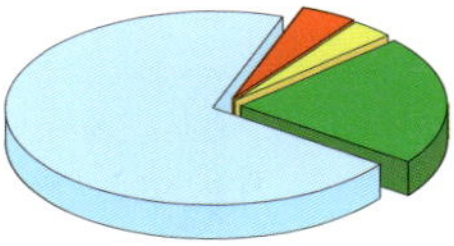

106 kcal **1,5** KE

276 80 g Fruchteis

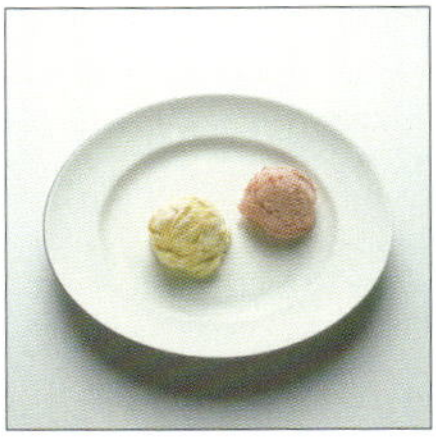

F	1
KH	23
E	1
W	54

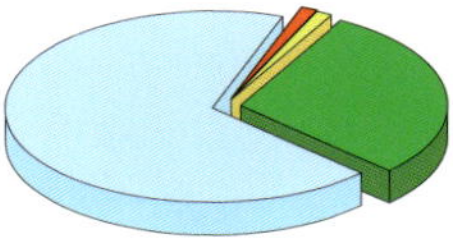

111 kcal **2,5** KE

277 20 g Eiswaffel

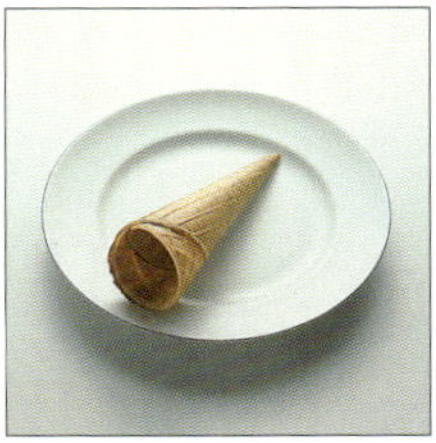

F	1
KH	16
E	2
W	1

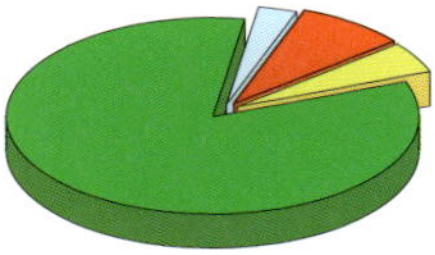

81 kcal **1,5** KE

Tipps	Phosphor	Kalium

Softeis hat 11 % Phosphor und 4 % Kalium. Fruchteis hat jeweils 5 % Phosphor und Kalium.

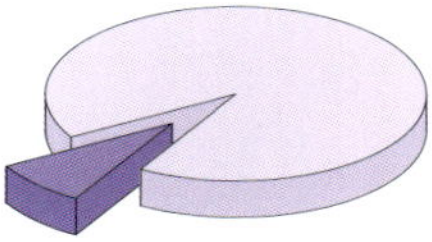

8 %

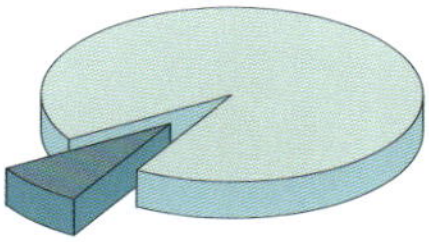

8 %

1 % = 0,1 g

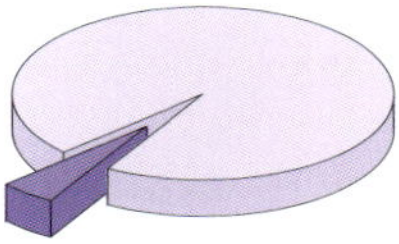

5 %

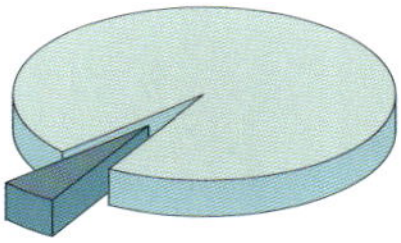

5 %

in Spuren = 0,0 g

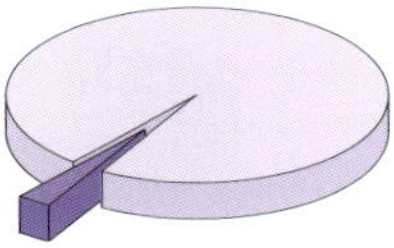

3 %

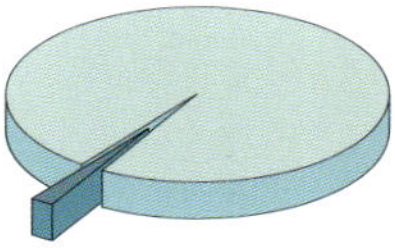

2 %

in Spuren = 0,0 g

		Nährstoffe	kcal	KE

278 125 g Vanillepudding

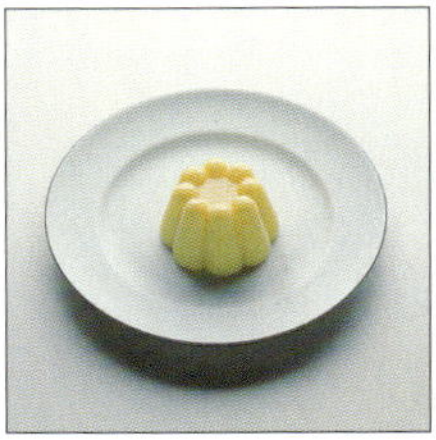

F	4
KH	22
E	4
W	94

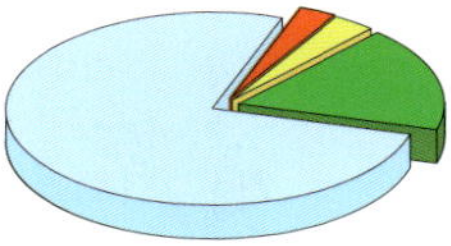

140 kcal **2** KE

279 125 g Schokoladenpudding

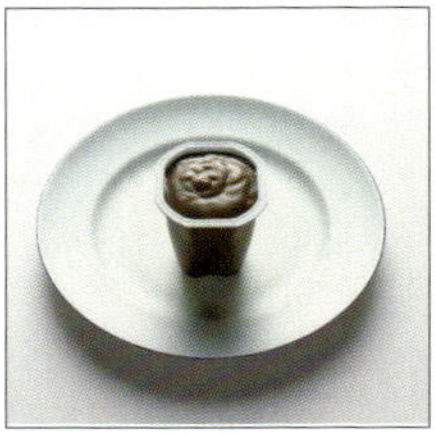

F	5
KH	23
E	4
W	93

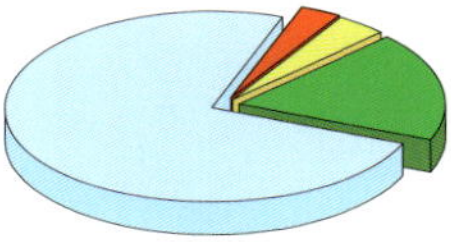

145 kcal **2,5** KE

280 125 g Grießpudding

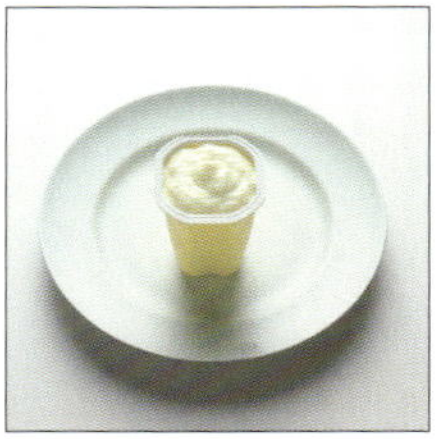

F	5
KH	9
E	3
W	108

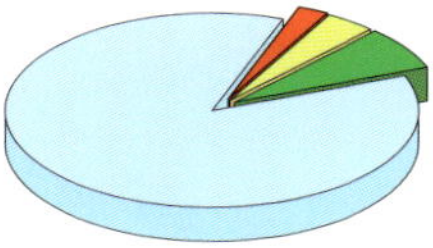

95 kcal **1** KE

281 125 g Götterspeise

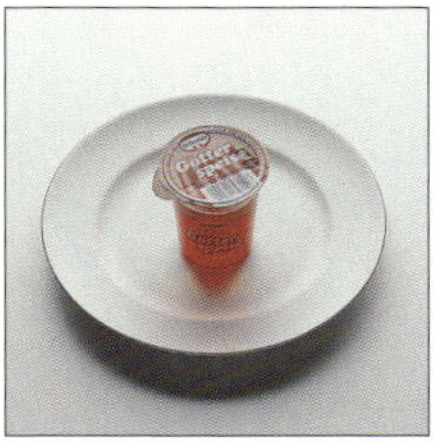

F	0
KH	17
E	2
W	104

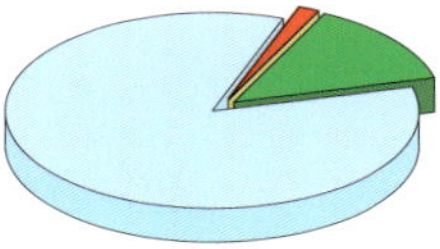

75 kcal **1,5** KE

Tipps	Phosphor	Kalium

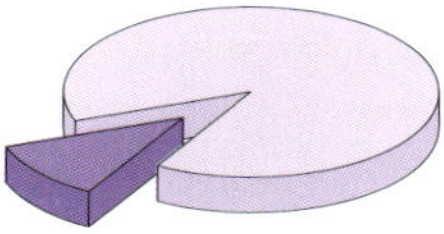

11 %

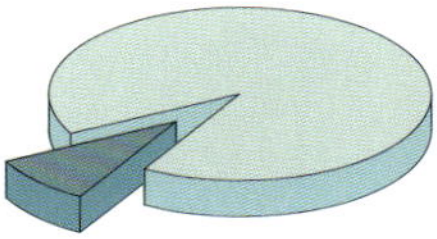

9 %

2 % = 0,2 g

---

kalium- und phosphorreich

Vanille- und Grießpudding haben günstigere Kaliumwerte

TIPP Sahne-Wasser-Gemisch verwenden

2 % = 0,2 g

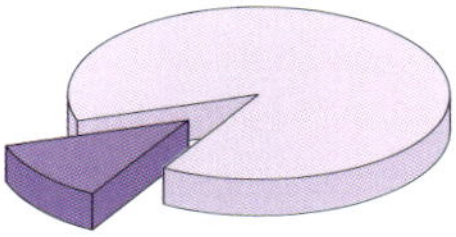

12 %

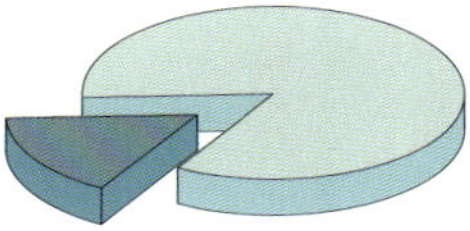

16 %

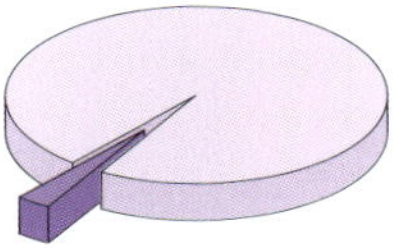

3 %

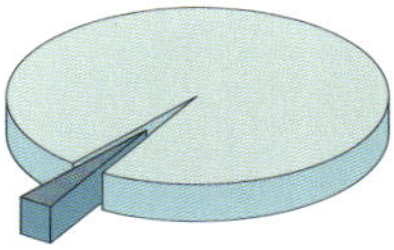

3 %

1 % = 0,1 g

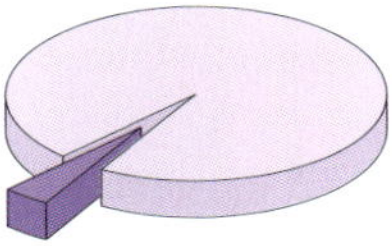

4 %

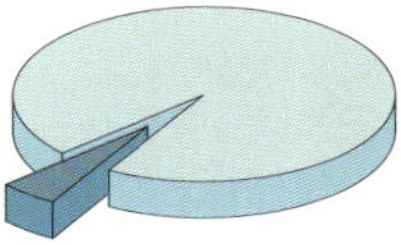

5 %

in Spuren = 0,0 g

Nährstoffe | kcal | KE

282 150 ml Kaffee

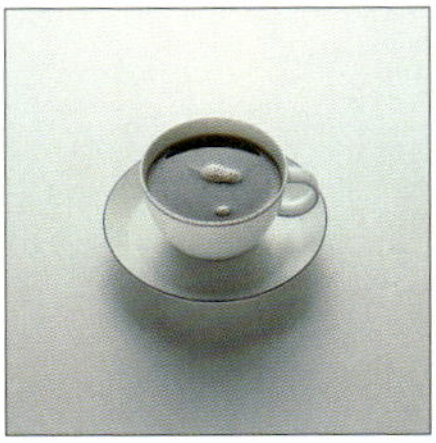

F	0
KH	0
E	0
W	149

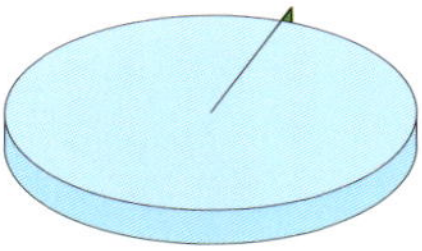

0 kcal **0** KE

283 150 ml Tee, schwarz

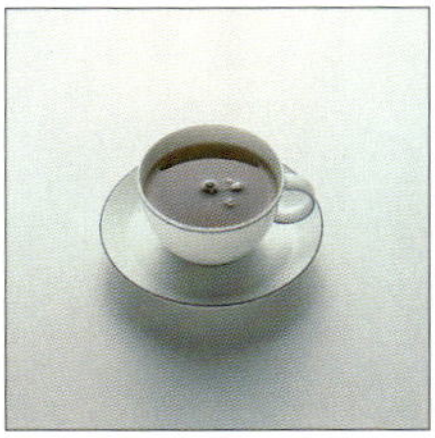

F	0
KH	0
E	0
W	149

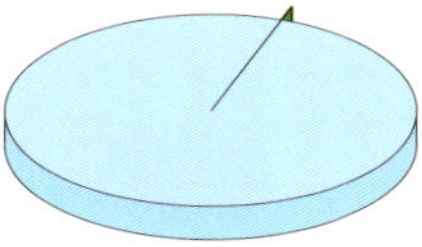

0 kcal **0** KE

284 150 ml Cappuccino, ohne Zucker

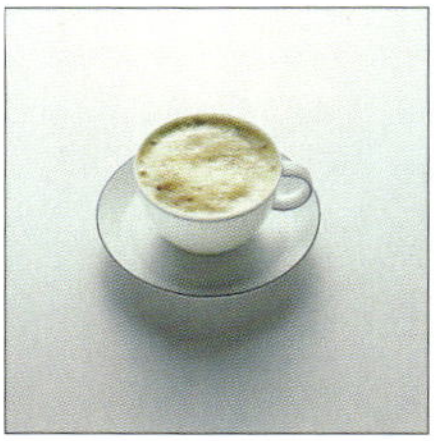

F	2
KH	2
E	2
W	144

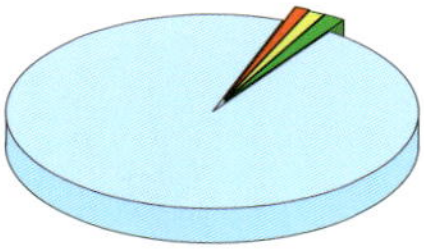

34 kcal **0** KE

285 150 ml Kakao

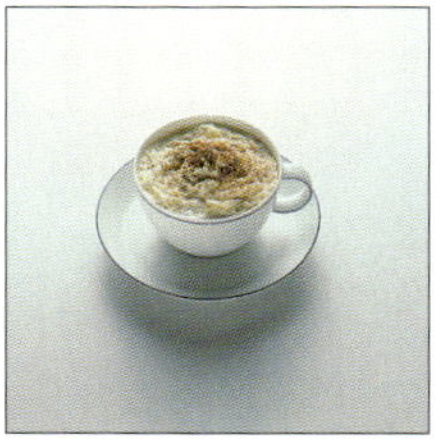

F	5
KH	11
E	5
W	127

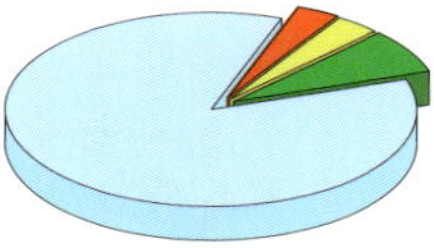

117 kcal **1** KE

Tipps | Phosphor | Kalium

in größeren Mengen kaliumreich

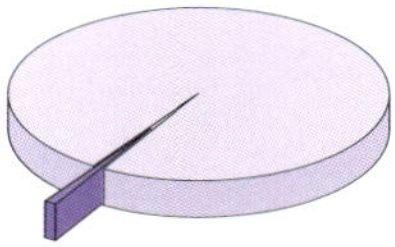

1 %

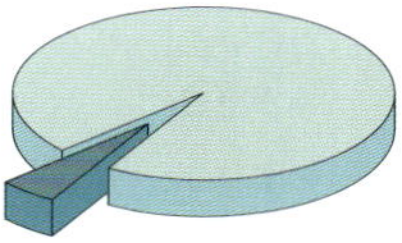

5 %

in Spuren = 0,0 g

kaliumarm

vergleichbar mit Früchtetee

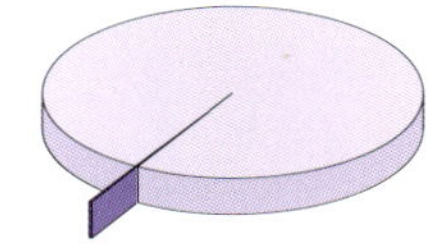

0 %

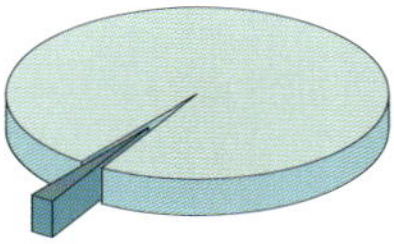

2 %

in Spuren = 0,0 g

kaliumreich durch Milch und Kaffee

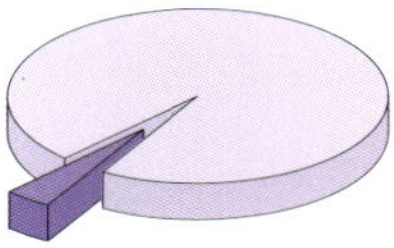

4 %

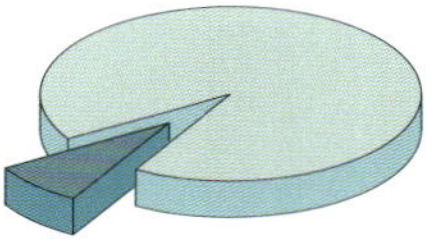

8 %

1 % = 0,1 g

kaliumreich durch Milch und Kakao

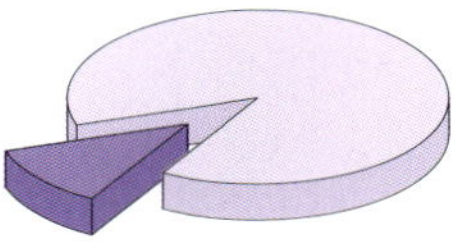

12 %

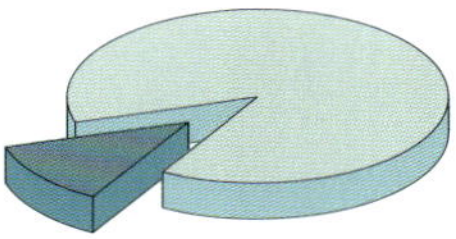

12 %

1 % = 0,1 g

Nährstoffe | kcal | KE

286 200 ml Apfelsaft

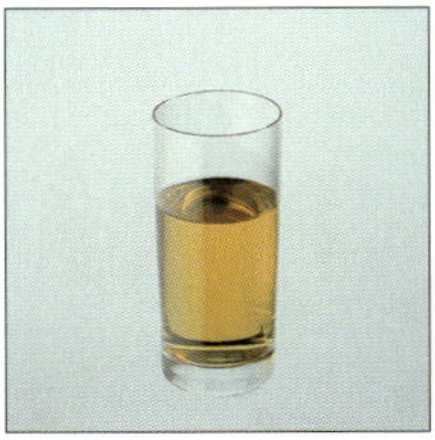

F	0
KH	22
E	0,2
W	176

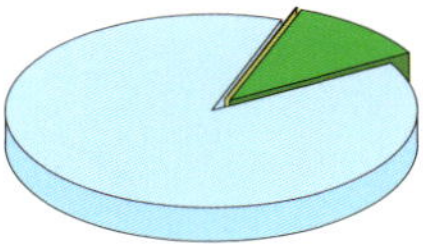

96 kcal | **2** KE

287 200 ml Orangensaft

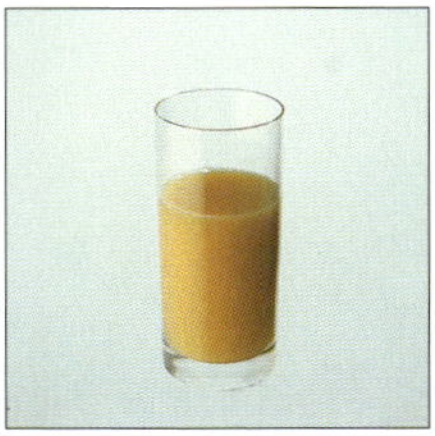

F	0,4
KH	20
E	1
W	177

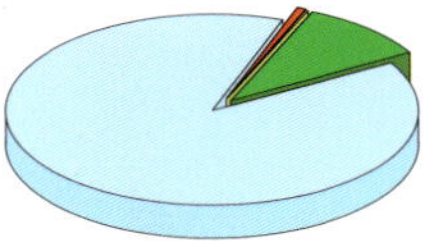

90 kcal | **2** KE

288 200 ml Coca-Cola

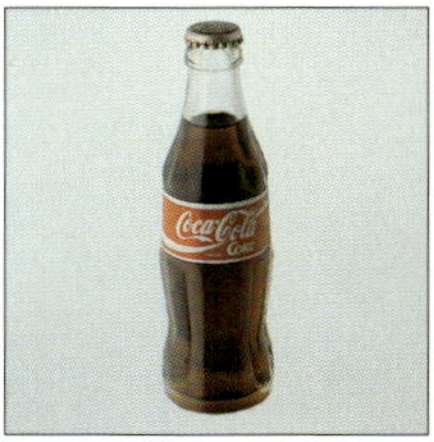

F	0
KH	22
E	0
W	176

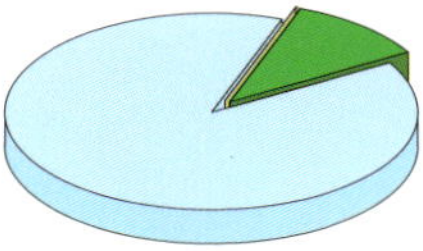

88 kcal | **2** KE

289 200 ml Coca-Cola-light

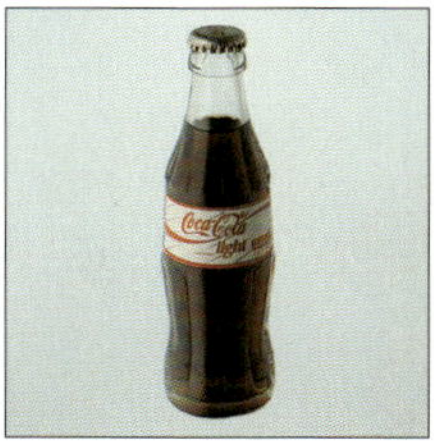

F	0
KH	0
E	0
W	200

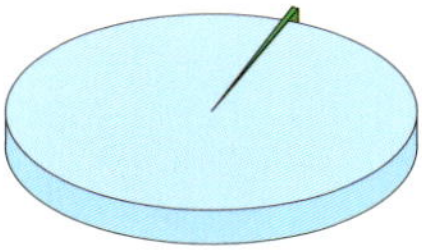

1 kcal | **0** KE

Tipps	Phosphor	Kalium

kaliumreich

TIPP woanders einsparen oder als Apfelschorle

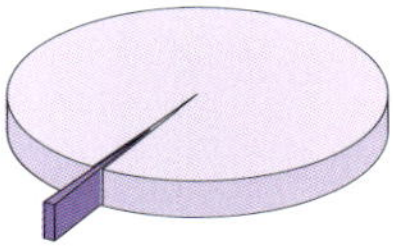

1 %

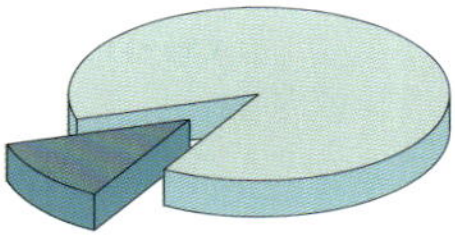

12 %

in Spuren = 0,0 g

kaliumreich

mit Wasser verdünnen oder Orangenfrucht-saftgetränk wählen

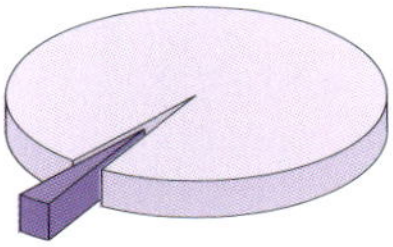

3 %

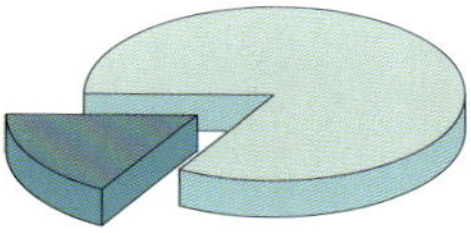

17 %

in Spuren = 0,0 g

TIPP bei Gewichtsproblemen besser Coca-Cola-light

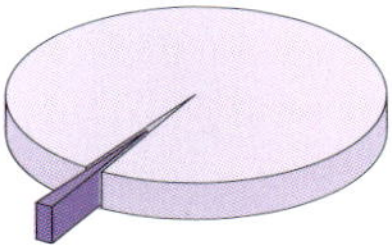

2 %

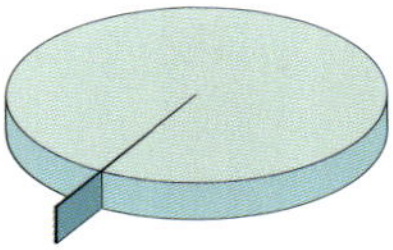

0 %

in Spuren = 0,0 g

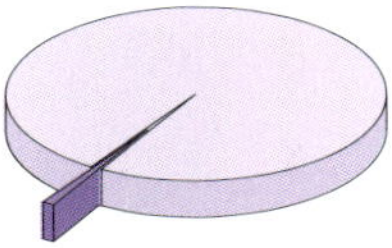

1 %

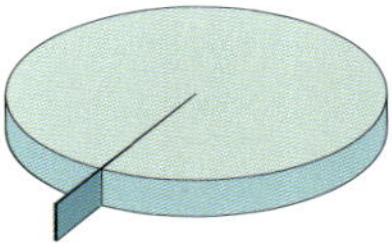

0 %

in Spuren = 0,0 g

Nährstoffe | kcal | KE

290 200 ml Mineralwasser

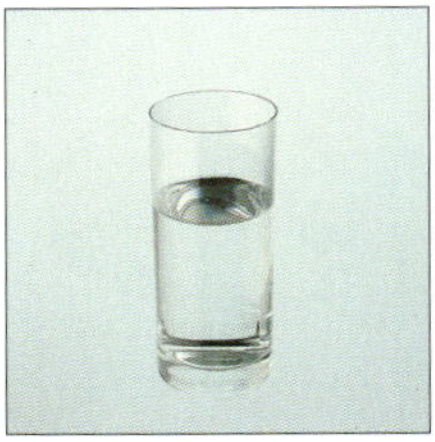

F	0
KH	0
E	0
W	200

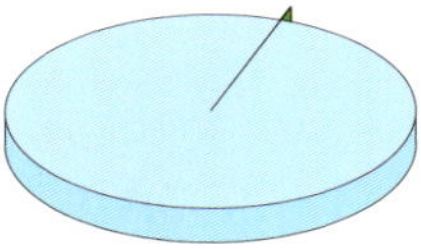

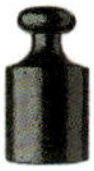

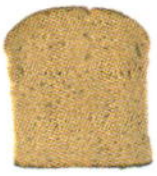

0 kcal **0** KE

291 200 ml Limonade (Bittergetränk)

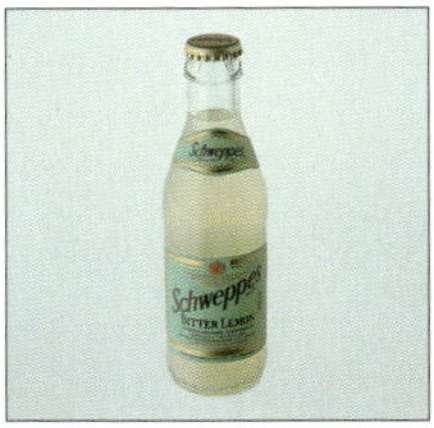

F	0
KH	22
E	0
W	177

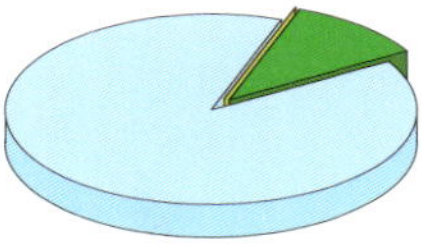

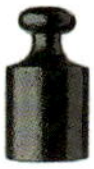

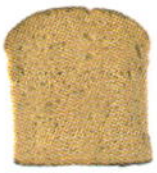

90 kcal **2** KE

292 200 ml Malzbier

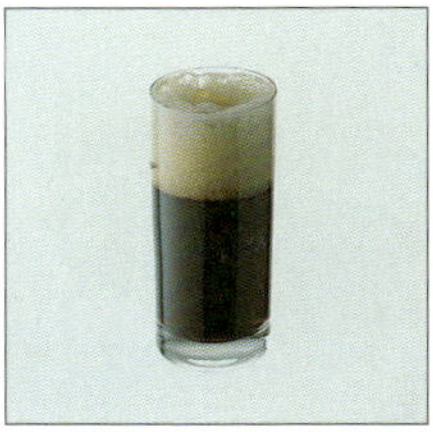

A	2
KH	17
E	1
W	170

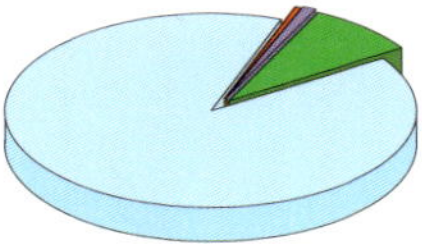

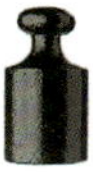

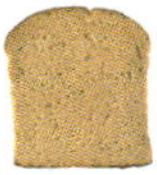

104 kcal **1,5** KE

293 200 ml Bier

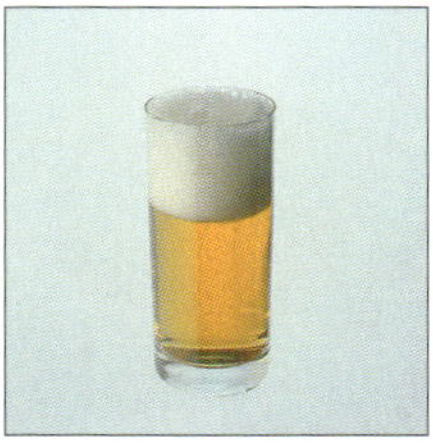

A	8
KH	6
E	1
W	184

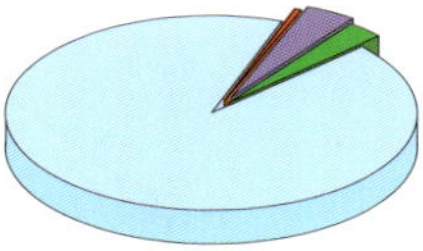

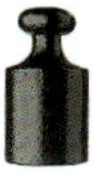

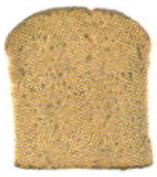

84 kcal **0,5** KE

Tipps	Phosphor	Kalium
TIPP beim Einkauf auf den Kalium-, Phosphor- und Natriumgehalt achten	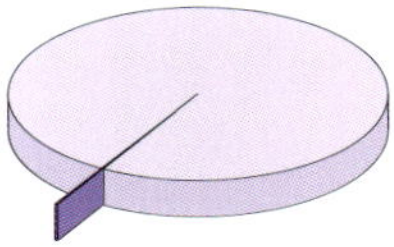 je nach Mineralwasser	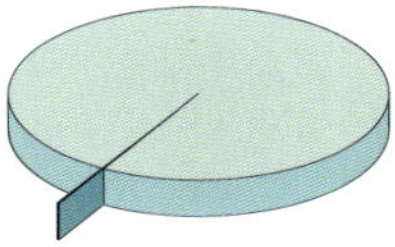 je nach Mineralwasser
je nach Mineralwasser		
TIPP bei Gewichtsproblemen besser eine kalorienreduzierte Limonade wählen	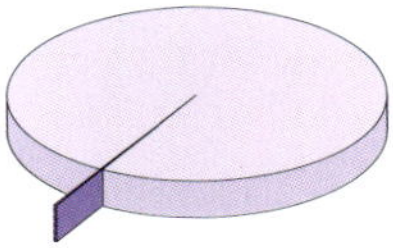 **0 %**	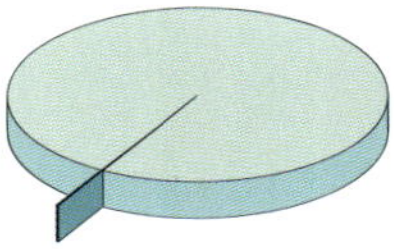 **0 %**
in Spuren = 0,0 g		
	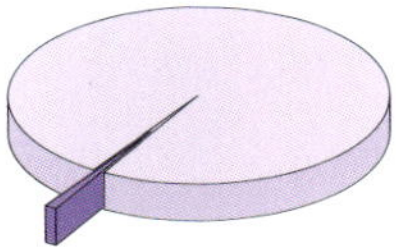 **3 %**	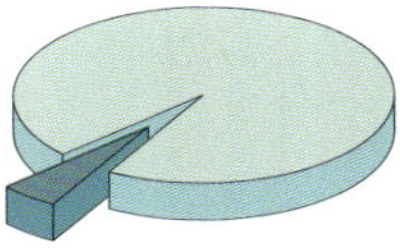 **5 %**
in Spuren = 0,0 g		
Alkoholische Getränke werden wegen des Risikos für Unterzuckerungen nicht als KE berechnet.	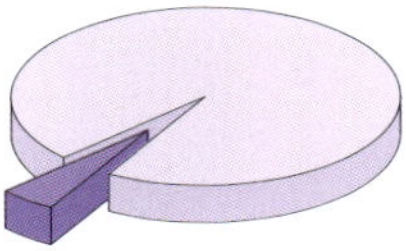 **5 %**	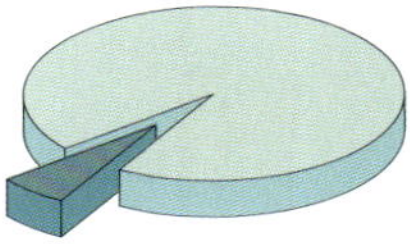 **6 %**
in Spuren = 0,0 g		

Nährstoffe | kcal | KE

294 200 ml Bier, alkoholfrei

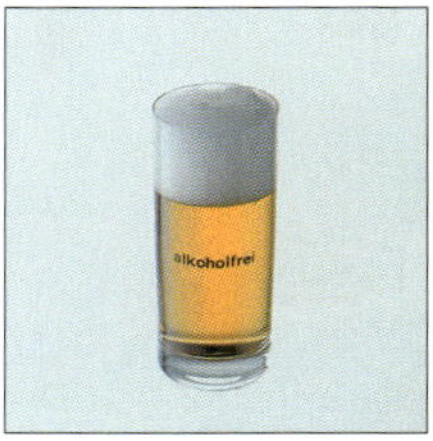

A	0,4
KH	11
E	1
W	184

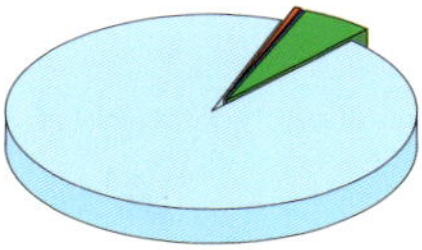

56 kcal **1** KE

295 200 ml Bier, Diätbier

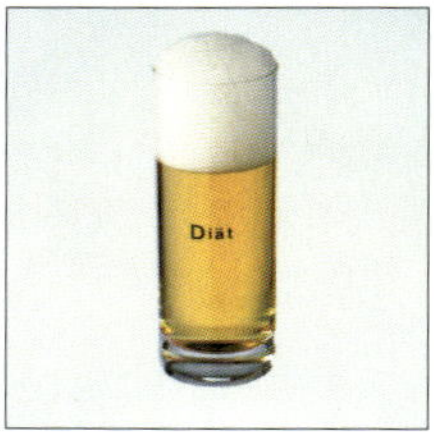

A	6
KH	1
E	0,8
W	190

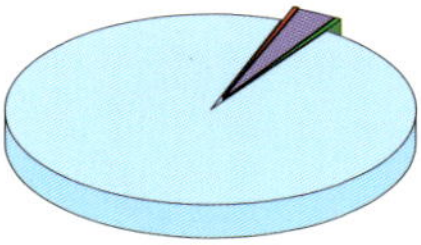

54 kcal **0** KE

296 200 ml Bier, Alster

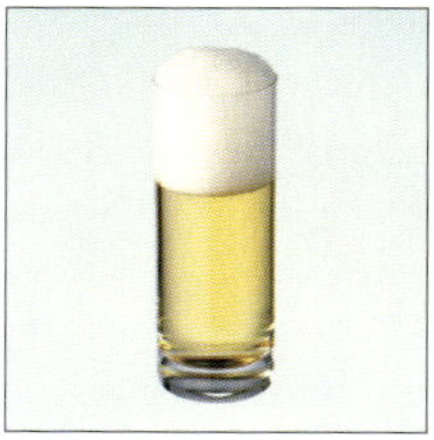

A	4
KH	15
E	6
W	180

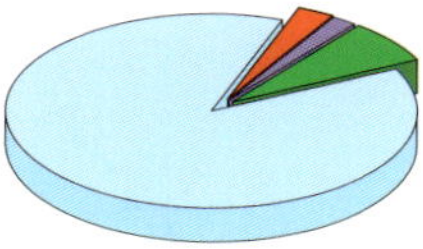

90 kcal **1,5** KE

297 200 ml Bier, Kölsch

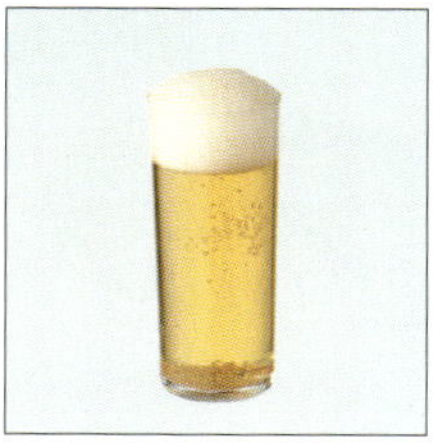

A	10
KH	6
E	0
W	185

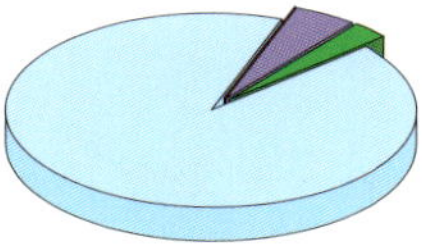

86 kcal **0,5** KE

Tipps	Phosphor	Kalium

Diätbier ohne KE-Berechnung, vom Kaloriengehalt wie alkoholfreies Bier

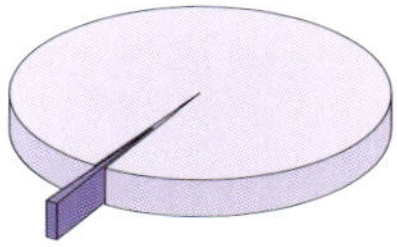

3 %

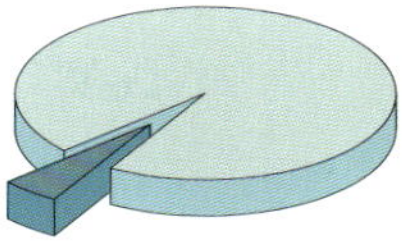

4 %

in Spuren = 0,0 g

keine KE-Berechnung, normaler Alkoholgehalt

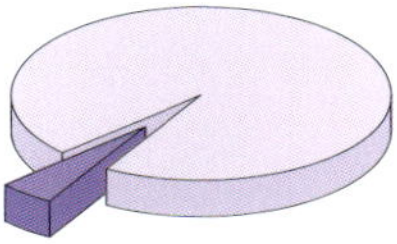

5 %

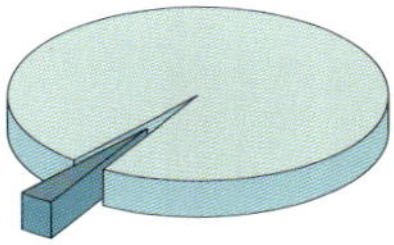

3 %

in Spuren = 0,0 g

TIPP bei Gewichtsproblemen besser mit kalorienreduzierter Limonade mischen

Alkoholische Getränke werden wegen des Risikos für Unterzuckerungen nicht als KE berechnet.

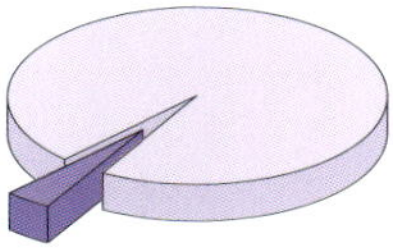

4 %

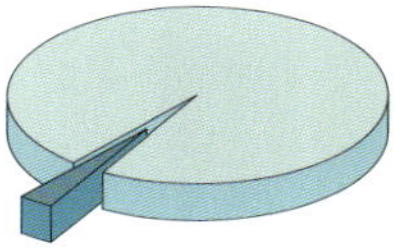

3 %

in Spuren = 0,0 g

Alkoholische Getränke werden wegen des Risikos für Unterzuckerungen nicht als KE berechnet.

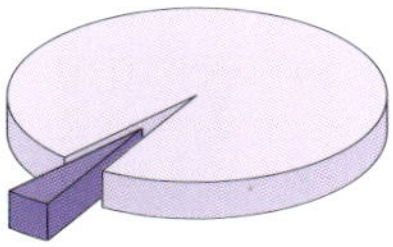

4 %

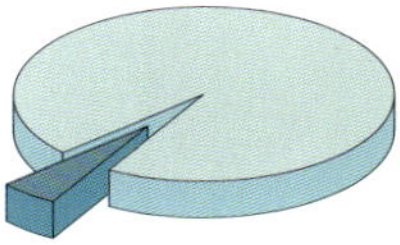

5 %

in Spuren = 0,0 g

Nährstoffe | kcal | KE

298 200 ml Bier, Altbier

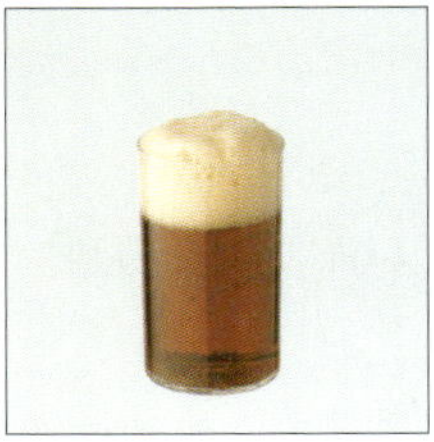

A	10
KH	6
E	1
W	184

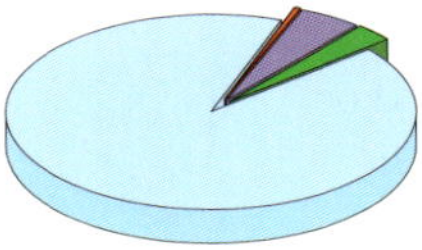

86 kcal **0,5** KE

299 500 ml Bier, Hefeweizen

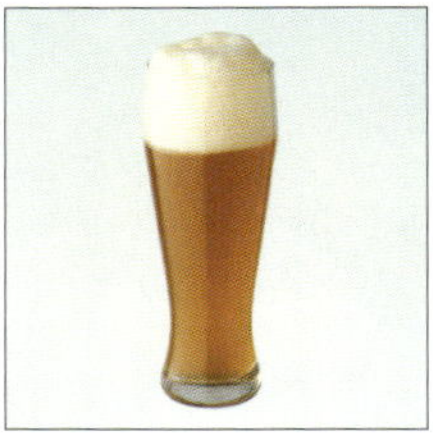

A	18
KH	15
E	1
W	469

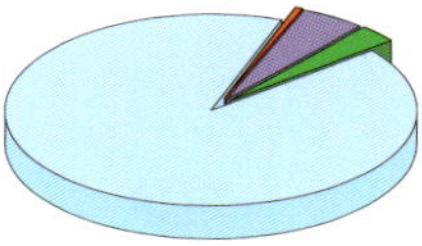

190 kcal **1,5** KE

300 400 ml Bier, Starkbier

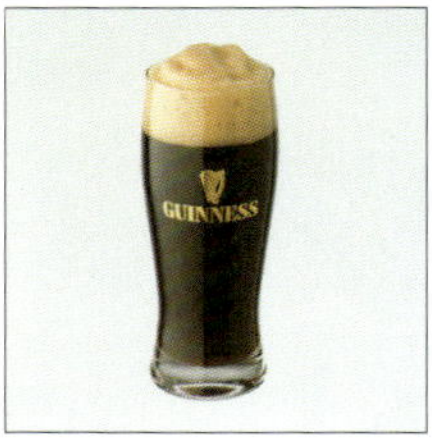

A	22
KH	15
E	2
W	359

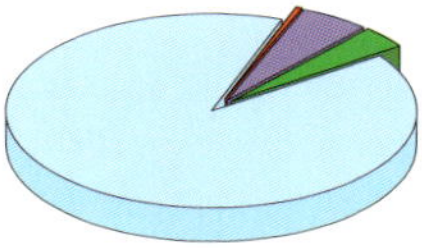

236 kcal **1,5** KE

301 300 ml Berliner Weiße (300 ml Bier + Sirup)

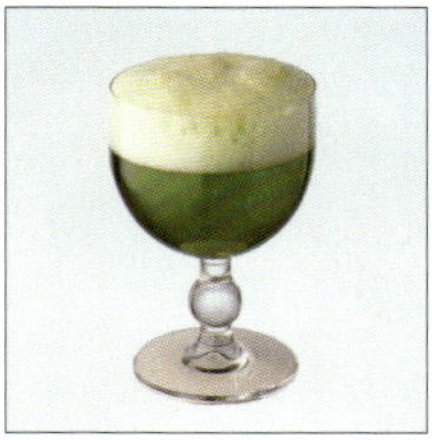

A	12
KH	27
E	2
W	276

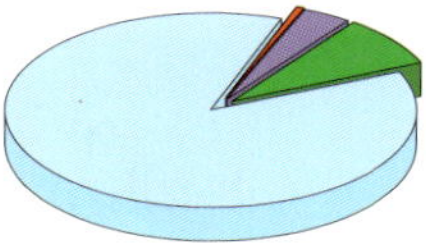

180 kcal **2,5** KE

Tipps	Phosphor	Kalium

Kölsch ist vergleichbar

Alkoholische Getränke werden wegen des Risikos für Unterzuckerungen nicht als KE berechnet.

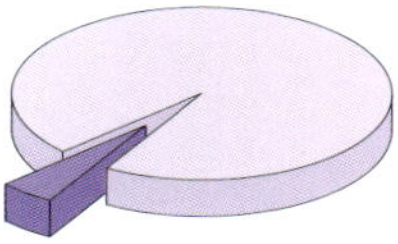

5 %

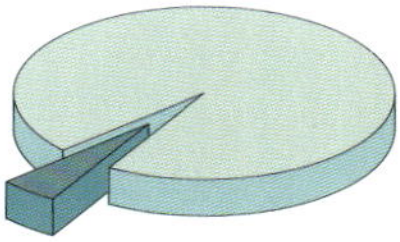

5 %

in Spuren = 0,0 g

ungünstig, da es in großen Mengen serviert wird

Alkoholische Getränke werden wegen des Risikos für Unterzuckerungen nicht als KE berechnet.

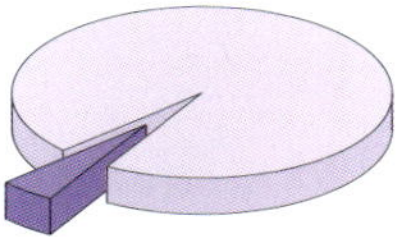

5 %

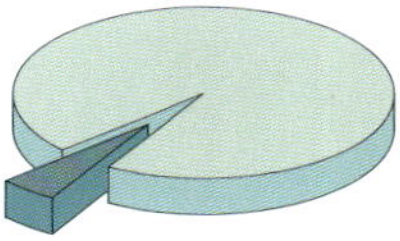

5 %

1 % = 0,1 g

wird oft in großen Mengen serviert, schlecht zu dosieren

Alkoholische Getränke werden wegen des Risikos für Unterzuckerungen nicht als KE berechnet.

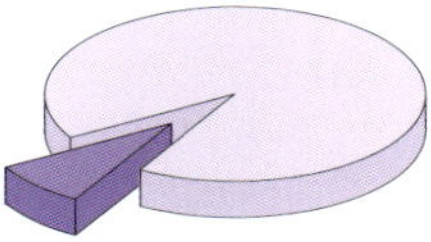

8%

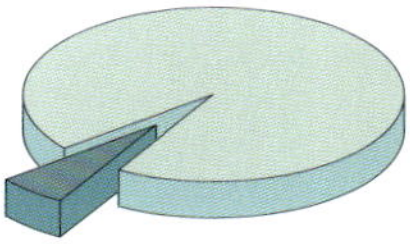

6 %

in Spuren = 0,0 g

Alkoholische Getränke werden wegen des Risikos für Unterzuckerungen nicht als KE berechnet.

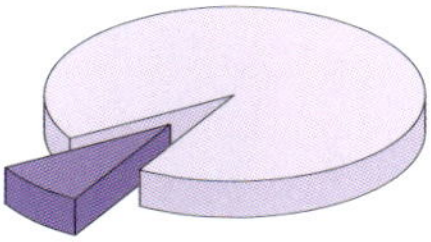

8 %

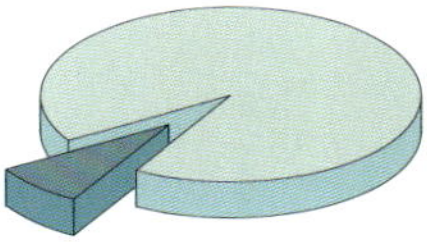

8 %

in Spuren = 0,0 g

Nährstoffe | kcal | KE

302 100 ml Sekt, trocken

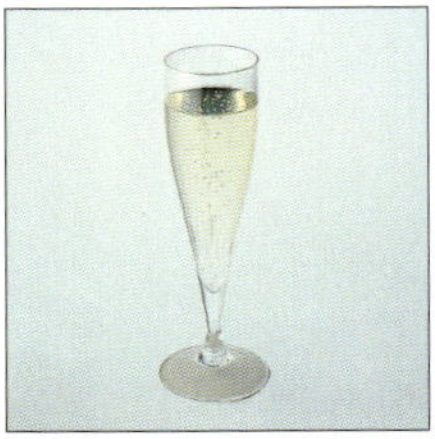

A	10
KH	1,4
E	0,2
W	88

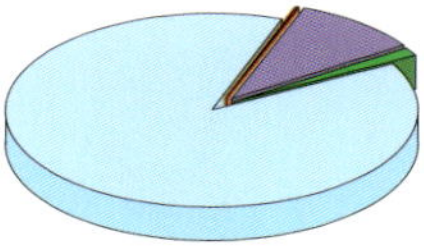

76 kcal **0** KE

303 200 ml Wein, rot

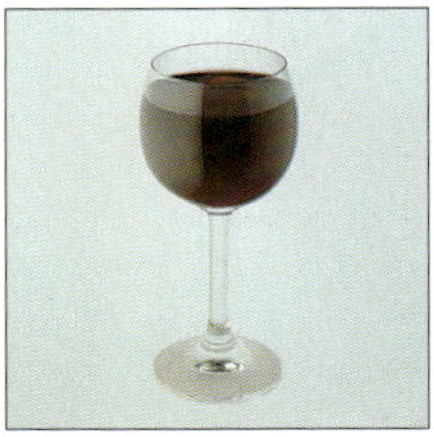

A	20
KH	0,6
E	0,4
W	178

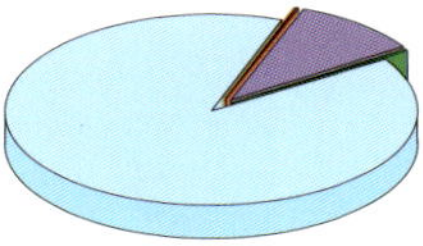

130 kcal **0** KE

304 200 ml Wein, weiß

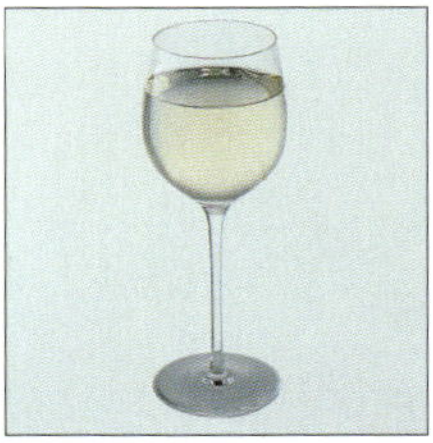

A	19
KH	1
E	0,2
W	174

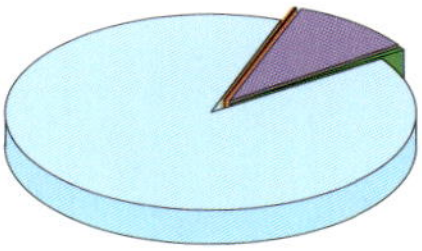

136 kcal **0** KE

305 20 ml Schnaps/Klarer (38 Vol.%)

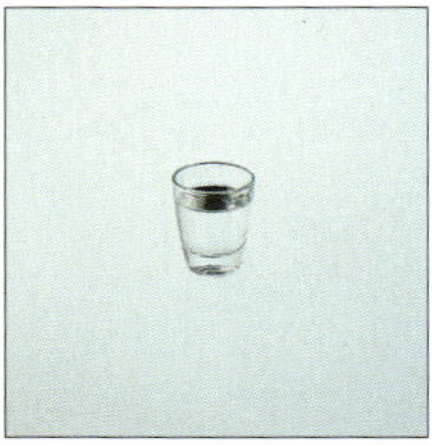

A	6
KH	0
E	0
W	14

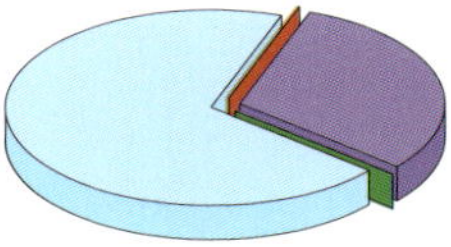

43 kcal **0** KE

Tipps	Phosphor	Kalium

Alkoholische Getränke werden wegen des Risikos für Unterzuckerungen nicht als KE berechnet.

in Spuren = 0,0 g

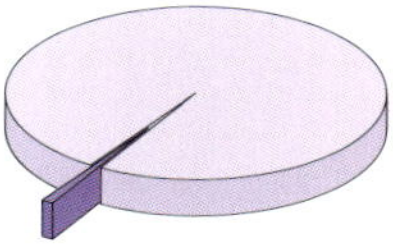

1 %

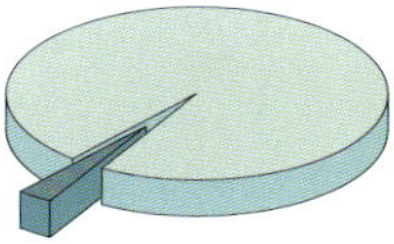

3 %

kaliumreich

TIPP woanders einsparen

Alkoholische Getränke werden wegen des Risikos für Unterzuckerungen nicht als KE berechnet.

in Spuren = 0,0 g

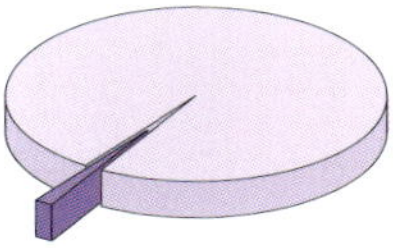

2 %

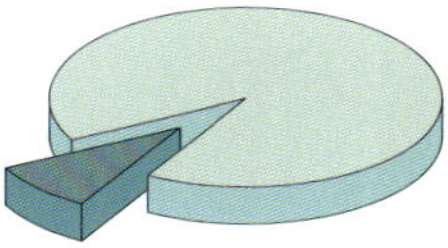

9 %

kaliumreich

TIPP woanders einsparen oder als Weinschorle

Alkoholische Getränke werden wegen des Risikos für Unterzuckerungen nicht als KE berechnet.

in Spuren = 0,0 g

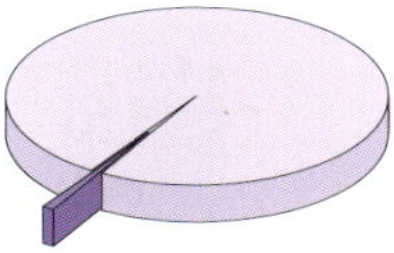

3 %

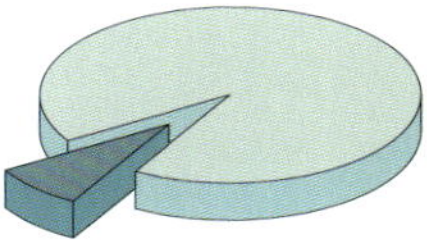

8 %

Alkoholische Getränke werden wegen des Risikos für Unterzuckerungen nicht als KE berechnet.

in Spuren = 0,0 g

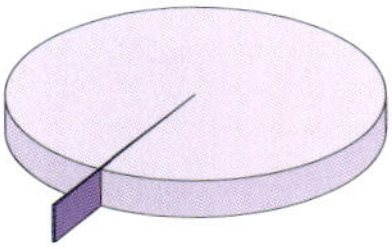

0 %

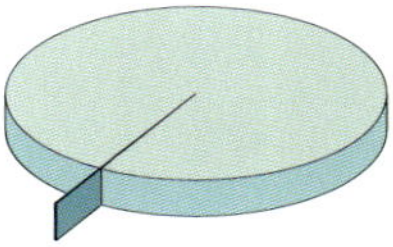

0 %

Nährstoffe | kcal | KE

306 50 ml Sherry, medium

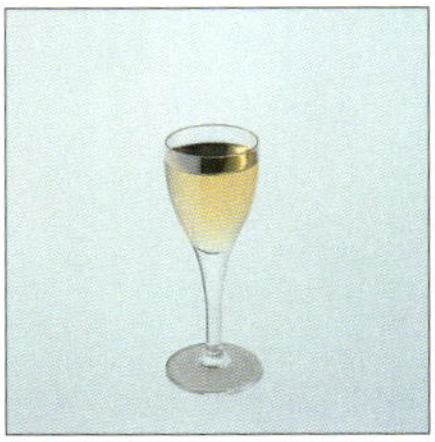

A	7
KH	2
E	0
W	40

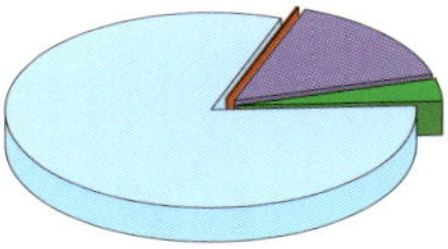

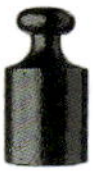

59 kcal

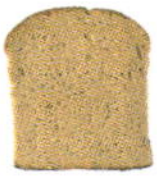

0 KE

307 50 ml Wermuth dry

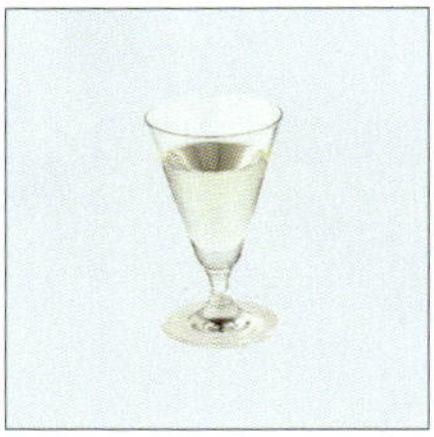

A	7
KH	3
E	0,1
W	40

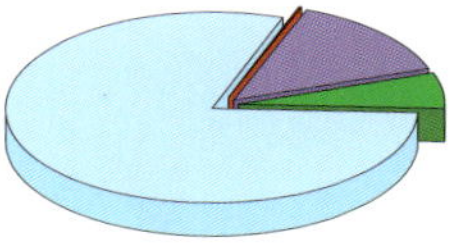

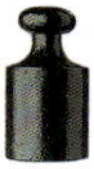

59 kcal

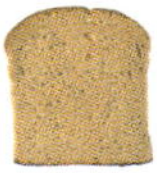

0 KE

308 20 ml Weinbrand/Brandy

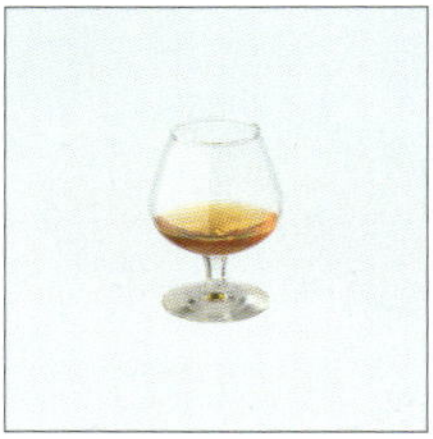

A	7
KH	0
E	0
W	13

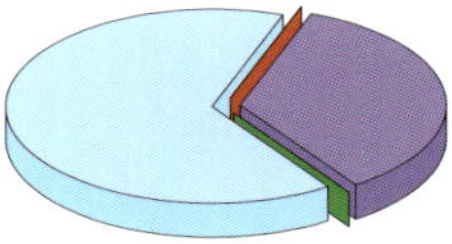

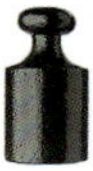

47 kcal

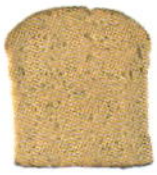

0 KE

309 20 ml Magenbitter/Fernet Branca

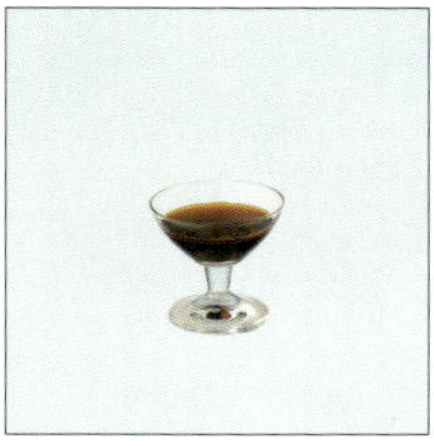

A	5
KH	3
E	0
W	12

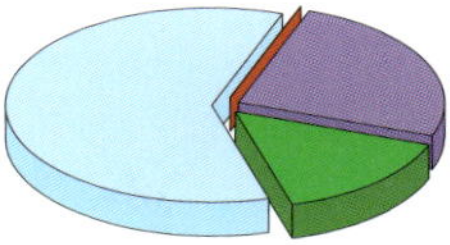

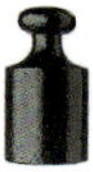

47 kcal

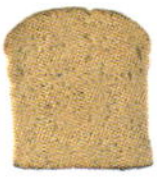

0 KE

Tipps | Phosphor | Kalium

Alkoholische Getränke werden wegen des Risikos für Unterzuckerungen nicht als KE berechnet.

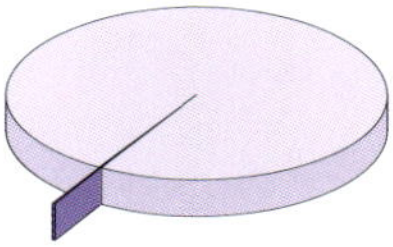

0 %

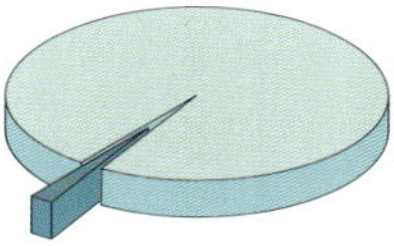

2 %

in Spuren = 0,0 g

Alkoholische Getränke werden wegen des Risikos für Unterzuckerungen nicht als KE berechnet.

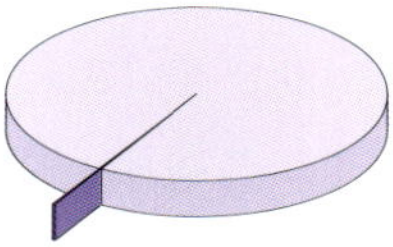

0 %

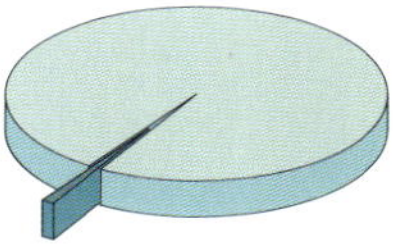

1 %

in Spuren = 0,0 g

Vergleichbar sind Whisky und Cognac

Alkoholische Getränke werden wegen des Risikos für Unterzuckerungen nicht als KE berechnet.

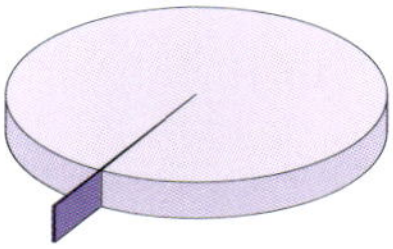

0 %

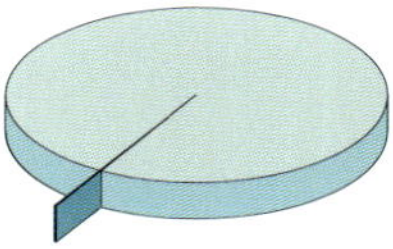

0 %

in Spuren = 0,0 g

Alkoholische Getränke werden wegen des Risikos für Unterzuckerungen nicht als KE berechnet.

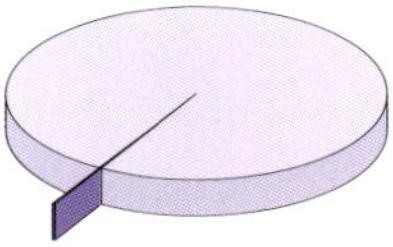

0 %

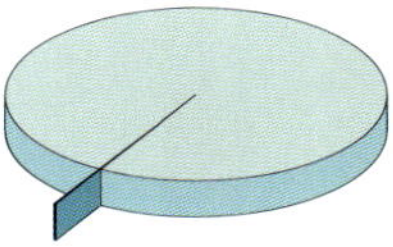

0 %

in Spuren = 0,0 g

Nährstoffe | kcal | KE

310 20 ml Sahnelikör

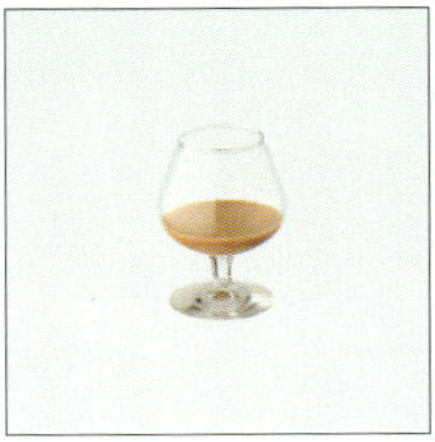

A	3
KH	4
E	0,6
W	10

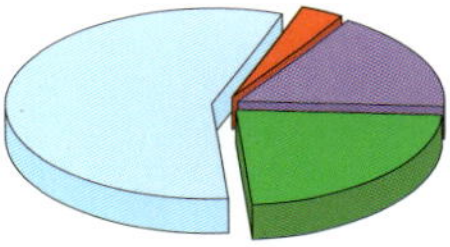

78 kcal | **0** KE

311 20 ml Whisky

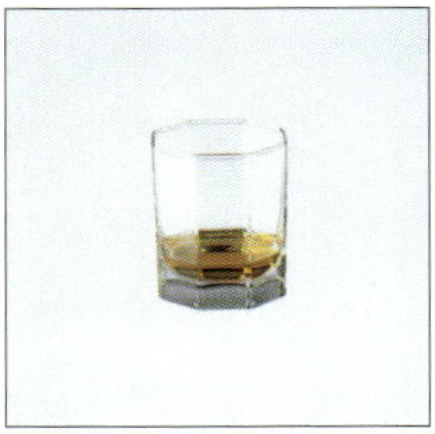

A	7
KH	0
E	0
W	17

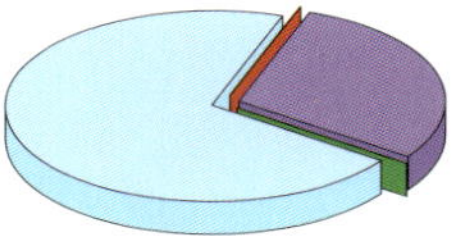

49 kcal | **0** KE

312 240 ml Gin-Tonic (40 ml Gin + 200 ml Tonic)

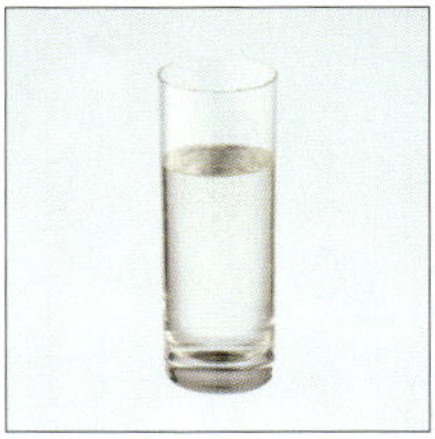

A	16
KH	14
E	0
W	210

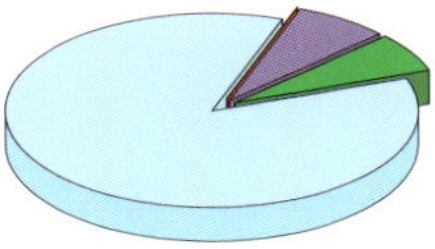

160 kcal | **1,5** KE

313 240 ml Campari-Soda (40 ml Campari + 200 ml Soda)

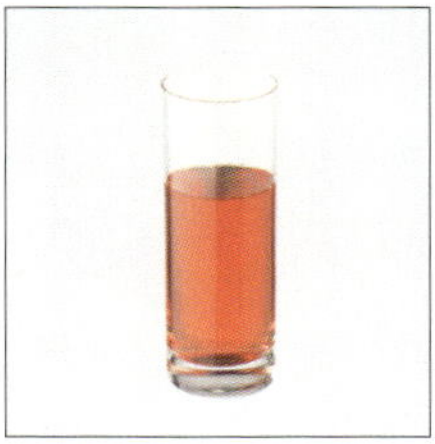

A	8
KH	10
E	0
W	226

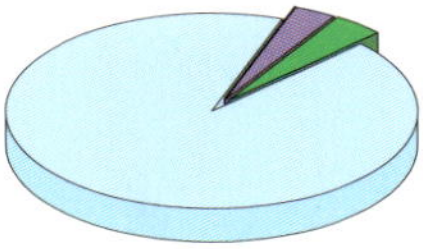

100 kcal | **1** KE

Tipps	Phosphor	Kalium

(Fett = 3 g)

Eierlikör ist vergleichbar

Alkoholische Getränke werden wegen des Risikos für Unterzuckerungen nicht als KE berechnet.

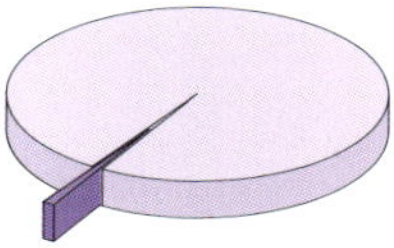

1 %

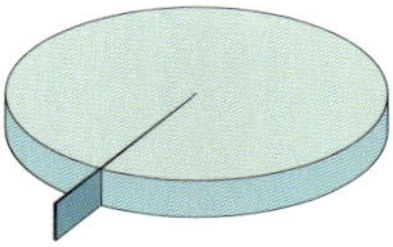

0 %

in Spuren = 0,0 g

Alkoholische Getränke werden wegen des Risikos für Unterzuckerungen nicht als KE berechnet.

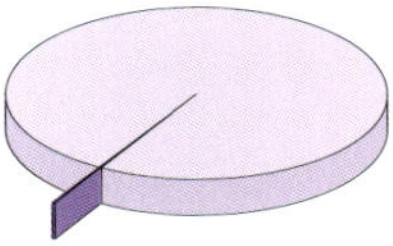

0 %

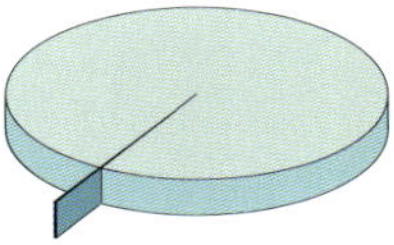

0 %

in Spuren = 0,0 g

Alkoholische Getränke werden wegen des Risikos für Unterzuckerungen nicht als KE berechnet.

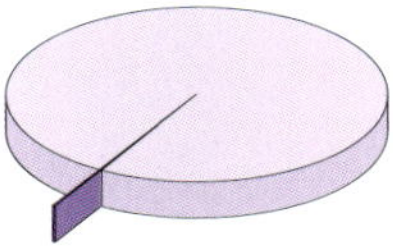

0 %

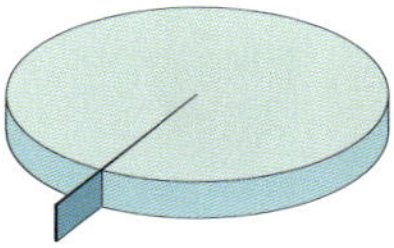

0 %

in Spuren = 0,0 g

geringerer Kaliumgehalt als Campari-Orange

Alkoholische Getränke werden wegen des Risikos für Unterzuckerungen nicht als KE berechnet.

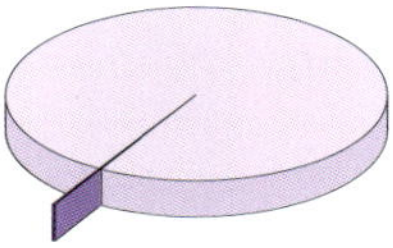

0 %

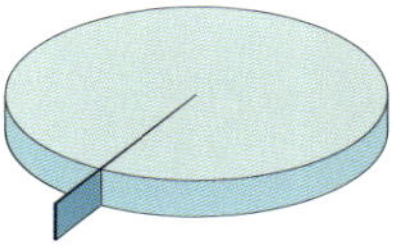

0 %

in Spuren = 0,0 g

Nährstoffe | kcal | KE

314 240 ml Campari-Orange (40 ml Campari + 200 ml O-Saft)

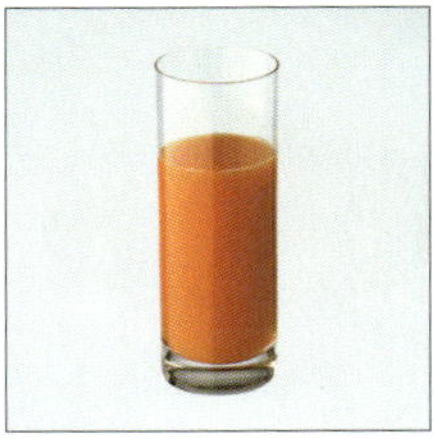

A	8
KH	30
E	1
W	203

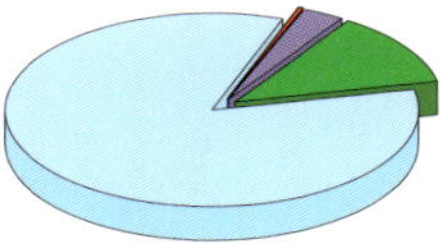

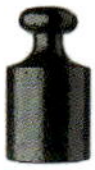

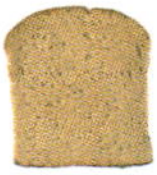

190 kcal | **3** KE

315 240 ml Wodka-Lemon (40 ml Wodka + 200 ml Lemon)

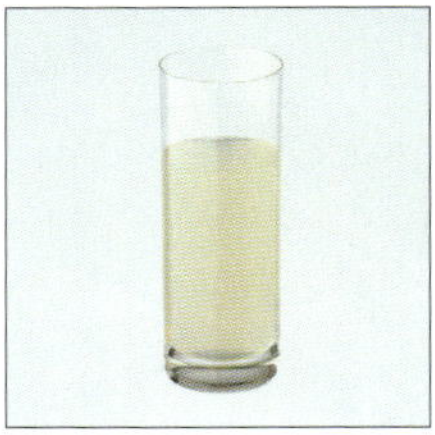

A	12
KH	23
E	0
W	134

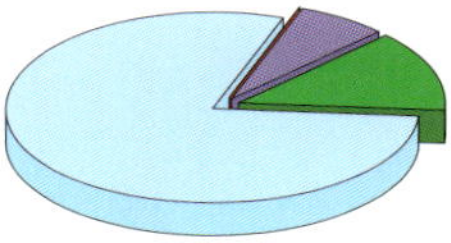

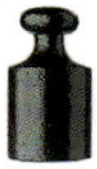

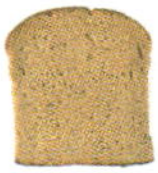

175 kcal | **2,5** KE

316 160 ml Irish Coffee (120 ml Kaffee + 40 ml Weinbrand)

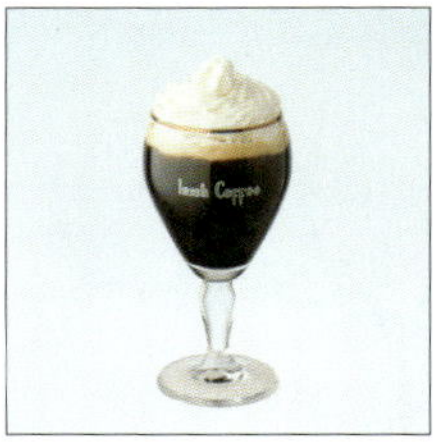

A	13
KH	1
E	0
W	145

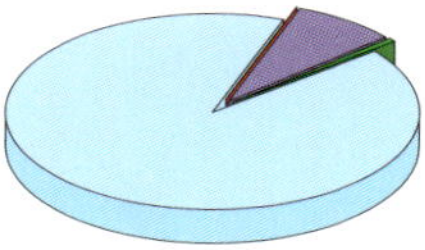

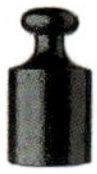

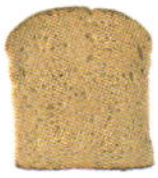

96 kcal | **0** KE

Tipps	Phosphor	Kalium

hoher Kaliumgehalt durch Orangensaft

TIPP gemischt mit Orangennektar 9 % weniger Kalium

Alkoholische Getränke werden wegen des Risikos für Unterzuckerungen nicht als KE berechnet.

in Spuren = 0,0 g

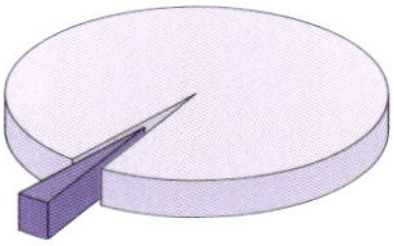

3 %

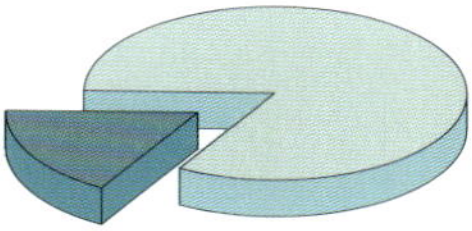

17 %

TIPP bei Gewichtsproblemen mit kalorienreduzierter Limonade mischen

Alkoholische Getränke werden wegen des Risikos für Unterzuckerungen nicht als KE berechnet.

in Spuren = 0,0 g

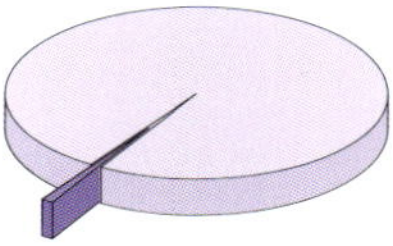

1 %

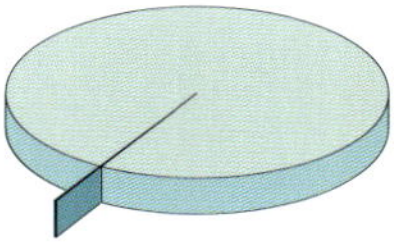

0 %

enthält Fett durch Sahnehaube

Alkoholische Getränke werden wegen des Risikos für Unterzuckerungen nicht als KE berechnet.

in Spuren = 0,0 g

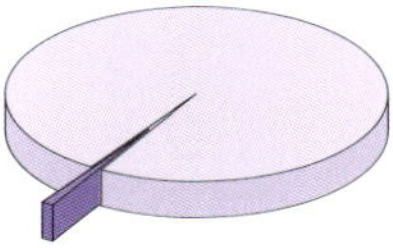

1 %

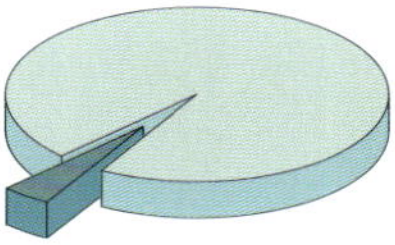

4 %

Anhang

Nährwerttabelle

Lebensmittel/Getränke	Portion (g)	Eiweiß (g)	Fett (g)
Aal, geräuchert	100	18	27
Ananas	80	0,4	0,2
Ananas (Konserve)	150	0,6	0,3
Apfel	150	0,5	0,6
Apfelkuchen (Rührteig)	100	3	9
Apfelmus (Konserve)	150	0,3	0,3
Apfelsaft	200	0,2	0
Apfelsine	140	1	0,3
Apfelwein	200	0	A: 10
Aprikosen	110	1	0,1
Aprikosen (Konserve)	130	0,7	0,1
Aprikosen, getrocknet	25	1	0,1
Artischockenboden (Konserve)	100	2	0,1
Aubergine, gekocht	150	2	0,3
Auster	15	2	0,2
Austernpilze	150	3	1
Avocado	100	2	24
Backobst	25	0,7	0,2
Bambussprossen (Konserve)	30	0,5	0,1
Banane	100	1	0,2
Barsch	200	37	2
Bauchspeck	25	2	16
Berliner/Krapfen	60	5	7
Berliner Weiße (300 ml Bier + Sirup)	300	2	A: 12
Bier	200	1	A: 8
Bier, alkoholfrei	200	1	A: 0,4
Bier, Alster	200	6	A: 4
Bier, Altbier	200	1	A: 10
Bier, Diätbier	200	0,8	A: 6
Bier, Hefeweizen	500	1	A: 18
Bier, Kölsch	200	0	A: 10
Bier, Starkbier	400	2	A: 22

Kohlenhydrate (g)	**KE**	**Wasser** (g)	**Energie** (kcal)	**Phosphor** (%)	**Kalium** (%)	**Kochsalz** (%)	(g)
0	0	53	313	21	12	13	1,3
10	1	68	45	1	7	+	0,0
30	3	114	126	1	6	+	0,0
18	1,5	128	81	2	11	+	0,0
28	2,5	58	206	7	5	2	0,2
29	2,5	126	119	1	9	+	0,0
22	2	176	96	1	12	+	0,0
13	1	120	57	3	13	+	0,0
1	0	184	92	1	6	+	0,0
9	1	94	47	2	15	+	0,0
25	2	101	98	2	11	+	0,0
12	1	4	60	2	17	+	0,0
5	0	84	28	8	10	1	0,1
5	0	140	33	2	16	+	0,0
0,6	0	13	10	2	2	1	0,1
0	0	137	17	9	19	+	0,0
0,4	0	68	221	3	25	+	0,0
14	1	6	63	2	12	+	0,0
0,2	0	28	6	1	5	2	0,2
21	2	74	92	3	20	+	0,0
0	0	159	162	33	33	2	0,2
0	0	5	155	2	3	11	1,1
26	2	20	200	5	3	4	0,4
27	0	276	180	8	8	+	0,0
6	0	184	84	5	6	+	0,0
11	1	184	56	3	4	+	0,0
15	0	180	90	4	3	+	0,0
6	0	184	86	5	5	+	0,0
1	0	190	54	5	3	+	0,0
15	0	446	230	5	5	+	0,0
6	0	185	86	4	5	+	0,0
15	0	359	236	8	6	+	0,0

* in dieser Menge ohne Berechnung

+ in Spuren

Lebensmittel/Getränke	Portion (g)	Eiweiß (g)	Fett (g)
Bierhefe (1 TL, getrocknet)	5	2	0
Bierschinken	25	4	3
Birne	150	0,8	0,5
Birne (Konserve)	130	0,4	0,3
Bismarckhering	90	15	14
Blätterteig (TK)	100	4	31
Bleichsellerie	100	1	0,2
Blumenkohl	200	5	0,6
Blumenkohl, gekocht	200	5	0,4
Blutwurst	25	3	7
Bohnen, dick, frisch	150	9	1
Bohnen, grün, gekocht	150	4	0,4
Bohnen, weiß, getrocknet	60	13	1
Bonbon (Hartkaramelle)	10	0	0
Bouillon	100	3	2
Bratensauce (Pulver)	60	0,8	1
Brathering	125	21	19
Bratwurst (Schwein)	100	22	17
Brie, 50 % Fett i.Tr.	30	7	8
Broccoli, gekocht	200	6	0,4
Brötchen (Weizen)	45	4	0,7
Brötchen (Weizenvollkorn)	60	5	1
Brombeeren	100	1	1
Brüh-, Heißwurst	100	17	19
Brühe, fett	7	2	2
Buchweizen, Korn, geschält	30	3	0,5
Buchweizengrütze	30	2	0,5
Bückling, geräuchert	150	32	23
Butter	10	0,1	8
Butterkäse, 50 % Fett i.Tr.	30	6	9
Butterkeks	15	1	2
Butterkuchen	70	4	12
Buttermilch	250	9	1

Kohlen-hydrate (g)	KE	Wasser (g)	Energie (kcal)	Phosphor (%)	Kalium (%)	Kochsalz (%)	(g)
2	0	0	12	0	4	+	0,0
0	0	17	43	3	3	5	0,5
19	1,5	126	83	2	9	+	0,0
24	2	105	99	1	5	+	0,0
0	0	56	189	11	4	24	2,4
36	3	27	436	4	3	9	0,9
2	0	93	15	4	17	3	0,3
5	0	183	46	9	33	1	0,1
5	0	186	36	7	22	1	0,1
0	0	14	77	1	1	4	0,4
19	0*	113	108	12	27	1	0,1
5	0	133	38	5	16	+	0,0
24	0*	7	156	21	40	+	0,0
9	1	0,3	37	0	1	+	0,0
0,7	0	93	40	5	2	7	0,7
3	0*	54	28	1	1	8	0,8
0	0	78	270	25	11	19	1,9
0,3	0	57	243	11	15	22	2,2
0	0	14	104	5	2	9	0,9
4	0	183	44	11	32	+	0,1
24	2	15	116	4	3	6	0,6
25	2	24	137	14	8	9	0,9
6	0,5	85	44	3	10	+	0,0
0	0	62	253	17	11	14	1,4
0,4	0	0,1	25	3	1	34	3,4
21	2	4	101	6	5	+	0,0
22	2	4	101	4	3	+	0,0
0	0	93	336	32	26	26	2,6
0,1	0	2	75	0	0	+	0,0
0	0	14	104	10	1	7	0,7
11	1	0,3	64	2	1	1	0,1
34	3	20	255	4	4	+	0,0
10	1	228	93	19	18	3	0,3

* in dieser Menge ohne Berechnung
+ in Spuren

Lebensmittel/Getränke	Portion (g)	Eiweiß (g)	Fett (g)
Cabanossi	45	10	17
Camembert (gebacken)	125	17	20
Camembert, 30 % Fett i.Tr.	30	7	4
Camembert, 60 % Fett i.Tr.	30	5	10
Campari-Orange	240	1	A: 8
Campari-Soda	240	0	A: 8
Cannelloni, gekocht	250	14	13
Cappuccino, ohne Zucker	150	2	2
Cashewnüsse	25	4	11
Champignons	150	4	0,5
Champignons (Konserve)	150	3	0,5
Cheddar, 50 % Fett i.Tr.	30	8	10
Chicoree	100	1	0,2
Chinakohl	100	1	0,3
Chips (Kartoffelchips)	10	0,6	4
Coca-Cola	200	0	0
Coca-Cola-light	200	0	0
Corned Beef	20	4	1
Cornflakes	20	1	0,1
Crème fraiche, 30 % Fett	15	0,4	5
Crèpes Suzette	125	5	17
Croissant	60	3	15
Dampfnudeln	100	2	3
Dattel, getrocknet	15	0,3	0,1
Dickmilch, 3,5 % Fett	150	5	6
Edamer, 30 % Fett.i.Tr.	30	8	5
Edamer, 45 % Fett i.Tr.	30	7	9
Edelpilzkäse, 50 % Fett i.Tr.	30	6	9
Eierlikör	20	1	A: 3
Eiscreme	80	4	3
Eiscreme (Sahneeis)	80	1	17

Kohlen-hydrate (g)	**KE**	**Wasser** (g)	**Energie** (kcal)	**Phosphor** (%)	**Kalium** (%)	**Kochsalz** (%)	(g)
0,1	0	15	191	8	8	18	1,8
18	1,5	66	318	25	8	16	1,6
0	0	18	65	14	2	7	0,7
0	0	13	113	8	2	7	0,7
30	0	209	190	3	17	+	0,0
10	0	226	100	0	0	+	0,0
23	2	195	265	19	18	8	0,8
2	0	144	34	4	8	1	0,1
8	0	1	143	8	7	+	0,0
0,9	0	140	23	15	31	+	0,0
0,9	0	141	24	9	9	14	1,4
0,1	0	11	119	13	2	5	0,5
2	0	94	16	2	10	+	0,0
1	0	95	13	3	7	+	0,0
4	0,5	0,2	54	1	5	1	0,1
22	2	176	88	2	0	+	0,0
0	0	200	1	1	0	+	0,0
0	0	14	28	2	1	4	0,4
16	1,5	1	71	1	1	5	0,5
0,4	0	9	44	1	1	+	0,0
26	2	73	311	7	6	1	0,1
21	1,5	19	246	4	3	5	0,5
13	1	81	90	3	2	1	0,1
10	1	3	41	1	5	+	0,0
6	0,5	131	99	13	11	2	0,2
0	0	15	80	13	1	7	0,7
0	0	12	106	10	1	5	0,5
0	0	13	107	9	2	11	1,1
6	0	9	54	1	0	+	0,0
17	1,5	56	106	8	8	1	0,1
11	1	50	211	4	3	1	0,1

* in dieser Menge ohne Berechnung
+ in Spuren

Lebensmittel/Getränke	Portion (g)	Eiweiß (g)	Fett (g)
Eiswaffel	20	2	1
Emmentaler, 45 % Fett i.Tr.	30	9	9
Endiviensalat	50	0,9	0,1
Ente	150	27	26
Erbsen (Konserve)	150	5	0,6
Erbsen u. Möhren (Konserve)	150	4	0,6
Erbsen, frisch, gekocht	150	8	0,8
Erbsen, gelb, geschält	60	14	0,8
Erdbeeren	150	1	0,6
Erdbeeren (Konserve)	130	0,9	0,3
Erdnüsse, geröstet, gesalzen	30	7	16
Erdnussflips	25	3	9
Erdnussmus	20	5	10
Feige, getrocknet	15	0,6	0,2
Feldsalat/Rapunzel	20	0,4	0
Fenchel	150	4	0,5
Fischstäbchen, frittiert	180	24	17
Fladenbrot	40	3	0,5
Fleischsalat	100	5	37
Fleischwurst	25	3	7
Flunder	200	33	1
Forelle	250	49	7
Forellenfilet, geräuchert	125	40	6
Frikadelle	100	19	10
Frischkäse, 40 % Fett i.Tr.	17	2	4
Frischkäse, 60 % Fett i.Tr.	17	2	5
Fruchtcocktail (Konserve)	150	1	0
Fruchteis	80	1	1
Fruchtjoghurt, 3,5 % Fett	150	6	4
Fruchtquark, 20 % Fett	150	15	6
Fruchtzucker	5	0	0
Frühlingsrolle, frittiert	150	21	17

Kohlen-hydrate (g)	KE	Wasser (g)	Energie (kcal)	Phosphor (%)	Kalium (%)	Kochsalz	
						(%)	(g)
16	1,5	1	81	3	2	+	0,0
0	0	11	115	16	2	3	0,3
0,2	0	47	5	2	9	1	0,1
0	0	96	341	25	20	1	0,1
13	0*	126	78	8	11	8	0,8
10	0*	128	72	7	10	5	0,5
16	0*	122	102	11	16	+	0,0
34	0*	7	208	19	28	+	0,0
8	0,5	134	48	4	11	+	0,0
23	2	107	99	3	7	+	0,0
2	0	1	181	10	12	3	0,3
12	1	1	133	2	2	5	0,5
4	0	0,3	122	7	8	1	0,1
8	0,5	5	36	2	6	+	0,0
0,1	0	19	3	1	4	+	0,0
4	0	129	36	6	37	3	0,3
31	2,5	103	378	13	12	16	1,6
19	2	15	94	2	2	6	0,6
3	0	54	360	8	8	18	1,8
0	0	14	74	3	2	5	0,5
0	0	163	144	33	33	5	0,5
0	0	191	256	51	52	3	0,3
0	0	77	209	28	14	33	3,3
6	0	65	185	18	14	13	1,3
0,4	0	13	26	2	1	2	0,2
0,4	0	9	57	2	1	2	0,2
22	2	122	93	1	7	+	0,0
23	2	54	111	5	5	+	0,0
20	1,5	125	151	12	11	2	0,2
19	1	105	186	19	8	1	0,1
5	0*	0	20	0	0	0	0,0
37	3	66	387	18	19	43	4,3

* in dieser Menge ohne Berechnung
+ in Spuren

Lebensmittel/Getränke	Portion (g)	Eiweiß (g)	Fett (g)
Frühlingszwiebel (1 Stück)	40	1	0
Frühstücksspeck	20	2	13
Gans	150	24	47
Garnele	50	9	0,7
Geflügel in Aspik	20	3	0,1
Geflügelwurst	25	5	5
Gelatine	12	10	0
Gemüsebrühe, verzehrfertig	200	0,6	0,2
Gewürzgurke	50	0,5	0,1
Gin-Tonic	240	0	A: 16
Glühwein	200	0	A: 14
Götterspeise	125	2	0
Gorgonzola, 50 % Fett i.Tr.	30	6	9
Gouda, 45 % Fett i.Tr.	30	8	9
Grapefruit	140	0,8	0,3
Grau-/Roggenbrot	45	3	0,5
Graupen	30	3	0,4
Grießpudding	125	3	5
Grünkern/Dinkel, Korn	20	2	0,5
Grünkohl, gekocht	150	7	1
Gruyère	30	9	10
Gulaschsuppe (Konserve)	200	8	6
Gummibärchen	70	4	0,2
Hackfleisch (halb & halb)	100	20	10
Hähnchenbrust	175	40	2
Hähnchenkeule	140	25	16
Haferflocken	50	6	4
Haferflocken (Vollkorn)	50	6	4
Hafergrütze	30	4	2
Halbfettmargarine	10	0,2	4
Hamburger	200	30	25

Kohlenhydrate (g)	KE	Wasser (g)	Energie (kcal)	Phosphor (%)	Kalium (%)	Kochsalz (%)	Kochsalz (g)
1	0	37	9	1	5	+	0,0
0	0	4	124	2	2	6	0,6
0	0	79	513	23	32	3	0,3
0	0	39	44	9	7	2	0,2
0,2	0	16	14	1	3	2	0,2
0,1	0	14	66	10	4	6	0,6
0	0	2	41	0	0	+	0,0
0,2	0	196	6	12	1	25	2,5
1,3	0	46	7	1	3	9	0,9
14	0	184	160	0	0	+	0,0
19	0	165	174	2	10	+	0,0
17	1,5	104	75	4	5	+	0,0
0	0	13	108	9	2	5	0,5
0	0	11	110	11	1	7	0,7
10	1	125	59	2	13	+	0,0
21	2	18	100	5	4	6	0,6
22	2	4	100	5	3	+	0,0
9	1	108	95	3	3	1	0,1
13	1	3	64	7	6	+	0,0
1	0	132	42	7	23	+	0,0
0	0	10	124	16	1	3	0,3
7	0,5	175	114	12	13	6	0,6
53	4,5	13	230	0	0	+	0,0
0	0	69	173	16	10	2	0,2
0	0	132	175	21	23	4	0,4
0	0	98	243	22	18	3	0,3
32	2,5	5	185	16	9	+	0,0
29	2,5	5	177	15	8	+	0,0
21	2	3	109	8	5	+	0,0
0	0	6	37	0	0	1	0,1
34	3	104	510	29	29	16	1,6

* in dieser Menge ohne Berechnung
+ in Spuren

Lebensmittel/Getränke	Portion (g)	Eiweiß (g)	Fett (g)
Harzer-, Korbkäse	35	11	0,2
Hase	150	32	5
Haselnüsse	30	4	19
Hecht	200	37	2
Heidelbeeren	100	0,6	0,6
Heidelbeeren (Konserve)	100	0,7	0,5
Heilbutt, geräuchert, schwarz	140	24	24
Heilbutt, weiß	200	40	5
Heringsfilet (Tomatensauce)	100	15	15
Heringsstipp	100	9	27
Himbeeren	100	1	0,3
Himbeeren, TK	100	1	0,4
Himbeersirup	10	0	0
Hirsch	150	31	5
Hirse (Korn, geschält)	30	3	1
Honig	20	0,1	0
Honigmelone	150	1	0,2
Hühnerei	65	8	7
Hühnereidotter (Ei=65g)	21	3	7
Hühnereiweiß (Ei=65g)	37	4	0,1
Hüttenkäse	30	4	1
Hummer, ausgelöst	50	8	1
Irish-Coffee	160	0	A: 13
Jagdwurst	25	4	5
Joghurt, 0,3 % Fett	150	7	0,2
Joghurt, 1,5 % Fett	150	5	2
Joghurt, 3,5 % Fett	150	6	6
Joghurt mit Frucht, 3,5 % Fett	150	6	4
Joghurt, Diät, mit Frucht	150	6	5
Joghurt (Sahnejoghurt)	150	5	15
Joghurtdressing	20	0,3	3

Kohlen-hydrate (g)	KE	Wasser (g)	Energie (kcal)	Phosphor (%)	Kalium (%)	Kochsalz (%)	Kochsalz (g)
0	0	22	49	8	2	14	1,4
0	0	110	170	26	21	2	0,2
3	0	2	194	8	10	+	0,0
0	0	159	162	36	30	3	0,3
6	0,5	85	36	1	3	+	0,0
18	1,5	72	81	1	3	+	0,0
0	0	90	312	35	19	15	1,5
0	0	152	190	33	45	3	0,3
2	0	66	204	16	18	13	1,3
2	0	61	285	5	8	14	1,4
5	0,5	85	33	4	9	+	0,0
6	0,5	87	31	4	8	+	0,0
7	0,5	3	27	0	0	+	0,0
0	0	113	168	25	23	2	0,2
21	2	4	105	8	2	+	0,0
15	1	4	60	0	0	+	0,0
19	1,5	131	81	3	25	+	0,0
0,2	0	48	100	12	5	2	0,2
0	0	11	74	10	1	+	0,0
0,1	0	32	18	1	3	2	0,2
1	0	24	31	4	1	2	0,2
0	0	40	40	10	6	3	0,3
1	0	145	96	1	1	+	0,0
0	0	16	56	3	3	5	0,5
7	0,5	135	59	14	14	2	0,2
7	0,5	133	75	12	12	2	0,2
7	0,5	131	107	12	12	2	0,2
20	1,5	125	151	12	11	2	0,2
11	1	125	117	12	13	2	0,2
6	0,5	122	180	12	11	2	0,2
2	0	14	38	1	2	4	0,4

* in dieser Menge ohne Berechnung
+ in Spuren

Lebensmittel/Getränke	Portion (g)	Eiweiß (g)	Fett (g)
Johannisbeeren, rot	100	1	0,2
Johannisbeeren, schwarz	100	1	0,2
Kabeljau/Dorsch	200	35	1
Käse-Sahne-Torte	120	10	14
Käsekuchen	100	11	7
Kaffee	150	0	0
Kaffee-Ersatz	150	0,3	0
Kaffee, Pulverkaffee	150	1	0
Kaffeesahne, 10 % Fett	10	0,3	1
Kakao (mit Milch)	150	5	5
Kaninchen	150	31	11
Karpfen	200	36	10
Kartoffel (gewässert, gek., geschält, ges.)	80	2	0,1
Kartoffel (gekocht, geschält, gesalzen)	80	2	0,1
Kartoffel (gekocht, ungeschält, ges.)	80	1	0,1
Kartoffelflockenpüree (Pulver)	200	4	2
Kartoffelkloß (halb & halb)	90	2	0,6
Kartoffelpuffer (Pulver)	45	1	5
Kartoffelpüree, selbstzubereitet	200	4	3
Kartoffelsalat (Essig + Öl)	100	2	7
Kartoffelsalat (Majonäse)	100	4	5
Kassler, Aufschnitt	25	7	3
Kaviarersatz	5	0,7	0,3
Kefir, aus Vollmilch	250	8	9
Keks (Diät)	15	1	2
Keks (mit Schokolade)	15	1	3
Keks (Spritzgebäck)	15	1	4
Keks (Vollkorn)	15	2	3
Ketchup	20	0,4	0,1
Kichererbse (Samen)	60	12	2
Kidneybohnen (Konserve)	100	7	0,6
Kirschen, sauer	150	1	0,8

Kohlen-hydrate (g)	KE	Wasser (g)	Energie (kcal)	Phosphor (%)	Kalium (%)	Kochsalz (%)	Kochsalz (g)
5	0,5	85	34	3	12	+	0,0
7	0,5	81	44	3	16	+	0,0
0	0	162	153	31	36	4	0,4
34	3	61	298	9	4	1	0,1
31	3	50	240	13	6	1	0,1
0	0	149	0	1	5	+	0,0
0,5	0	149	3	0	5	+	0,0
1	0	148	8	1	5	+	0,0
0,4	0	8	12	1	1	+	0,0
11	1	127	117	12	12	1	0,1
0	0	104	228	28	29	2	0,2
0	0	152	230	41	39	2	0,2
12	1	64	55	3	7	3	0,3
12	1	64	55	2	11	3	0,3
12	1	62	56	3	18	4	0,0
24	2	165	134	14	22	12	1,2
19	2	66	90	7	8	6	0,6
10	1	27	93	2	4	3	0,3
24	2	165	132	14	22	1	0,1
12	1	72	123	2	12	3	0,3
15	1	73	120	12	12	24	2,4
0,3	0	15	51	5	5	5	0,5
0	0	4	6	1	0	3	0,3
9	1	219	160	19	20	3	0,3
11	0,5	0,4	69	1	3	1	0,1
10	1	0,4	75	2	2	1	0,1
8	0,5	2	77	1	1	+	0,0
7	0,5	2	62	4	2	1	0,1
5	0,5	14	22	1	6	6	0,6
25	0*	7	167	20	24	+	0,0
18	0	68	100	11	14	10	1,0
15	1,5	127	80	2	9	+	0,0

* in dieser Menge ohne Berechnung
+ in Spuren

Lebensmittel/Getränke	Portion (g)	Eiweiß (g)	Fett (g)
Kirschen, sauer (Konserve)	150	1	0,3
Kirschen, süß	150	1	0,5
Kiwi	100	1	0,6
Knäckebrot	20	2	0,3
Knoblauch	2	0,1	0
Kochkäse, 20 % Fett i.Tr.	30	4	2
Kohlrabi, gekocht	150	3	0,1
Kohlrabi, roh	150	3	0,2
Kokosflocken	10	0,6	6
Kondensmilch, 4 % Fett	7,5	0,7	0,3
Kondensmilch, 7,5 % Fett	7,5	0,7	0,6
Kondensmilch, 10 % Fett	7,5	0,7	0,8
Konfitüre (Aprikose)	20	0,1	0
Konfitüre (Diät, kcal-reduziert)	20	0,1	0
Konfitüre (Erdbeer)	20	0,1	0
Kopfsalat	50	0,7	0,1
Krabben	50	9	1
Kräcker	20	2	3
Krautsalat	100	1	4
Kroketten (2 Stück)	50	1	9
Kürbis (Konserve)	25	0,3	0
Kürbis, frisch	25	0,3	0
Kürbiskerne	20	5	9
Lachs	200	40	27
Lachs, geräuchert	30	9	6
Lakritze	17	1	0,2
Lamm (Filet)	150	31	5
Lamm (Keule)	200	36	36
Lamm (Kotelett)	150	22	48
Lasagne (Fertiggericht)	250	20	21
Lauch/Porree	100	2	0,3
Laugenbrezel	80	6	1

Kohlen-hydrate (g)	KE	Wasser (g)	Energie (kcal)	Phosphor (%)	Kalium (%)	Kochsalz (%)	(g)
29	2,5	118	125	2	10	+	0,0
21	2	124	95	3	17	+	0,0
9	1	84	51	3	15	+	0,0
13	1	1	64	5	4	2	0,2
0,6	0	1	3	0	1	+	0,0
1	0	22	37	7	2	3	0,3
4	0	139	31	5	14	1	0,1
6	0	137	36	6	29	1	0,1
0,6	0*	0,2	61	1	4	+	0,0
1	0	5	10	2	2	+	0,0
0,7	0	6	10	1	1	+	0,0
1	0	5	13	2	2	+	0,0
13	1	7	52	0	1	+	0,0
5	0*	15	19	0	1	+	0,0
12	1	8	47	0	1	+	0,0
0,6	0	48	6	1	4	+	0,0
1	0	38	47	8	6	2	0,2
14	1	1	90	3	2	4	0,4
3	0	89	57	2	8	11	1,1
12	1	27	134	3	11	5	0,5
0,7	0	24	4	1	4	+	0,0
1	0	23	6	1	5	+	0,0
3	0	1	112	13	8	+	0,0
0	0	131	404	44	37	3	0,3
0	0	15	86	10	7	14	1,4
15	1	1	66	1	1	+	0,0
0	0	113	168	20	22	3	0,3
0	0	128	468	36	39	4	0,4
0	0	78	522	17	26	3	0,3
35	3	168	413	13	24	10	1,0
3	0	89	24	4	11	+	0,0
40	3,5	30	197	7	5	35	3,5

* in dieser Menge ohne Berechnung

\+ in Spuren

Lebensmittel/Getränke	Portion (g)	Eiweiß (g)	Fett (g)
Laugenbrötchen	50	4	0,9
Leberkäse	125	20	33
Leberwurst (Kalbsleber)	40	5	12
Leberwurst, fein	40	5	14
Leberwurst, grob	40	6	12
Lebkuchen	25	1	2
Leinsamen	20	5	6
Limburger, 20 % Fett i.Tr.	30	8	3
Limonade	200	0,2	0
Limonade (Bittergetränk)	200	0	0
Linsen (Konserve)	100	8	0,4
Linsen, getrocknet	60	14	0,8
Litchi	30	0,3	0,1
Lyoner	30	4	8
Magenbitter/ Fernet Branca	20	0	A: 5
Mais (Konserve)	50	2	0,8
Mais (Korn)	30	3	1
Maisgrieß	20	2	0,2
Maismehl	30	3	0,8
Majonäse, 50 % Fett	20	0,1	10
Majonäse, 80 % Fett	20	0,2	16
Makrele	150	28	18
Makrele, geräuchert	100	21	16
Malzbier	200	1	A: 2
Mandarine (Konserve)	130	0,7	0,1
Mandarine/Clementine	40	0,3	0,1
Mandeln	25	5	14
Mango	100	0,6	0,5
Mangold	150	3	0,5
Margarine	10	0	8
Marzipan	25	2	6
Mascarpone	50	2	24

Kohlen-hydrate (g)	**BE**	**Wasser** (g)	**Energie** (kcal)	**Phosphor** (%)	**Kalium** (%)	**Kochsalz** (%)	(g)
25	2	19	123	4	3	22	2,2
0,6	0	65	371	18	16	19	1,9
0	0	21	134	4	2	7	0,7
0	0	20	143	7	5	12	1,2
0	0	21	130	5	3	8	0,8
16	1,5	5	88	3	2	1	0,1
8	0	1	75	11	2	+	0,0
0	0	18	55	7	2	10	1,0
24	2	175	98	3	0	+	0,0
22	2	177	90	0	0	+	0,0
18	0*	70	100	11	13	6	0,6
31	0*	6	189	21	24	+	0,0
5	0,5	24	22	1	4	+	0,0
0,1	0	17	87	8	3	6	0,6
3	0	12	47	0	0	+	0,0
11	1	36	55	4	5	3	0,3
19	1,5	4	98	6	5	+	0,0
15	1,5	2	68	1	1	+	0,0
20	2	4	100	7	2	+	0,0
2	0	8	102	1	0	3	0,3
0,6	0	3	145	1	0	4	0,4
0	0	102	273	31	30	4	0,4
0	0	62	222	20	14	7	0,7
17	1,5	170	104	3	5	+	0,0
19	1,5	109	78	1	3	+	0,0
4	0,5	35	18	1	4	+	0,0
1	0	1	144	10	10	+	0,0
13	1	82	58	1	10	+	0,0
1	0	138	21	5	28	3	0,3
0	0	2	72	0	0	+	0,0
14	1	2	122	5	3	+	0,0
2	0	22	230	5	2	1	0,1

* in dieser Menge ohne Berechnung

\+ in Spuren

Lebensmittel/Getränke	Portion (g)	Eiweiß (g)	Fett (g)
Matjeshering	90	14	20
Maultaschen, schwäbisch, gekocht	200	13	10
Meerrettich	5	0,1	0
Mettwurst, grob	100	18	30
Miesmuschel, ausgelöst	100	10	1
Milch, 0,3 % Fett	250	9	0,3
Milch, 1,5 % Fett	250	9	4
Milch, 3,5 % Fett	250	8	9
Milchreis (mit Zucker u. Zimt)	125	5	7
Milchzucker	5	0	0
Mineralwasser	200	0	0
Mirabellen	130	0,9	0,3
Mirabellen (Konserve)	130	0,8	0,2
Mischbrot (Roggen)	45	3	0,6
Mischbrot (Weizen)	45	3	0,7
Möhren	150	2	0,3
Möhren (Konserve)	150	1	0,5
Möhrensaft	200	1	0
Mohnkuchen (Hefeteig)	100	7	20
Molke	250	2	0,5
Mortadella	25	3	8
Mousse au chocolat	125	7	19
Mozzarella	66	13	11
Münsterkäse, 50 % Fett i.Tr.	30	6	8
Müsli (ohne Zucker)	50	5	4
Müsliriegel	25	2	5
Mungobohne (Samen)	60	14	0,7
Nektarine	150	2	0,2
Nudeln (gekocht, gesalzen)	100	5	1
Nudeln (Vollkorn, gekocht, gesalzen)	100	5	2
Nuss-Nugat-Creme	20	1	6
Nussecke	50	4	18

Kohlen-hydrate (g)	**KE**	**Wasser** (g)	**Energie** (kcal)	**Phosphor** (%)	**Kalium** (%)	**Kochsalz** (%)	(g)
0	0	49	240	15	7	65	6,5
46	4	126	326	11	7	22	2,2
0,6	0	4	3	0	1	+	0,0
0,2	0	48	340	14	17	28	2,8
0	0	83	51	20	14	8	0,8
12	1	227	88	20	19	4	0,4
12	1	224	118	19	19	3	0,3
12	1	219	163	19	18	3	0,3
28	2,5	88	196	9	8	5	0,5
5	0,5	0	20	0	0	0	0,0
0	0	200	0	je nach Mineralwasser			
18	1,5	107	82	4	15	+	0,0
27	2,5	99	118	3	9	+	0,0
20	2	18	101	5	4	7	0,7
23	2	18	104	5	3	6	0,6
7	0	132	38	4	22	2	0,2
5	0	137	30	3	9	8	0,8
10	0	185	44	5	22	3	0,3
42	3,5	25	375	16	11	1	0,1
12	1	234	63	9	16	3	0,3
0	0	13	86	3	3	4	0,4
35	3	60	337	15	15	7	0,7
0	0	40	150	19	5	9	0,9
0	0	15	96	4	2	7	0,7
30	2,5	6	176	12	11	+	0,0
12	1	4	99	4	6	+	0,0
28	0*	6	175	19	5	+	0,0
14	1	130	63	3	13	+	0,0
28	2,5	64	145	4	1	4	0,4
24	2	65	129	4	1	3	0,3
11	1	0,6	108	3	4	+	0,0
24	2	2	270	7	7	1	0,1

* in dieser Menge ohne Berechnung
+ in Spuren

Lebensmittel/Getränke	Portion (g)	Eiweiß (g)	Fett (g)
Ochsenschwanzsuppe (Konserve)	250	5	13
Öl (Olivenöl)	15	0	15
Öl (Sonnenblumenöl)	15	0	15
Oliven	10	0,1	1
Orangensaft	200	1	0,4
Paniermehl	20	2	0,4
Papaya	150	0,9	0,2
Paprika, gedünstet	150	2	0,5
Paprika, grün	150	1	0,5
Paprika, rot	150	2	0,8
Paranüsse	30	4	20
Parmesan	3	1	1
Pastinake	150	2	0,6
Petersilie	2	0,1	0
Pferdefleisch	150	31	4
Pfifferling	150	2	0,8
Pfifferling (Konserve)	150	2	0,8
Pfifferling, getrocknet	25	4	0,6
Pfirsich	150	1	0,2
Pfirsich (Konserve)	130	0,5	0,1
Pflaumen	150	0,9	0,3
Pflaumen (Konserve)	130	0,7	0,1
Pflaumen, getrocknet	8	0,1	0
Pflaumenkuchen	120	5	5
Pflaumenmus	20	0,1	0
Pistazienkerne, geröstet, gesalzen	30	5	16
Pita	100	7	1
Pizza	100	10	14
Pizzabaguette (TK-Fertigprodukt)	125	10	11
Pommes frites (gesalzen)	150	6	22
Pop-Corn	40	5	2
Praline (1 Stück)	10	0,1	0,5

Kohlenhydrate (g)	KE	Wasser (g)	Energie (kcal)	Phosphor (%)	Kalium (%)	Kochsalz (%)	(g)
9	0,5	220	170	10	4	8	0,8
0	0	0	135	0	0	+	0,0
0	0	0	135	0	0	+	0,0
0,2	0	8	14	0	0	5	0,5
20	2	177	90	3	17	+	0,0
15	1,5	2	76	2	2	3	0,3
40,5	143	20	2	15	+		0,0
5	0	140	29	3	11	+	0,0
5	0	137	30	4	13	+	0,0
4	0	137	32	4	12	+	0,0
1	0	2	201	17	10	+	0,0
0	0	1	11	2	0	1	0,1
4	0	120	33	9	35	+	0,0
0	0	1,6	1	0	1	+	0,0
0	0	113	161	23	25	2	0,2
0,3	0	137	17	7	28	+	0,0
0,3	0	132	18	4	12	6	0,6
0,5	0	3	23	12	67	+	0,0
13	1	131	63	3	15	+	0,0
22	2	106	90	1	8	+	0,0
15	1,5	126	74	2	17	+	0,0
24	2	116	92	1	8	+	0,0
4	0,5	1	17	0	3	+	0,0
35	3	73	200	6	9	1	0,1
12	1	6	40	0	1	+	0,0
5	0	1	184	11	15	6	0,6
49	4	38	235	8	6	13	1,3
28	2,5	45	275	10	7	14	1,4
41	3,5	59	303	10	8	16	1,6
49	4	65	409	13	69	11	1,1
27	2,5	2	147	9	5	+	0,0
9	1	1	39	0	1	+	0,0

* in dieser Menge ohne Berechnung
+ in Spuren

Lebensmittel/Getränke	Portion (g)	Eiweiß (g)	Fett (g)
Praline, mit Alkohol	10	0,1	0,5
Preiselbeeren	100	0,3	0,5
Preiselbeeren (Konserve)	100	0,5	0,3
Puddingpulver (Päckchen)	43	0,3	0,3
Pumpernickel	30	2	0,3
Putenkeule	150	31	5
Putenschnitzel (Brust)	150	36	2
Quark, mager	30	4	0,1
Quark, 20 % Fett i.Tr.	30	4	2
Quark, 40 % Fett i.Tr.	30	3	3
Quark, mit Frucht, 20 % Fett i. Tr.	150	15	6
Quark, Diät, mit Frucht	150	11	0,3
Quitte	150	0,6	0,8
Radieschen	30	0,3	0
Ravioli (Fertigprodukt)	250	8	7
Reh (Rücken)	150	34	5
Reis, Naturreis, gekocht, gesalzen	100	3	1
Reis, parboiled, gekocht, gesalzen	100	2	0,3
Reis, poliert, gekocht, gesalzen	100	2	0,2
Rettich	100	1	0,2
Rhabarber	150	0,9	0,2
Rhabarber, gekocht, ohne Zucker	150	0,8	0,2
Rind (Filet)	125	27	5
Rind (Goulasch)	150	31	12
Rind (Hackfleisch)	100	20	9
Rind (Keule)	150	32	11
Rind (Leber)	125	25	3
Rind (Roastbeef)	150	34	7
Rind (Roulade)	150	29	7
Rind (Suppenfleisch, Hohe Rippe)	150	31	12
Roggen (Korn)	30	3	0,5

Kohlen-hydrate (g)	**KE**	**Wasser** (g)	**Energie** (kcal)	**Phosphor** (%)	**Kalium** (%)	**Kochsalz** (%)	(g)
7	0,5	2	38	0	1	+	0,0
6	0,5	87	35	1	4	+	0,0
44	4	52	182	1	3	+	0,0
40	3,5	2	172	1	1	4	0,4
12	1	14	60	6	7	4	0,4
0	0	112	171	25	22	3	0,3
0	0	111	158	25	25	2	0,2
1	0	24	22	4	1	+	0,0
1	0	23	33	4	1	+	0,0
1	0	22	48	5	1	+	0,0
19	1,5	108	186	19	8	1	0,1
8	0,5	127	75	20	8	+	0,0
11	1	125	57	3	15	+	0,0
0,6	0	28	4	1	4	+	0,0
31	2,5	198	218	10	11	28	2,8
0	0	108	183	28	26	3	0,3
27	2	67	129	9	2	4	0,4
27	2	69	125	6	2	4	0,4
24	2	73	106	3	1	4	0,4
2	0	94	14	3	16	+	0,0
2	0	145	17	3	20	+	0,0
2	0	146	19	2	14	+	0,0
0	0	94	151	17	21	2	0,2
0	0	105	233	19	24	4	0,4
0	0	70	166	13	15	2	0,2
0	0	107	222	24	27	4	0,4
2	0	89	151	38	18	4	0,4
0	0	108	195	19	27	3	0,3
0	0	113	182	21	26	2	0,2
0	0	105	232	19	24	4	0,4
18	1,5	4	88	8	8	+	0,0

* in dieser Menge ohne Berechnung
+ in Spuren

Lebensmittel/Getränke	Portion (g)	Eiweiß (g)	Fett (g)
Roggenmehl, Type 1800	30	3	0,5
Roggenmehl, Type 815	30	2	0,3
Rollmops	100	16	15
Roquefort, 50 % Fett i. Tr.	30	7	9
Rosenkohl, gekocht	150	6	0,8
Rosinen	25	0,6	0,2
Rosinenbrötchen	65	5	0,9
Rotbarsch	200	36	7
Rote Bete	50	0,8	0,1
Rote Bete (Konserve)	50	0,6	0
Rote Bete, gekocht	50	1	0
Rote Grütze (selbstgemacht)	125	1	0
Rotkohl	150	2	0,3
Rotkohl (Konserve)	150	2	0,2
Rübenkraut	20	1	0
Rührei (aus 2 Eiern, 10 g Fett)	125	14	17
Sahne, 30 % Fett	15	0,5	5
Sahne, sauer, 10 % Fett	15	0,5	2
Sahnelikör	20	0,6	A: 3
Salami	20	4	7
Salatcreme, 35 % Fett	20	0	7
Salatgurke	100	0,6	0,2
Salatsauce (Essig & Öl)	20	0,3	6
Salzgurke	50	0,5	0,1
Salzstangen	15	1	0,1
Sandkuchen	60	2	12
Sardinen	25	6	4
Sauerkraut (Konserve)	150	1	0,3
Schafskäse, 45 % Fett i.Tr.	70	12	13
Scheibletten, 45 % Fett i. Tr.	20	4	5
Schellfisch	200	36	1
Schichtkäse, 20 % Fett i.Tr.	30	4	1

Kohlen-hydrate (g)	KE	Wasser (g)	Energie (kcal)	Phosphor (%)	Kalium (%)	Kochsalz (%)	Kochsalz (g)
18	1,5	4	87	8	7	+	0,0
21	1,5	4	96	3	3	+	0,0
1	0	66	216	12	4	30	3,0
0	0	12	109	10	1	14	1,4
4	0	132	47	10	22	+	0,0
16	1,5	4	70	2	10	+	0,0
34	2,5	22	162	5	6	8	0,8
0	0	154	210	33	31	4	0,4
4	0	44	21	2	8	1	0,1
2	0	45	12	1	5	6	0,6
3	0	46	13	2	5	1	0,1
38	3	84	158	4	5	+	0,0
5	0	138	33	4	20	+	0,0
7	0	136	36	3	14	17	1,7
12	1	4	51	4	8	+	0,0
1	0	91	218	21	10	3	0,3
0,5	0	9	46	1	1	+	0,0
0,6	0	12	18	1	1	+	0,0
4	0	10	78	1	0	+	0,0
0	0	8	76	3	2	6	0,6
2	0	11	75	0	0	3	0,3
2	0	97	12	2	7	+	0,0
2	0	11	68	0	0	4	0,4
2	0	45	12	1	2	12	1,2
11	1	1	53	2	1	7	0,7
29	2,5	16	229	4	1	3	0,3
0	0	14	56	9	5	3	0,3
2	0	141	15	6	13	19	1,9
0,4	0	41	164	20	5	23	2,3
0	0	10	70	13	2	7	0,7
0	0	162	144	30	30	6	0,6
1	0	23	30	4	2	+	0,0

* in dieser Menge ohne Berechnung
+ in Spuren

Lebensmittel/Getränke	Portion (g)	Eiweiß (g)	Fett (g)
Schillerlocken	100	21	24
Schinken, gekocht	45	11	2
Schinken, roh	20	7	4
Schinken, roh, ohne Fettrand	20	6	0,6
Schmalz (Schwein)	15	0	15
Schmand, 24 % Fett	15	0,4	4
Schmelzkäse, 45 % Fett i.Tr.	25	4	6
Schmelzkäse, 60 % Fett i.Tr.	25	3	7
Schnaps/Klarer, 38 Vol.%	20	0	A: 6
Schnittlauch	2	0,1	0
Schokolade (Diät)	17	2	5
Schokolade (Haselnuss)	17	2	6
Schokolade (Kinderschokolade)	17	1	4
Schokolade (Vollmilch)	17	2	5
Schokolade (weiß)	17	1	5
Schokolade (Zartbitter)	17	0,9	5
Schokoladenpudding	125	4	5
Scholle	200	34	4
Schorle (Weißwein)	200	0,2	A: 10
Schwarzwälder Kirschtorte	120	4	16
Schwarzwurzeln, gekocht	150	2	0,6
Schwein (Bauch)	150	21	48
Schwein (Eisbein/Haxe)	150	28	18
Schwein (Filet)	150	30	4
Schwein (Kassler)	150	32	11
Schwein (Kotelett)	150	32	8
Schwein (Leber)	125	25	7
Schwein (Rostbratwurst)	100	13	23
Schwein (Schnitzel)	150	32	3
Seelachs	200	36	2
Seelachs, geräuchert	30	7	0,2
Seezunge	200	35	3
Sekt, trocken	100	0,2	A: 10

Kohlen-hydrate (g)	**KE**	**Wasser** (g)	**Energie** (kcal)	**Phosphor** (%)	**Kalium** (%)	**Kochsalz** (%)	(g)
0	0	53	300	19	3	18	1,8
0	0	28	56	5	6	11	1,1
0	0	9	56	3	3	7	0,7
0	0	12	30	4	3	7	0,7
0	0	0	135	0	0	+	0,0
0,5	0	10	36	1	1	+	0,0
0	0	13	68	20	1	8	0,8
2	0	13	81	16	1	7	0,7
0	0	14	43	0	0	+	0,0
0	0	1,7	0	0	0	+	0,0
9	0*	0	91	5	4	+	0,0
8	1	0	95	4	4	+	0,0
6	0,5	0	66	4	5	+	0,0
9	1	0,2	91	3	4	+	0,0
10	1	0,1	92	3	3	1	0,1
8	1	0	81	4	6	+	0,0
23	2	93	145	12	16	2	0,2
0	0	161	166	33	31	5	0,5
0	0	187	80	1	5	+	0,0
35	3	64	301	7	6	1	0,1
3	0	123	25	8	17	+	0,0
0	0	80	516	7	12	2	0,2
0	0	102	279	11	19	3	0,3
0	0	101	158	22	25	2	0,2
0	0	108	226	20	24	37	3,7
0	0	104	198	19	24	2	0,2
0,6	0	90	168	38	22	2	0,2
0,3	0	52	260	18	18	13	1,3
0	0	112	159	22	22	2	0,2
0	0	160	160	50	38	4	0,4
0	0	22	29	4	6	5	0,5
0	0	160	166	33	31	5	0,5
1,4	0	88	76	1	3	+	0,0

* in dieser Menge ohne Berechnung
\+ in Spuren

Lebensmittel/Getränke	Portion (g)	Eiweiß (g)	Fett (g)
Sellerie (Knolle)	100	2	0,3
Semmelknödel	80	4	0,9
Senf	7	0,4	0,4
Sesam (Samen)	20	4	10
Sherry, medium	50	0	A: 7
Sojabohne (Samen)	60	20	11
Sojakäse (Tofu)	100	8	5
Sojasauce	10	1	0
Sojasprossen, frisch	100	5	1
Sonnenblumenkerne, geschält	30	7	15
Sonnenblumenöl	15	0	15
Spätzle, gekocht	100	5	5
Spaghetti Bolognaise	250	21	21
Spaghetti, eifrei, gekocht, gesalzen	100	5	1
Spargel (Konserve)	200	4	0,6
Spargel, gekocht	200	3	0,2
Spargelcremesuppe (Konserve)	200	3	6
Speisequark, 20 % Fett i.Tr.	30	4	2
Speisequark, 40 % Fett i.Tr.	30	3	3
Speisequark, mager	30	4	0,1
Spekulatius	20	1	4
Spiegelei	40	5	9
Spinat, gekocht	150	3	0,5
Spinat, TK	150	3	0
Stachelbeeren	150	1	0,3
Stachelbeeren (Konserve)	150	0,8	0,2
Steckrübe	150	2	0,3
Steinpilz	150	6	0,6
Stollen	100	5	20
Streichmettwurst	40	6	15
Streusüße	0,5	0	0
Studentenfutter	30	7	11
Sülze	25	4	4

Kohlenhydrate (g)	KE	Wasser (g)	Energie (kcal)	Phosphor (%)	Kalium (%)	Kochsalz (%)	(g)
2	0	89	18	7	16	2	0,2
22	2	65	109	3	2	8	0,8
0,4	0	5	7	1	1	4	0,4
2	0	1	113	10	6	+	0,0
2	0	40	59	0	2	+	0,0
4	0	5	193	30	52	+	0,0
2	0	85	83	8	6	+	0,0
1	0	7	7	2	2	15	1,5
3	0	87	58	6	12	1	0,1
4	0*	2	174	16	11	+	0,0
0	0	0	135	0	0	+	0,0
25	2	62	167	5	3	2	0,2
64	5	137	530	29	18	11	1,1
32	2,5	60	152	4	1	2	0,2
2	0	187	26	6	10	18	1,8
2	0	190	26	6	14	+	0,0
8	0,5	184	102	11	6	3	0,3
1	0	23	33	4	1	+	0,0
1	0	22	48	5	1	+	0,0
1	0	24	22	4	1	+	0,0
11	1	3	84	2	1	1	0,1
0,3	0	30	98	7	3	2	0,2
1	0	141	18	5	24	2	0,2
0	0	142	18	6	24	2	0,2
11	1	131	57	4	15	+	0,0
30	3	112	122	3	11	+	0,0
1	0	134	15	4	17	+	0,0
0,8	0	131	30	11	26	+	0,0
47	4	24	393	7	10	+	0,0
0	0	15	161	5	4	11	1,1
0	0	0	0	0	0		0,0
90,5	3	152	8	11	+		0,0
0,2	0	16	54	4	1	3	0,3

* in dieser Menge ohne Berechnung
+ in Spuren

Lebensmittel/Getränke	**Portion** (g)	**Eiweiß** (g)	**Fett** (g)
Süßstoff	0,5	0	0
Tee, Früchte	150	0	0
Tee, schwarz	150	0	0
Thunfisch in Öl (Konserve)	75	18	16
Tilsiter, 45 % Fett i.Tr.	30	8	8
Tintenfisch, paniert	125	14	33
Toastbrot (Weizen)	25	2	1
Tomate	70	0,7	0,1
Tomate (Konserve)	70	0,7	0,1
Tomate, gekocht	70	1	0
Tomatencremesuppe (Konserve)	200	1	3
Tomatenmark	10	0,2	0,1
Tomatensaft	200	2	0
Tortellini (Fertigprodukt)	250	16	9
Tortenboden (Mürbeteig, 1 Portion)	30	2	6
Tortengußpulver	13	0	0
Vanillepudding	125	4	4
Vollkornbrot (Roggen)	60	4	0,7
Vollkornbrot (Weizen)	60	4	0,5
Vollkornnudeln	100	5	2
Walnüsse	30	4	19
Wassermelone	150	0,9	0,3
Wein, rot	200	0,4	A: 20
Wein, weiß	200	0,2	A: 19
Weinbrand	20	0	A: 7
Weintrauben	150	1	0,5
Weißbrot (Weizen)	30	2	0,5
Weißkohl, gekocht	100	1	0,2
Weißkohl, roh	100	1	0,2
Weißwurst	130	14	33

Kohlenhydrate (g)	**KE**	**Wasser** (g)	**Energie** (kcal)	**Phosphor** (%)	**Kalium** (%)	**Kochsalz** (%)	(g)
0	0	0	0	0	0	0	0,0
0	0	150	0	0	2	+	0,0
0	0	149	0	0	2	+	0,0
0	0	39	212	18	9	7	0,7
0	0	12	107	13	1	6	0,6
5	0,5	71	393	15	7	1	0,1
12	1	9	66	2	2	4	0,4
2	0	66	13	1	8	+	0,0
3	0	66	15	1	7	+	0,0
2	0	65	14	1	7	+	0,0
5	0	190	48	8	7	4	0,4
0,9	0	9	5	0	6	2	0,2
6	0	188	34	3	24	+	0,0
58	5	161	375	15	9	3	0,3
16	1,5	5	136	2	1	+	0,0
11	1	2	45	0	0	+	0,0
22	2	94	140	11	9	2	0,2
24	2	25	123	10	9	8	0,8
25	2	25	123	10	7	6	0,6
24	2	65	137	12	7	4	0,4
4	0	1	201	10	8	+	0,0
12	1	140	53	1	12	+	0,0
0,6	0	178	130	2	9	+	0,0
1	0	174	136	3	8	+	0,0
0	0	13	47	0	0	+	0,0
23	2	122	105	3	14	+	0,0
14	1	12	71	2	2	4	0,4
4	0	94	20	2	5	+	0,0
4	0	92	25	3	11	+	0,0
0,3	0	78	361	50	8	20	2,0

* in dieser Menge ohne Berechnung
+ in Spuren

LebensmittelGetränke	Portion (g)	Eiweiß (g)	Fett (g)
Weizen (Korn)	30	4	0,6
Weizengrieß	30	3	0,2
Weizenkeime	10	3	1
Weizenkleie	10	2	0,5
Weizenmehl, Type 1700	30	3	0,6
Weizenmehl, Type 405	20	2	0,2
Wermuth dry	50	0,1	A: 7
Whisky	20	0	A: 7
Wirsing, gekocht	150	3	0,6
Wodka-Lemon	240	0	A: 12
Zander	200	38	1
Ziegenkäse, 45 % Fett i.Tr.	30	6	7
Zigeunersauce	20	0,2	0,2
Zitrone	50	0,4	0,3
Zitronensaft	5	0	0
Zucchini	100	2	0,4
Zucker	5	0	0
Zuckererbsenschoten	150	5	0
Zungenwurst	30	5	7
Zwieback	20	2	0,9
Zwiebel	40	0,5	0,1
Zwiebelkuchen	150	7	27

Kohlen-hydrate (g)	KE	Wasser (g)	Energie (kcal)	Phosphor (%)	Kalium (%)	Kochsalz (%)	(g)
18	1,5	4	93	9	6	+	0,0
21	2	4	96	2	2	+	0,0
3	0*	0	31	9	4	+	0,0
2	0	1	18	11	7	+	0,0
18	1,5	4	91	9	4	+	0,0
14	1	3	67	1	1	+	0,0
3	0	40	59	0	1	+	0,0
0	0	17	49	0	0	+	0,0
50	139	38	5	16	+		0,0
23	0	134	175	1	0	+	0,0
0	0	157	166	32	38	4	0,4
0	0	16	84	10	3	6	0,6
20	16	13	1	6	5		0,5
2	0	45	18	1	4	+	0,0
0,4	0	5	2	0	0	+	0,0
2	0	92	18	2	8	+	0,0
5	0,5	0	20	0	0	+	0,0
18	0*	122	95	7	15	+	0,0
0,4	0	17	86	3	2	8	0,8
15	1	2	74	2	2	1	0,1
2	0	35	12	1	3	+	0,0
18	1,5	93	348	9	9	12	1,2

* in dieser Menge ohne Berechnung
+ in Spuren

Literaturverzeichnis

Bundesgesundheitsamt Berlin: Bundeslebensmittelschlüssel für Verzehrserhebungen. (BLS II). Institut für Lebensmittelwissenschaft und -Information GmbH, 1993

Deutsche Gesellschaft für Ernährung: Ernährungsbericht 1992. Druckerei Henrich, Frankfurt/Main ,1992

Elmadfa, I.; Aign, W.; Muskat, E.; Fritzsche, D.; Cremer, H.-D.: Die große GU Nährwert-Kalorien-Tabelle. Überarb. und erw. Neuausgabe, Gräfe und Unzer Verlag, München, 3. Auflage 2010

Elmadfa, I.; Aign, W.; Muskat, E.; Fritzsche, D.: GU-Kompaß E-Nummern. 2. Auflage, Gräfe und Unzer Verlag, München, 1994

Heseker, B.; Heseker, H.: Die aktuelle Umschau Nährwert- und Kalorien-Tabelle. 2. überarbeitete Auflage 1995, Umschau Buchverlag, Breidenstein GmbH, Frankfurt/Main, 1995

Kotthoff, G.; Haydous, B.: Ernährungs- und Diättherapie. Deutscher Ärzte Verlag, Köln, 1992

Oberritter, H.: Die aktuelle Vitamin- und Mineralstofftabelle. Falken Verlag, Niederhausen/Ts., 1990

Souci, S.W.; Fachmann, W.; Kraut, H.: Die Zusammensetzung der Lebensmittel, Nährwert-Tabellen. 5. revidierte und ergänzte Auflage, Medpharm Scientific Publishers, Stuttgart, 1994

Strobel, C.; Kluthe, R.: Phosphor-Bilanzstudien an gesunden Probanden zur Frage der biologischen Verfügbarkeit. Akt. Ernähr. 11 (1986) 96-100, Thieme Verlag, Stuttgart-New York, 1986

Wittwer, H.: Reduziert Wässern von Kartoffeln den Kaliumgehalt ?
Der Dialysepatient 5(1998)
Kirchheim Verlag, Mainz

Im Nephron-Verlag sind bereits erschienen:

Echterhoff, H.-H., Echterhoff, S.: *Ernährungsatlas und Handbuch für Diabetiker.* 6. Auflage, Bielefeld, 2011

Echterhoff, H.-H.: *Ernährungsatlas und Handbuch für Menschen mit Blutfett- und Gewichtsproblemen.* 2. überarbeitete Auflage, Bielefeld, 2004

Echterhoff, H.-H., Echterhoff, S.: *Ernährungsatlas für Dialysepatienten* 8. überarbeitete Auflage, Bielefeld, 2013

Echterhoff, H.-H.: *Trainingsmanual für Peritoneal-Dialyse.* 2. Auflage, Bielefeld, 2002

Echterhoff, H.-H.: *Phosphat – kein Problem!* 2. Auflage, Bielefeld 2013

Echterhoff, H.-H.: *Eiweiß – bewusst essen.* Ernährungsatlas und Tagebuch für Menschen mit Nierenkrankheiten. 1. Auflage, Bielefeld 2005

Echterhoff, H.-H., Oser, B., Firnhaber, E.: *Zweifach betroffen: Diabetes und kranke Nieren – was ist zu tun?* 1. Auflage, Bielefeld 2004

Zentrum für Diabetes, Nieren- und Hochdruckkrankheiten
MVZ GmbH
Ravensberger Str. 10 H
33602 Bielefeld
www.nephron-verlag.de

Bestellkarten

nephron

Aus der Praxis für die Praxis: Patientengerechte Schulungsmaterialien

Ernährungsatlanten für Menschen mit:

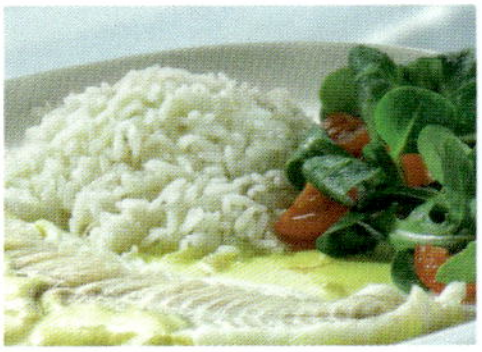

Dialysebehandlung

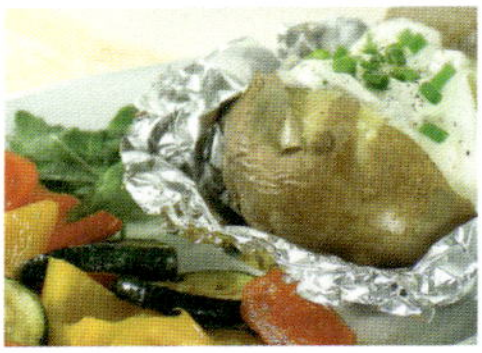

Diabetes

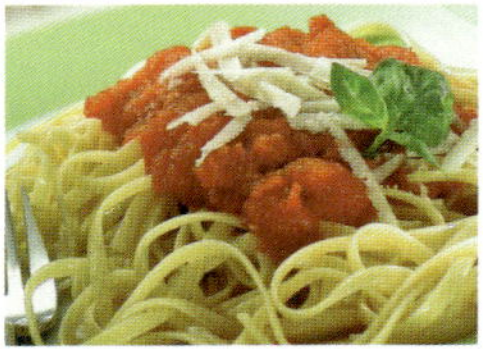

Nierenkrankheiten: Eiweiß - bewusst essen!

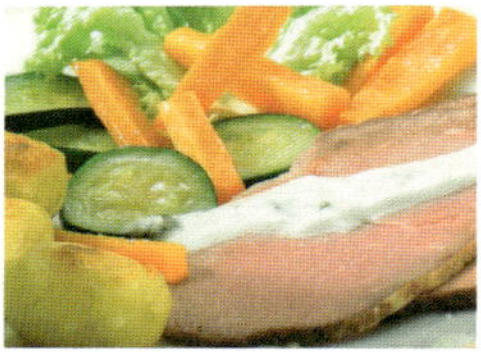

Blutfett- und Gewichtsprobleme

Programme zur individuellen Patientenschulung für das Schulungs-Team

Hilfen für Patienten zur selbständigen Ernährungsplanung

Der Ernährungsatlas:
eine völlig neue Methode zur individuellen Ernährungsplanung

- In dem umfangreichen und klar gegliederten Bilderteil mit Abbildungen der einzelnen Lebensmittel finden Sie die benötigten Informationen auf einen Blick.
- Die Lebensmittel sind so angeordnet, dass es leicht ist, aus verschiedenen Komponenten eine komplette Mahlzeit zusammenzustellen.
- Die Wertangaben zu den Lebensmitteln entsprechen den jeweils abgebildeten Portionen.
- Alle Angaben werden durch Diagramme und leicht verständliche Symbole veranschaulicht.
- Im Lernteil (Analysenteil) bekommen Sie viele zusätzliche Tipps, z.B. zur Zubereitung der Speisen.

Der Ernährungsatlas vermittelt Ihnen damit Sicherheit bei der Diätplanung und die Basis für eine abwechslungsreiche Ernährung.

Autoren:
Dr. med. Hans-Herbert Echterhoff
Dipl. oec. troph. Sabine Echterhoff
Dipl. oec. troph. Antje Biermann
Diät Ass. Christiane Burchardt
Dipl. oec. troph. Monika Sander

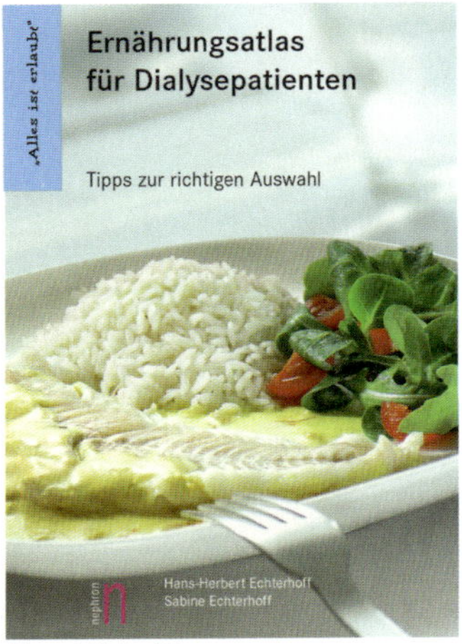

Format 14,8 x 21 cm

Ernährungsatlas für Dialysepatienten

Diesem Ernährungsatlas können Sie alle wichtigen Informationen wie Phosphor- und Kaliumanteil, Kaloriengehalt, Eiweiß-, Kohlenhydrat- und Fettanteil entnehmen.

30 g Emmentaler, 45 % Fett i. Tr.

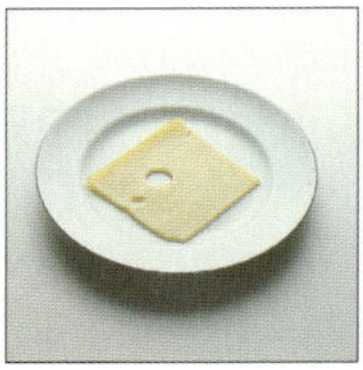

F	9
KH	0
E	9
W	11

phosphorreich

TIPP woanders einsparen

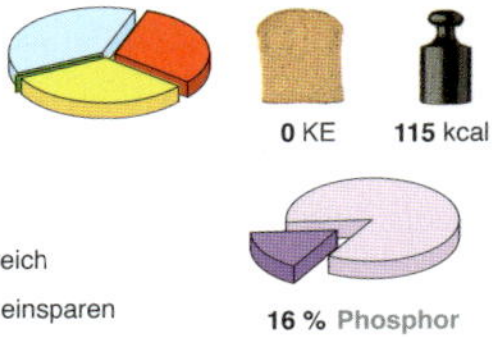

30 g Camembert, 60 % Fett i. Tr.

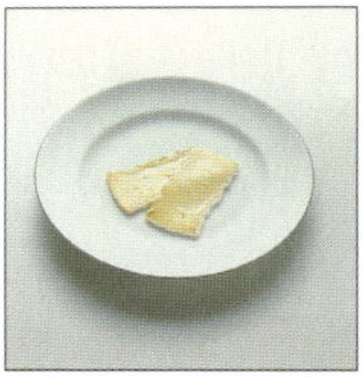

F	10
KH	0
E	5
W	13

TIPP sinnvoller bei Phosphatproblemen

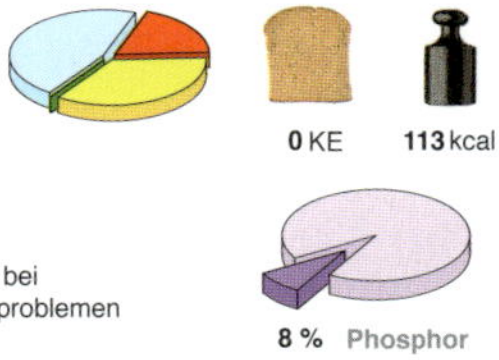

100 g Banane

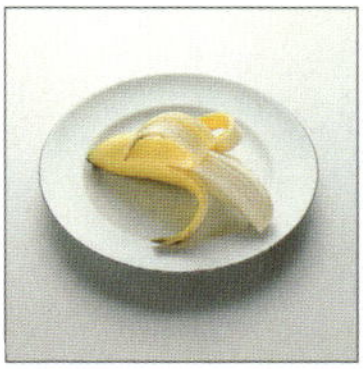

F	0,2
KH	21
E	1
W	74

kaliumreich

TIPP woanders einsparen

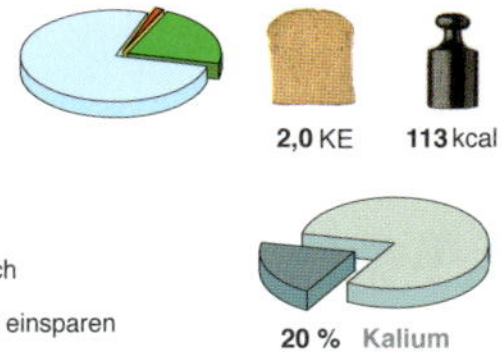

150 g Erdbeeren

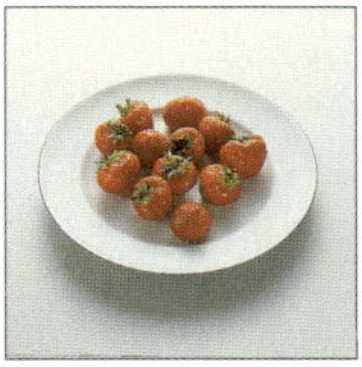

F	0,6
KH	8
E	1
W	134

viel Vitamin C

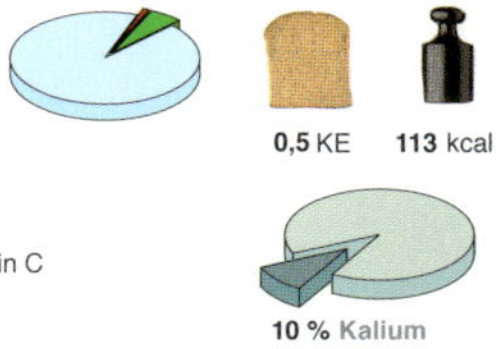

Auf einen Blick können Sie die Lebensmittel wie z.B. Emmentaler und Camembert, Banane und Erdbeeren miteinander vergleichen und auswählen.

Phosphat - kein Problem!

Das Prinzip dieses Pocketheftes ermöglicht Ihnen, die aufgenommene Phosphatmenge anhand von „Phosphat-Punkten“ visuell zu erfassen. Die notwendige Phosphatbinderdosis ist damit problemlos an die mit der Nahrung aufgenommenen Phosphatmenge anzupassen.

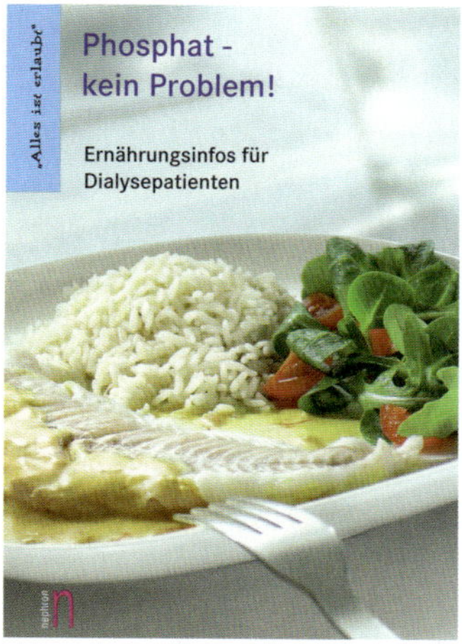

Format 10,5 x 14,8 cm

200 g Seelachs

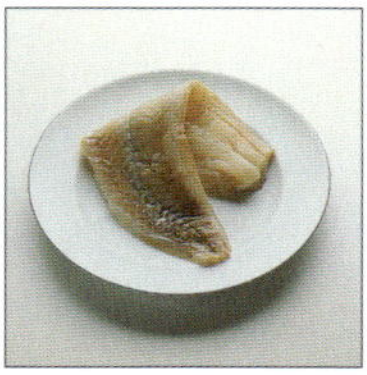

P 600 mg
E 36 g

12 Phosphatpunkte

0 KE

160 kcal

200 g Kabeljau/Dorsch

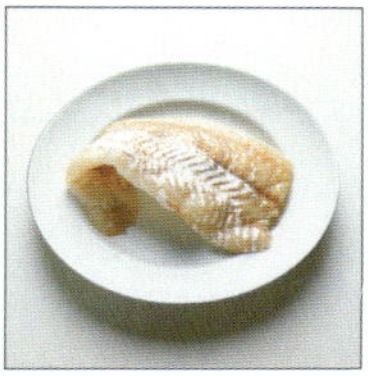

P 368 mg
E 35 g

7 Phosphatpunkte

0 KE

153 kcal

300 g Weißwurst

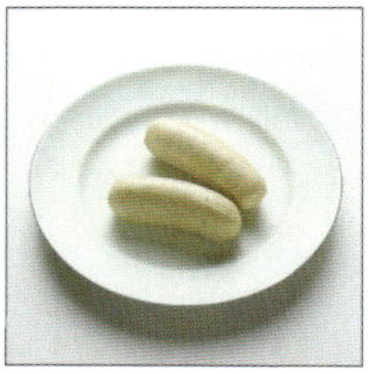

P 598 mg
E 14 g

12 Phosphatpunkte

0 KE

361 kcal

100 g Rostbratwurst (Schwein)

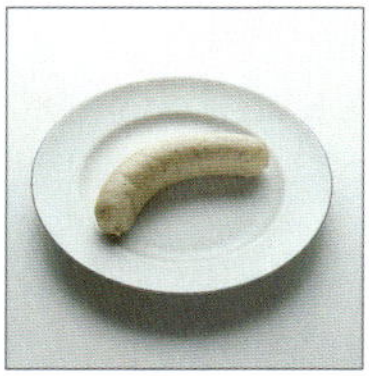

P 216 mg
E 22 g

4 Phosphatpunkte

0 KE

243 kcal

Auf einen Blick können Sie die Lebensmittel bzgl. Ihres Phosphatgehaltes anhand der Zahl der Phosphatpunkte unterscheiden. Entweder Sie wählen das „Phosphat-günstigere“ Lebensmittel und/oder erhöhen entsprechend die Phosphat-Binder Dosis.

Ernährungsatlas für Menschen mit Nierenkrankheiten
Eiweiß – bewußt essen!

Patienten mit Nierenkrankheiten finden hier alle wichtigen Informationen über Eiweiß- und Fettanteil, Kohlenhydratanteil, KE-Angabe und Kaloriengehalt.

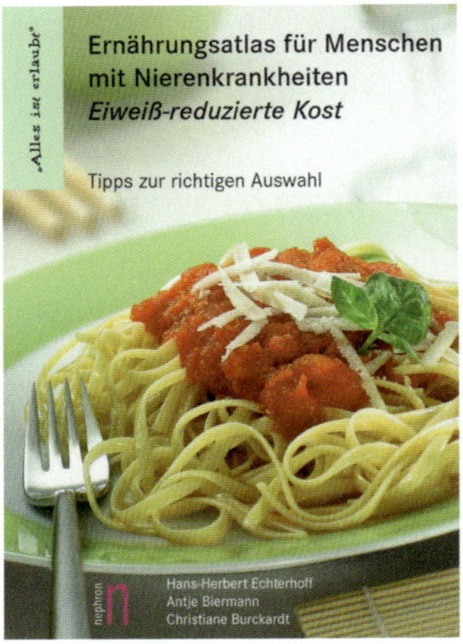

Format 14,8 x 21 cm

100 g Pizza

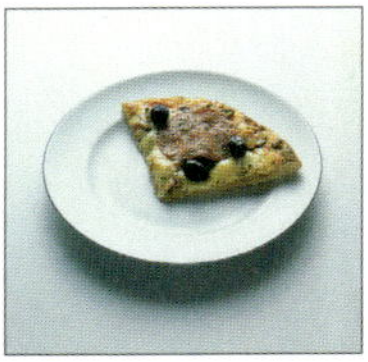

F 14
KH 28
E 10
W 45

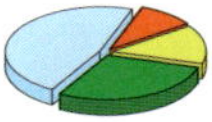

3,5 KE
275 kcal

viel Eiweiß

Gehalt an Eiweiß
● = 1g des Tagesbedarfs

200 g Hamburger

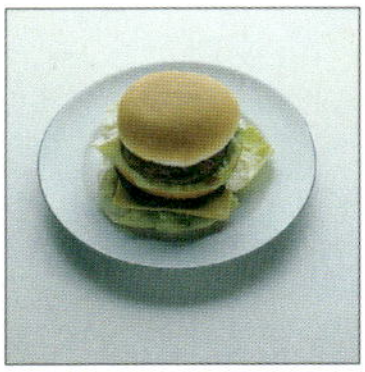

F 25
KH 34
E 30
W 104

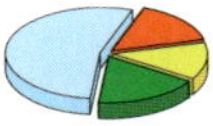

3 KE
510 kcal

sehr viel Eiweiß

Gehalt an Eiweiß
● = 1g des Tagesbedarfs

120 g Schwarzwälder Kirschtorte

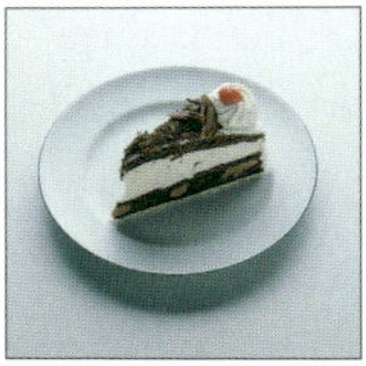

F 16
KH 35
E 4
W 64

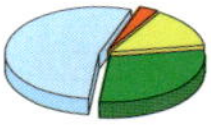

3,5 KE
301 kcal

viel Fett = ↑ kcal
wenig Eiweiß

Gehalt an Eiweiß
● = 1g des Tagesbedarfs

120 g Käse-Sahne-Torte

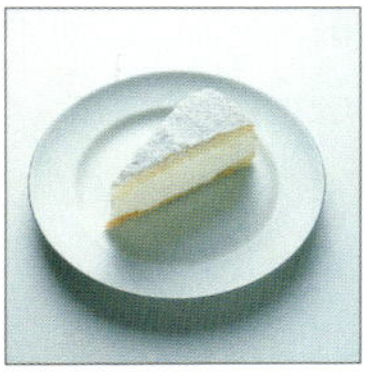

F 14
KH 34
E 10
W 61

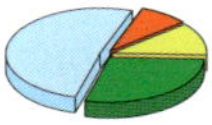

3,5 KE
298 kcal

viel Fett = ↑ kcal
viel Eiweiß

Gehalt an Eiweiß
● = 1g des Tagesbedarfs

Auf einen Blick können Sie die Lebensmittel wie z.B. Pizza und Hamburger, Kirsch- und Käsetorte, miteinander vergleichen und auswählen.

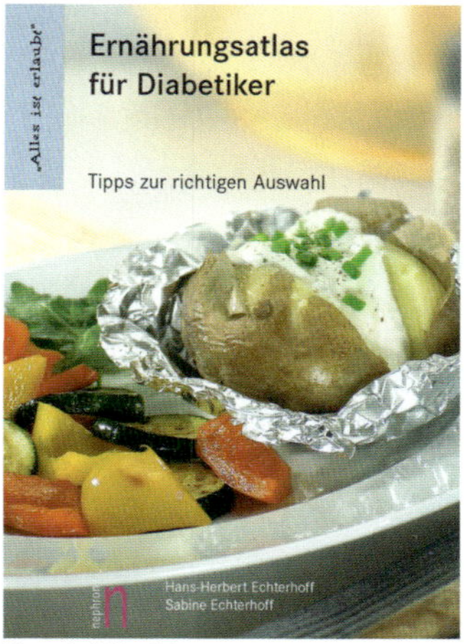

Format 14,8 x 21 cm

Ernährungsatlas für Diabetiker

Alle für Diabetiker wichtigen Informationen wie Kohlenhydratanteil, Kaloriengehalt,Eiweiß- und Fettanteil finden Sie in diesem Ernährungsatlas.

45 g Brötchen (Weizen)

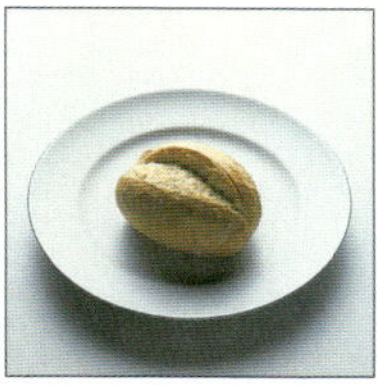

F	0,7
KH	24
E	4
W	15

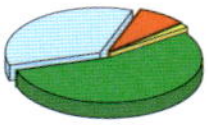

2 KE 116 kcal

TIPP Vollkornbrötchen ist besser

60 g Croissant

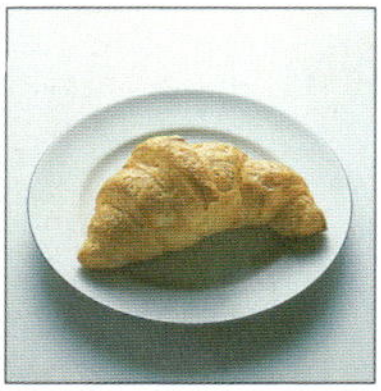

F	15
KH	21
E	3
W	19

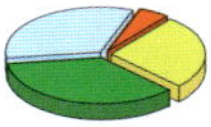

1,5 KE 246 kcal

viel Fett = ↑ kcal

100 g Banane

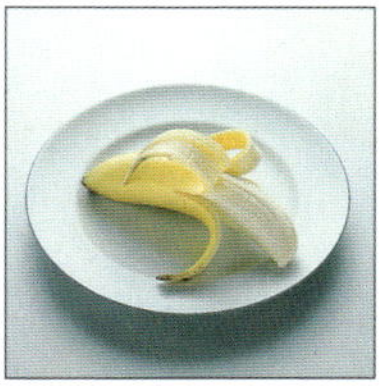

F	0,2
KH	21
E	1
W	74

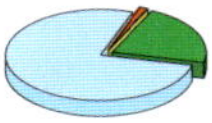

2 KE 92 kcal

150 g Erdbeeren

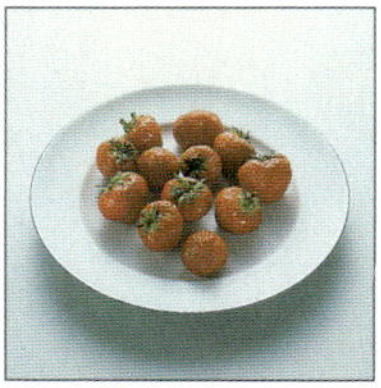

F	0,6
KH	8
E	1
W	134

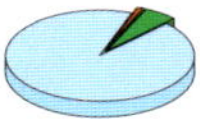

0,5 KE 48 kcal

viel Vitamin C

Auf einen Blick können Sie die Lebensmittel miteinander vergleichen und gezielt auswählen, z.B. Brötchen und Croissant, Banane und Erdbeeren.

Ernährungsatlas für Menschen mit Blutfett- und Gewichtsproblemen

Sowohl für eine Blutfett- als auch für eine gewichtsorientierte Ernährung finden Sie alle wichtigen Informationen wie Fett- und Cholesterinanteil, den Kaloriengehalt als auch den Eiweiß- und Kohlenhydratanteil in diesem Ernährungsatlas.

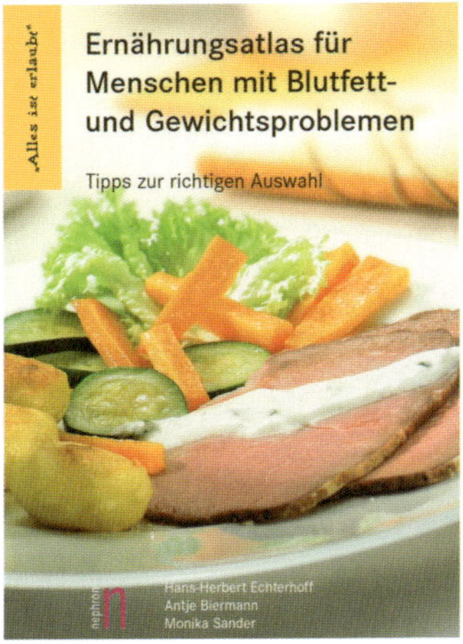

Format 14,8 x 21 cm

40 g Streichmettwurst

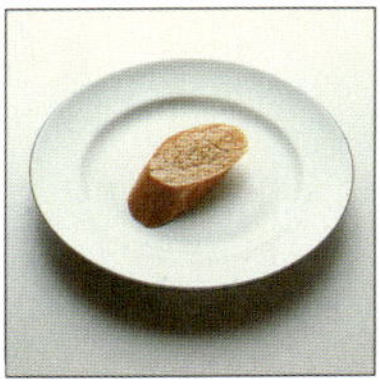

F	15
KH	0
E	6
W	15

viel Fett = ↑ kcal

TIPP auf Streichfett verzichten

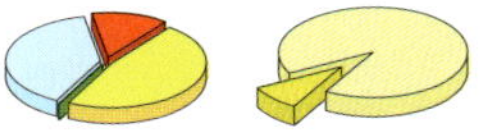

9 % Cholesterin

0 KE

161 kcal

40 g Schinken, gekocht

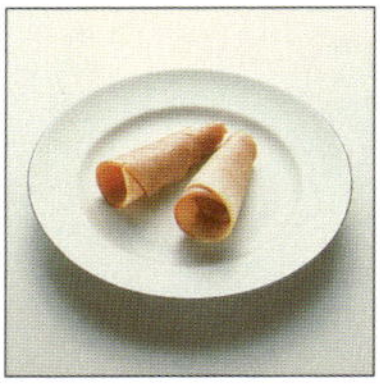

F	2
KH	0
E	11
W	28

viel Vitamin C

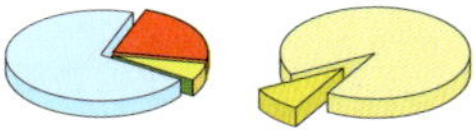

9 % Cholesterin **0**

0 KE

56 kcal

45 g Brötchen (Weizen)

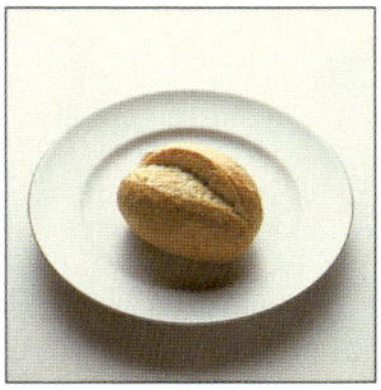

F	0,7
KH	24
E	4
W	15

TIPP Vollkornbrötchen ist besser

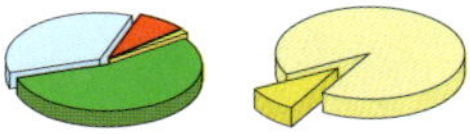

9 % Cholesterin

2,5 KE

116 kcal

60 g Croissant

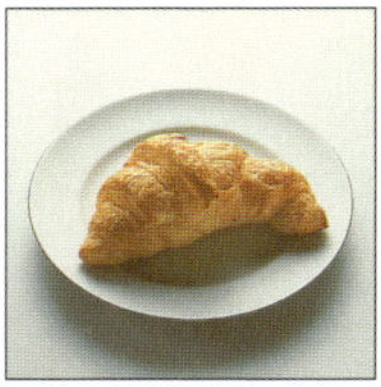

F	15
KH	21
E	3
W	19

viel Fett = ↑ kcal

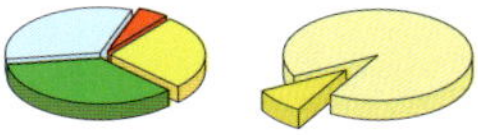

9 % Cholesterin

2 KE

246 kcal

Auf einen Blick können Sie die Lebensmittel, wie z. B. Streichmettwurst und Schinken, Brötchen und Croissant, miteinander vergleichen und auswählen.

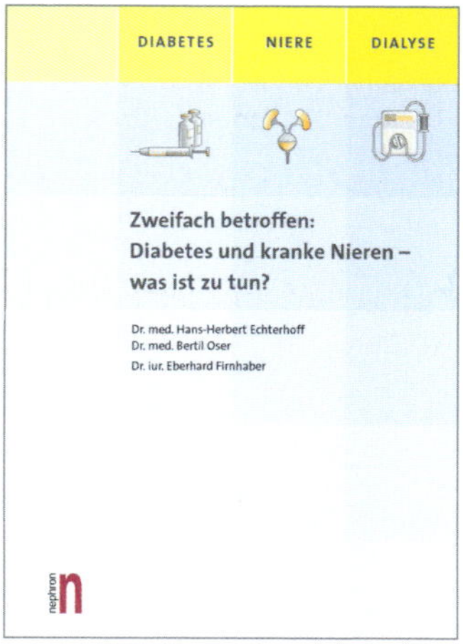

Diabetes – Niere – Dialyse

Zusätzlich zu diesem Patientenbuch sind weitere Schulungsmaterialien verfügbar:

Flipchart mit Ständer
(Din A 3),
80 illustrierte Seiten

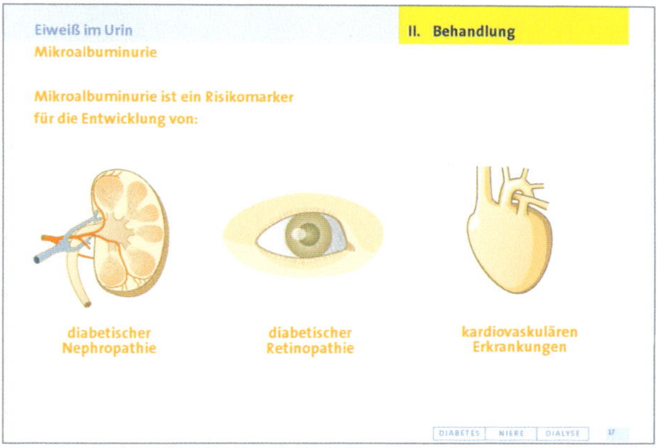

Curriculum (Din A4),
138 Seiten

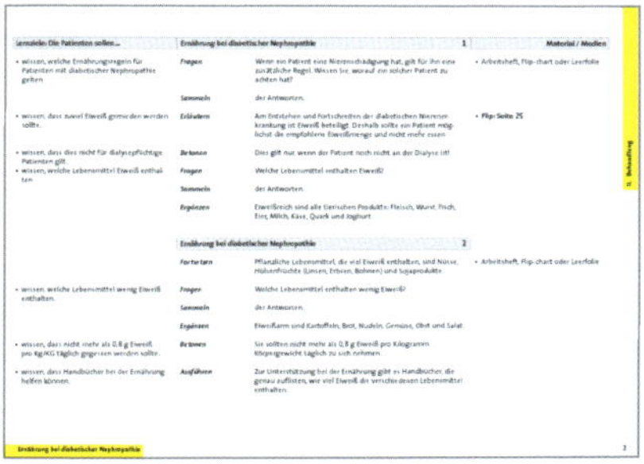

Trainerkartenset
(Din A6)
mit 230 Karten

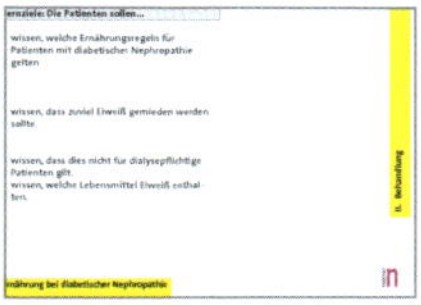

Bestellkarte

Bitte tragen Sie Ihren Absender auf der Rückseite ein!

Ich bestelle hiermit beim nephron-Verlag

Anzahl	Ware	Preis in €uro
	Ernährungsatlas für DIALYSEPATIENTEN *Alles ist erlaubt* á 22,00 €uro	
	Pocketheft für Dialysepatienten **PHOSPHAT - KEIN PROBLEM!** á 11,80 €uro	
	Ernährungsatlas + Handbuch für Menschen mit BLUTFETT- UND GEWICHTSPROBLEMEN *Alles ist erlaubt* á 22,00 €uro	
	Ernährungsatlas + Handbuch für Menschen mit Nierenkrankheiten EIWEISS – BEWUSST ESSEN! *Alles ist erlaubt* á 22,00 €uro	
	Ernährungsatlas für DIABETIKER *Alles ist erlaubt* á 20,50 €uro	
	Zweifach betroffen: DIABETES UND NIEREN - was ist zu tun? á 20,50 €uro	
	insgesamt:	

Ich bezahle ☐ per Scheck (bitte beilegen)

☐ per Nachnahme + 5,00 €uro ink. Porto

Bis zum Erhalt des Geldes ist die Ware Eigentum des Verlages. Innerhalb von 8 Tagen habe ich die Möglichkeit, die Ware gegen Erstattung des Kaufpreises zurückzugeben.

Datum Unterschrift

_ _ _ _ _ _ _ _ _ _ _ _ _ _

Per Post oder per Fax. – Fax-Nr.: 05 21 - 9 66 99 71

Absender:

Name, Vorname

Straße, Hausnummer

PLZ, Ort

Bitte frankieren

nephron-Verlag GmbH

Ravensberger Str. 10 H

33602 Bielefeld